U0466472

精彩诗图话中药

主编 周超凡 张静楷

中国科学技术出版社
·北京·

图书在版编目（CIP）数据

精彩诗图话中药 / 周超凡，张静楷主编. -- 北京：中国科学技术出版社，2024.3

ISBN 978-7-5236-0581-3

Ⅰ. ①精… Ⅱ. ①周… ②张… Ⅲ. ①中药学—普及读物 Ⅳ. ① R28-49

中国国家版本馆 CIP 数据核字（2024）第 060751 号

精彩诗图话中药　JINGCAI SHITU HUA ZHONGYAO

策划编辑	卢紫晔
责任编辑	李　洁
封面设计	陈秀梅
正文设计	中文天地
责任校对	吕传新
责任印制	李晓霖

出　　版	中国科学技术出版社
发　　行	中国科学技术出版社有限公司发行部
地　　址	北京市海淀区中关村南大街 16 号
邮　　编	100081
发行电话	010-62173865
传　　真	010-62173081
网　　址	http://www.cspbooks.com.cn

开　　本	710mm×1000mm　1/16
字　　数	340 千字
印　　张	20.5
版　　次	2024 年 3 月第 1 版
印　　次	2024 年 3 月第 1 次印刷
印　　刷	北京博海升彩色印刷有限公司
书　　号	ISBN 978-7-5236-0581-3 / R・3208
定　　价	139.00 元

（凡购买本社图书，如有缺页、倒页、脱页者，本社发行部负责调换）

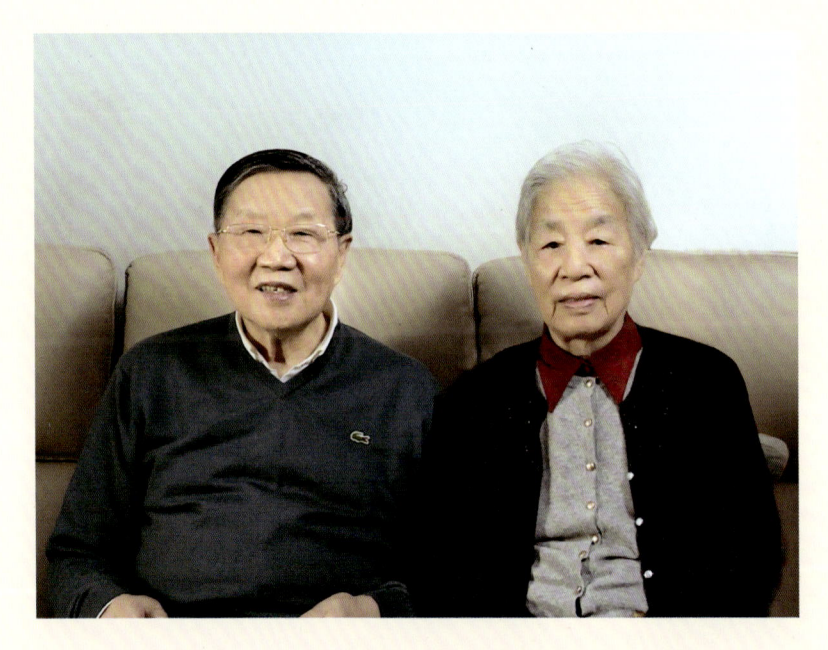

周超凡（左），中国中医科学院二级研究员、主任医师

张静楷（右），中国中医科学院主任中药师、研究员

作者简介

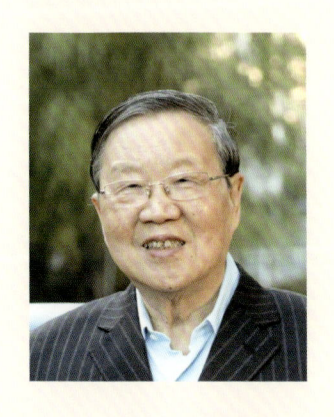

主　编　周超凡

中国中医科学院中医基础理论研究所二级研究员，主任医师，全国名中医，首都国医名师，终身享受国务院政府特殊津贴。

曾任七届、八届、九届、十届全国政协委员，五届、六届、七届、八届、九届国家药典委员会执行委员，十届特别顾问，2010年获中国药典发展卓越成就奖。主要著作有《历代中医治则精华》《中医治则学》《周超凡论中药》《周超凡临证用药经验集锦》《周超凡临证中药新用》《国家基本药物实用指南》《精彩诗图话方剂》《周超凡学术传承文集》等。

临床擅长治疗偏头痛、失眠、焦虑、抑郁症、高血压病、糖尿病、冠心病、咳嗽、支气管炎等疾病。

序

欣闻周超凡先生的著作再版，作为本书首版的第一读者，亦再次受邀为本书再版作序，幸甚。

周先生乡籍浙江平阳，其周姓主源为东周时期的周桓公，宋代大儒周敦颐对周氏一族影响颇深。

周敦颐提倡"文以载道"，并且一生爱莲，著有《爱莲说》，说荷花是"君子之花""出淤泥而不染，濯清涟而不妖"。《诗经·国风·泽陂》说"彼泽之陂，有蒲与荷"。

荷，植物名，别名莲花、芙蕖，《本草纲目》中名为"水华"。《本草纲目》记载，荷花、莲子、藕、莲房、莲须、莲子心、荷叶、荷梗、藕节等均可入药，可谓是"一莲生九药"。

周氏爱莲，周超凡先生亦钟情于莲，周先生多年常徜徉于荷池并深入研究莲荷为药，将九药莲花的灵韵采撷融入到济世救人的中医药事业中；并特意选了李璟《浣溪沙》中的两句"菡萏香销翠叶残，西风愁起绿波间"，挂于居所，日日品阅；还时常吟诵《爱莲说》中的词句，"予独爱莲之出淤泥而不染，濯清涟而不妖，中通外直，不蔓不枝，香远益清，亭亭净植，可远观而不可亵玩焉。"

周超凡先生自幼受祖父周觐光家传医学熏陶，上承先祖周敦颐传统文化的濡染，崇尚"继往圣，开来学，利众生"的大医精神，秉承"博览群籍，虚怀深求，勤修古训，博采众方"的治学思想，倡导主通不主专、"横通""纵通"的治学道路，形成了气象博大、视野宽广、谋深虑远、辨证融通的治学风节，成为深谙经典、崇奉实践、守正创新的医家典范。

中医药学，是厚植于中国传统文化的思想理论与实践体系。从文字问世之前口耳相传的传说、传奇、传示，到浩如烟海、积厚流光的文献、掌故、典则，中医药学与中华文明一体共生、休戚与共；虽累遭危难、几经贬抑，却依然经千年而不衰、历百代而承续。中医药学的学术发展与基业长青，源自于华夏文明天人合一的人文哲思，根深本固；亦得益一代一代中医人矢志不渝、砥砺传承的君子志向与躬行践履。

孟浩然有诗云："看取莲花净，方知不染心。"

周超凡先生从医六十余载，纵观先生的治学之道，坚持清雅与淳厚，超凡之名即寓意莲花高洁清雅，恪守汲古修绠、守正出新的雅正标格。恰逢著作再版之际，衷心恭祝先生青春永驻，学术之树常青！

卢祥之

2024 年 3 月于罗浮山麓

（卢祥之，教授，编审，研究员，世界中医药学会联合会高级顾问，中国中医药研究促进会副会长兼首席专家，世界禅养联合会副会长，中国中医药信息学会儒医文化分会会长）

前言

《精彩诗图话中药》运用通俗易懂、深入浅出、图文并茂的形式介绍中药。书中选择了中医临床常用的、较安全的、不良反应相对较小的260多种常见中药，以诗歌的形式（中医通称为歌诀）描述中药的功能、主治、不良反应及注意事项。每味药都配以2张彩图，图文辉映，希望能达到既有诗情抒中药，又有彩图展药貌的效果。通过眼看、口念、耳听，调动人的三种感官，既帮助理解，又增强记忆，使感性与理性认识融为一体，有效提高读者对中药的认知水平。书中还摘录了2020年版《中华人民共和国药典》（一部）中对所选录中药的部分相关论述，体现了内容的严谨性、权威性，以期普及与提高、浪漫与严谨、通俗与高雅融为一体。为了用药安全，书末还附有"十八反歌诀""十九畏歌诀""妊娠用药禁忌歌"，以供参阅。

《精彩诗图话中药》基本涵盖了常见中药品种，并严格依据《现代汉语词典》（第7版）对所述中药标注了拼音，以利于广大读者赏阅和参考。部分品种或因资料有限，未能同时收录植株照片及入药部位照片，希望在后续版本中加以补充、完善。尽管用心、努力，但因个人水平有限，如有不足之处，希望广大读者提出宝贵意见，以利再版时进一步修改提高。特别对原国家林业部副部长刘广运先生为本书题写书名，为中药黄芪题字，表示由衷的感谢！

周超凡

2024年3月

内容提要

本书运用通俗易懂、深入浅出、图文并茂的形式介绍中药。书中选择中医临床常用的、较安全的、不良反应相对较小的260多种常见中药，采取诗歌（中医通称为歌诀）配彩图的独特形式，阐述所涉中药的性味归经、功能主治、用法用量、注意事项及贮藏条件等。本书基本涵盖了常见中药品种，并严格依据《现代汉语词典》（第7版）对所述中药标注了拼音，适合从事中医药研究、教学的专业人士及中医药文化爱好者赏阅和参考。

目录 CONTENTS

第一章　解表药（23种）　001

第一节　发散风寒药（13种）/002

　　麻黄 máhuáng / 002
　　桂枝 guìzhī / 003
　　紫苏叶 zǐsūyè / 004
　　生姜 shēngjiāng / 005
　　香薷 xiāngrú / 006
　　荆芥 jīngjiè / 007
　　防风 fángfēng / 008
　　羌活 qiānghuó / 009
　　白芷 báizhǐ / 010
　　细辛 xìxīn / 011
　　藁本 gǎoběn / 012
　　苍耳子 cāng'ěrzǐ / 013
　　辛夷 xīnyí / 014

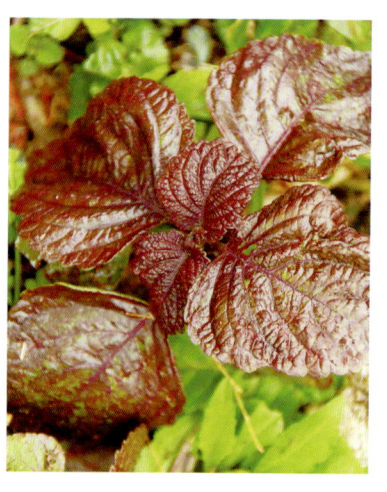

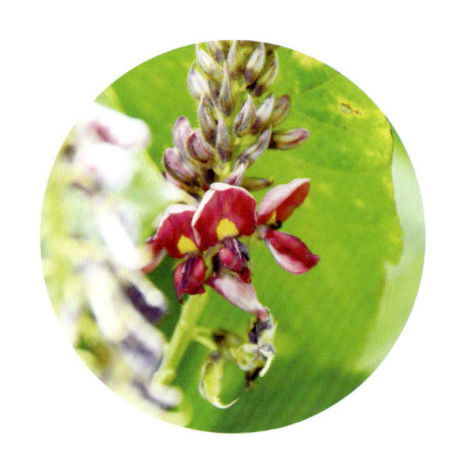

第二节　发散风热药（10种）/015

　　薄荷 bò·he / 015
　　山蜡梅叶 shānlàméiyè / 016
　　牛蒡子 niúbàngzǐ / 017
　　蝉蜕 chántuì / 018
　　桑叶 sāngyè / 019
　　菊花 júhuā / 020
　　蔓荆子 mànjīngzǐ / 021
　　柴胡 cháihú / 022
　　升麻 shēngmá / 023
　　葛根 gégēn / 024

第二章 清热药（50种） 025

第一节 清热泻火药（11种）/026

　　石膏 shígāo / 026
　　知母 zhīmǔ / 027
　　芦根 lúgēn / 028
　　天花粉 tiānhuāfěn / 029
　　淡竹叶 dànzhúyè / 030
　　栀子 zhī·zi / 031
　　夏枯草 xiàkūcǎo / 032
　　决明子 juémíngzǐ / 033
　　密蒙花 mìménghuā / 034
　　谷精草 gǔjīngcǎo / 035
　　青葙子 qīngxiāngzǐ / 036

第二节 清热燥湿药（7种）/037

　　黄芩 huángqín / 037
　　黄连 huánglián / 038
　　黄柏 huángbò / 039
　　龙胆 lóngdǎn / 040
　　秦皮 qínpí / 041
　　苦参 kǔshēn / 042
　　白鲜皮 báixiānpí / 043

第三节 清热解毒药（23种）/044

　　金银花 jīnyínhuā / 044
　　连翘 liánqiáo / 045
　　穿心莲 chuānxīnlián / 046
　　大青叶 dàqīngyè / 047
　　板蓝根 bǎnlángēn / 048
　　蒲公英 púgōngyīng / 049
　　重楼 chónglóu / 050
　　土茯苓 tǔfúlíng / 051
　　鱼腥草 yúxīngcǎo / 052
　　金荞麦 jīnqiáomài / 053
　　败酱草 bàijiàngcǎo / 054
　　射干 shègàn / 055
　　山豆根 shāndòugēn / 056
　　马勃 mǎbó / 057
　　白头翁 báitóuwēng / 058
　　马齿苋 mǎchǐxiàn / 059
　　半边莲 bànbiānlián / 060
　　半枝莲 bànzhīlián / 061
　　白花蛇舌草
　　　　báihuāshéshécǎo / 062
　　山慈菇 shāncígū / 063

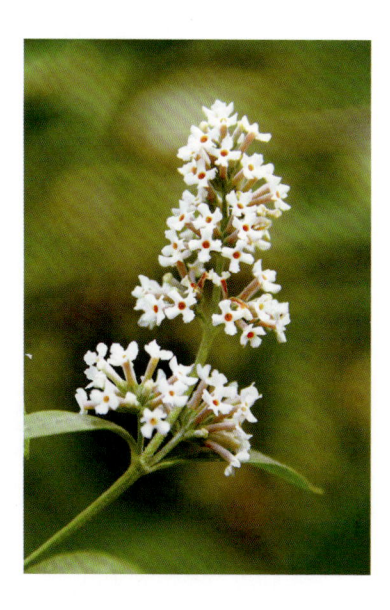

熊胆粉 xióngdǎnfěn / 064

白蔹 báiliǎn / 065

绿豆 lǜdòu / 066

第四节　清热凉血药（6 种）/ 067

水牛角 shuǐniújiǎo / 067

生地黄 shēngdìhuáng / 068

玄参 xuánshēn / 069

牡丹皮 mǔdānpí / 070

赤芍 chìsháo / 071

紫草 zǐcǎo / 072

第五节　清虚热药（3 种）/ 073

青蒿 qīnghāo / 073

银柴胡 yíncháihú / 074

胡黄连 húhuánglián / 075

第三章　泻下药（4 种）　　077

第一节　攻下药（3 种）/ 078

大黄 dàhuáng / 078

番泻叶 fānxièyè / 079

芦荟 lúhuì / 080

第二节　润下药（1 种）/ 081

火麻仁 huǒmárén / 081

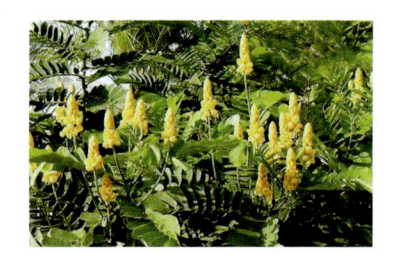

第四章　祛风湿药（12 种）　　083

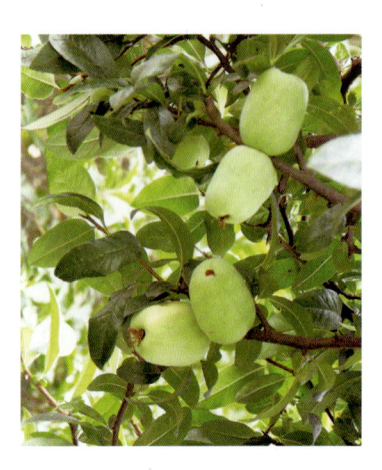

第一节　祛风湿散寒药（4 种）/ 084

独活 dúhuó / 084

威灵仙 wēilíngxiān / 085

木瓜 mùguā / 086

徐长卿 xúchángqīng / 087

第二节　祛风湿散热药（4 种）/ 088

防己 fángjǐ / 088

青风藤 qīngfēngténg / 089

丝瓜络 sīguāluò / 090

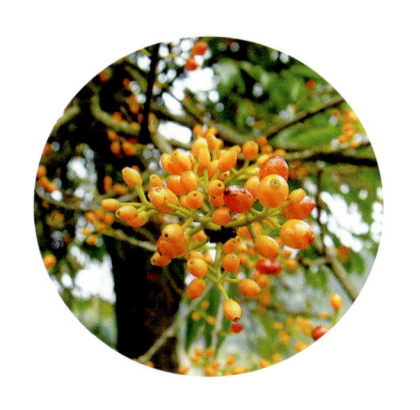

秦艽 qínjiāo / 091

第三节　祛风湿活血药（1种）/ 092

　　穿山龙 chuānshānlóng / 092

第四节　祛风湿强筋骨药（3种）/ 093

　　桑寄生 sāngjìshēng / 093

　　五加皮 wǔjiāpí / 094

　　狗脊 gǒujǐ / 095

第五章　化湿药（6种）　097

广藿香 guǎnghuòxiāng / 098

佩兰 pèilán / 099

苍术 cāngzhú / 100

厚朴 hòupò / 101

砂仁 shārén / 102

豆蔻 dòukòu / 103

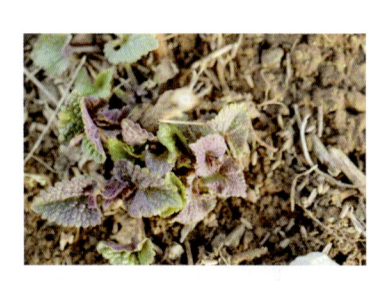

第六章　利水渗湿药（17种）　105

第一节　利水消肿药（6种）/ 106

　　茯苓 fúlíng / 106

　　薏苡仁 yìyǐrén / 107

　　猪苓 zhūlíng / 108

　　泽泻 zéxiè / 109

　　枳椇子 zhǐjǔzǐ / 110

　　玉米须 yùmǐxū / 111

第二节　利尿通淋药（7种）/ 112

　　车前子 chēqiánzǐ / 112

　　滑石 huáshí / 113

　　通草 tōngcǎo / 114

　　萹蓄 biānxù / 115

　　地肤子 dìfūzǐ / 116

　　海金沙 hǎijīnshā / 117

　　萆薢 bìxiè / 118

第三节　利湿退黄药（4种）/ 119

　　垂盆草 chuípéncǎo / 119

　　茵陈 yīnchén / 120

　　金钱草 jīnqiáncǎo / 121

　　虎杖 hǔzhàng / 122

第七章 温里药（8种） 123

附子 fùzǐ / 124
干姜 gānjiāng / 126
肉桂 ròuguì / 127
吴茱萸 wúzhūyú / 128
花椒 huājiāo / 129
小茴香 xiǎohuíxiāng / 130
丁香 dīngxiāng / 131
高良姜 gāoliángjiāng / 132

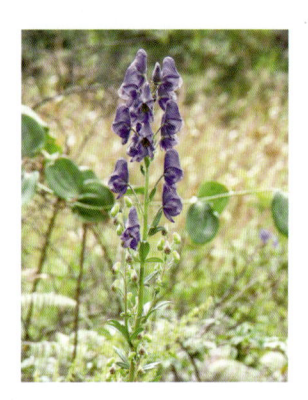

第八章 理气药（12种） 133

陈皮 chénpí / 134
枳实 zhǐshí / 135
木香 mùxiāng / 136
沉香 chénxiāng / 137
川楝子 chuānliànzǐ / 138
乌药 wūyào / 139
香附 xiāngfù / 140
薤白 xièbái / 141
佛手 fóshǒu / 142
香橼 xiāngyuán / 143
玫瑰花 méi·guīhuā / 144
甘松 gānsōng / 145

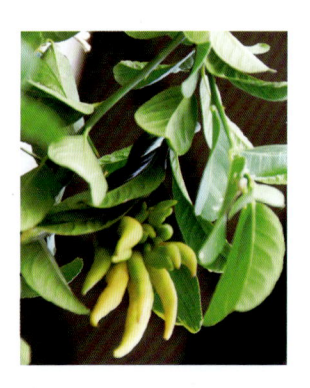

第九章 消食药（4种） 147

山楂 shānzhā / 148
麦芽 màiyá / 149
莱菔子 láifúzǐ / 150
鸡内金 jīnèijīn / 151

第十章　驱虫药（3 种）　153

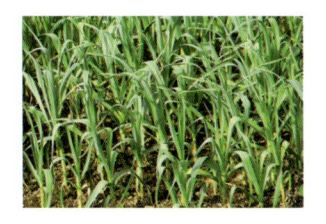

使君子 shǐjūnzǐ / 154
槟榔 bīng·láng / 155
大蒜 dàsuàn / 156

第十一章　止血药（12 种）　157

第一节　凉血止血药（6 种）/158
　　小蓟 xiǎojì / 158
　　大蓟 dàjì / 159
　　地榆 dìyú / 160
　　槐花 huáihuā / 161
　　侧柏叶 cèbǎiyè / 162
　　白茅根 báimáogēn / 163

第二节　化瘀止血药（3 种）/164
　　三七 sānqī / 164
　　茜草 qiàncǎo / 165
　　蒲黄 púhuáng / 166

第三节　收敛止血药（2 种）/167
　　白及 báijí / 167
　　仙鹤草 xiānhècǎo / 168

第四节　温经止血药（1 种）/169
　　艾叶 àiyè / 169

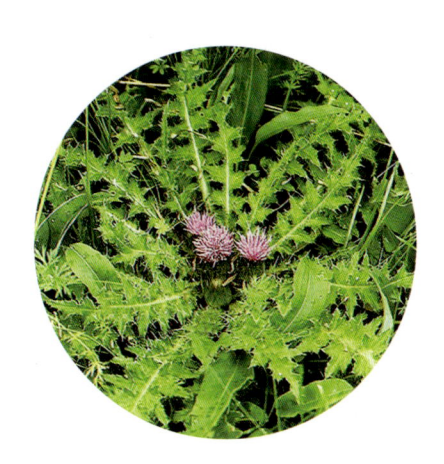

第十二章　活血化瘀药（19 种）　171

第一节　活血止痛药（6 种）/172
　　川芎 chuānxiōng / 172
　　延胡索 yánhúsuǒ / 173
　　郁金 yùjīn / 174
　　姜黄 jiānghuáng / 175
　　乳香 rǔxiāng / 176

没药 mòyào / 177

第二节　活血调经药（8种）/178
　　丹参 dānshēn / 178
　　桃仁 táorén / 179
　　红花 hónghuā / 180
　　泽兰 zélán / 181
　　益母草 yìmǔcǎo / 182
　　鸡血藤 jīxuèténg / 183
　　牛膝 niúxī / 184
　　王不留行 wángbùliúxíng / 185

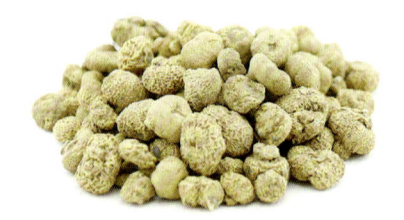

第三节　活血疗伤药（2种）/186
　　血竭 xuèjié / 186
　　骨碎补 gǔsuìbǔ / 187

第四节　破血消癥药（3种）/188
　　莪术 ézhú / 188
　　穿山甲 chuānshānjiǎ / 189
　　水蛭 shuǐzhì / 190

第十三章　化痰止咳平喘药（22种）　191

第一节　温化寒痰药（4种）/192
　　半夏 bànxià / 192
　　天南星 tiānnánxīng / 193
　　白芥子 báijièzǐ / 194
　　旋覆花 xuánfùhuā / 195

第二节　清热化痰药（8种）/196
　　浙贝母 zhèbèimǔ / 196
　　川贝母 chuānbèimǔ / 197
　　瓜蒌 guālóu / 198
　　竹茹 zhúrú / 199
　　前胡 qiánhú / 200
　　桔梗 jiégěng / 201
　　胖大海 pàngdàhǎi / 202
　　海藻 hǎizǎo / 203

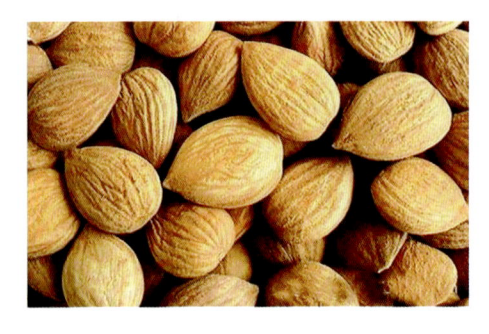

第三节　止咳平喘药（10种）/204
　　苦杏仁 kǔxìngrén / 204
　　紫苏子 zǐsūzǐ / 205
　　百部 bǎibù / 206
　　款冬花 kuǎndōnghuā / 207
　　枇杷叶 pí·payè / 208
　　桑白皮 sāngbáipí / 209
　　葶苈子 tínglìzǐ / 210
　　紫菀 zǐwǎn / 211
　　白果 báiguǒ / 212
　　罗汉果 luóhànguǒ / 213

第十四章　安神药（8 种）　　215

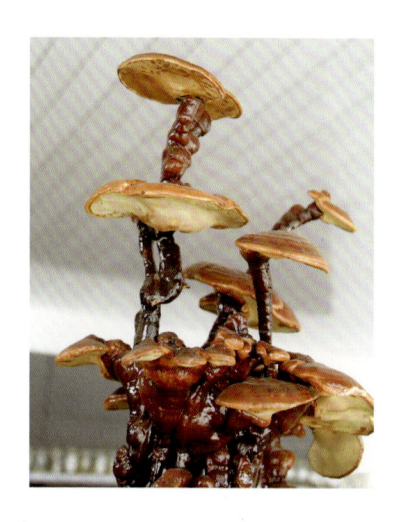

第一节　重镇安神药（2 种）/ 216
　　朱砂 zhūshā / 216
　　磁石 císhí / 217

第二节　养心安神药（6 种）/ 218
　　酸枣仁 suānzǎorén / 218
　　柏子仁 bǎizǐrén / 219
　　灵芝 língzhī / 220
　　首乌藤 shǒuwūténg / 221
　　合欢皮 héhuānpí / 222
　　远志 yuǎnzhì / 223

第十五章　平肝息风药（10 种）　　225

第一节　平抑肝阳药（3 种）/ 226
　　石决明 shíjuémíng / 226
　　牡蛎 mǔlì / 227
　　赭石 zhěshí / 228

第二节　息风止痉药（7 种）/ 229
　　牛黄 niúhuáng / 229
　　珍珠 zhēnzhū / 230
　　钩藤 gōuténg / 231
　　天麻 tiānmá / 232
　　地龙 dìlóng / 233
　　全蝎 quánxiē / 234
　　蜈蚣 wúgōng / 235

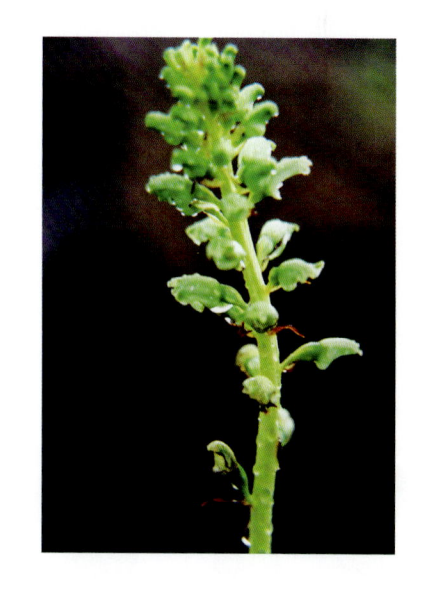

第十六章　开窍药（3种）　　237

麝香 shèxiāng / 238
冰片 bīngpiàn / 239
石菖蒲 shíchāngpú / 240

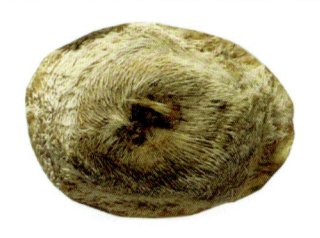

第十七章　补虚药（41种）　　241

第一节　补气药（12种）/242
  人参 rénshēn / 242
  西洋参 xīyángshēn / 243
  党参 dǎngshēn / 244
  太子参 tàizǐshēn / 245
  黄芪 huángqí / 246
  白术 báizhú / 247
  山药 shān·yao / 248
  甘草 gāncǎo / 249
  大枣 dàzǎo / 250
  绞股蓝 jiǎogǔlán / 251
  红景天 hóngjǐngtiān / 252
  蜂蜜 fēngmì / 253

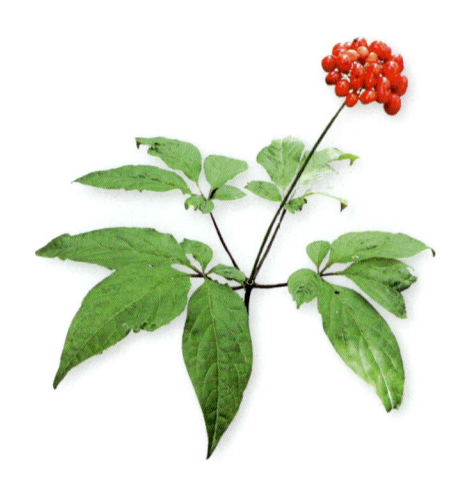

第二节　补阳药（11种）/254
  鹿茸 lùróng / 254
  淫羊藿 yínyánghuò / 255
  巴戟天 bājǐtiān / 256
  杜仲 dùzhòng / 257
  肉苁蓉 ròucōngróng / 258
  补骨脂 bǔgǔzhī / 259
  益智仁 yìzhìrén / 260
  菟丝子 tùsīzǐ / 261
  沙苑子 shāyuànzǐ / 262
  蛤蚧 géjiè / 263
  冬虫夏草 dōngchóngxiàcǎo / 264

第三节　补血药（5种）/265
  当归 dāngguī / 265
  熟地黄 shúdìhuáng / 266
  白芍 báisháo / 267
  阿胶 ējiāo / 268
  何首乌 héshǒuwū / 269

第四节　补阴药（13 种）/ 270

南沙参 nánshāshēn / 270
北沙参 běishāshēn / 271
百合 bǎihé / 272
麦冬 màidōng / 273
石斛 shíhú / 274
玉竹 yùzhú / 275
黄精 huángjīng / 276
枸杞子 gǒuqǐzǐ / 277
墨旱莲 mòhànlián / 278
女贞子 nǚzhēnzǐ / 279
桑椹 sāngshèn / 280
龟甲 guījiǎ / 281
鳖甲 biējiǎ / 282

第十八章　收涩药（10 种）　　283

第一节　敛肺涩肠药（4 种）/ 284

五味子 wǔwèizǐ / 284
乌梅 wūméi / 285
诃子 hēzǐ / 286
肉豆蔻 ròudòukòu / 287

第二节　固精缩尿止带药（6 种）/ 288

山茱萸 shānzhūyú / 288
金樱子 jīnyīngzǐ / 289
海螵蛸 hǎipiāoxiāo / 290
莲子 liánzǐ / 291
芡实 qiànshí / 292
鸡冠花 jīguānhuā / 293

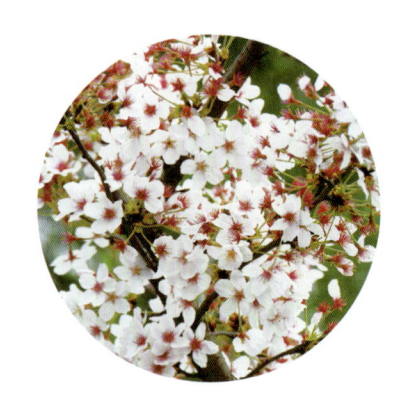

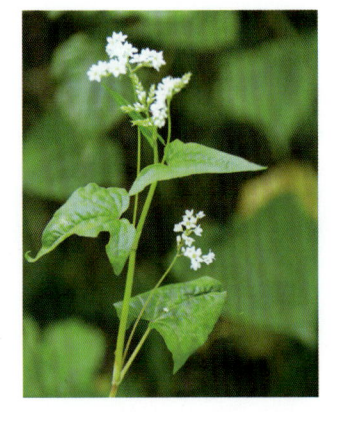

附录 / 295

附录 A / 296

附录 B / 297

附录 C / 298

索引 / 299

第一章 解表药（23种）

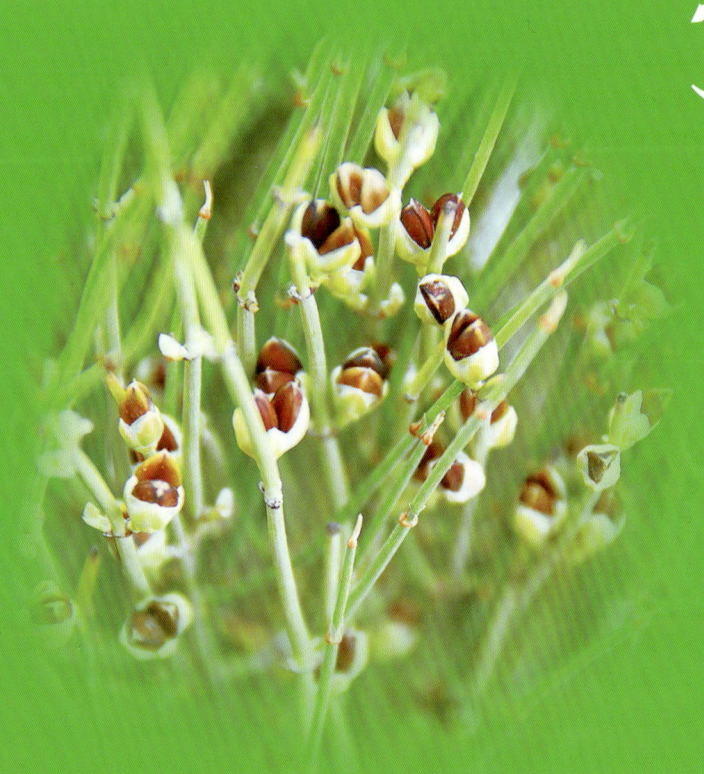

第一节 发散风寒药（13种）

麻黄
má huáng

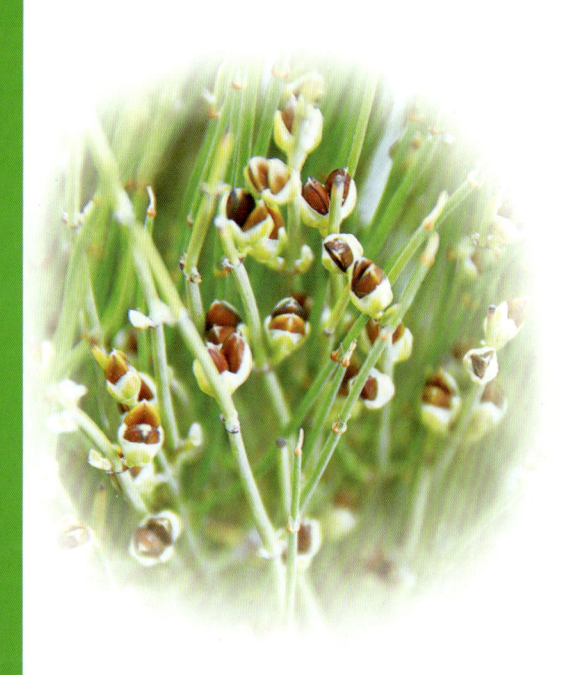

麻黄性温辛苦味，
发汗散寒且宣肺。
风寒感冒发热高，
胸闷喘咳流鼻涕。
平喘利水喘肿退，
有汗虚喘要回避。
麻黄是种兴奋药，
医患滥用要注意。

本品为麻黄科植物草麻黄、中麻黄或木贼麻黄的干燥草质茎。秋季采割绿色的草质茎，晒干。

【性味与归经】辛、微苦，温。归肺、膀胱经。

【功能与主治】发汗散寒，宣肺平喘，利水消肿。用于风寒感冒，胸闷喘咳，风水浮肿。蜜麻黄润肺止咳。多用于表证已解，气喘咳嗽。

【用法与用量】2～10g。

【贮藏】置通风干燥处，防潮。

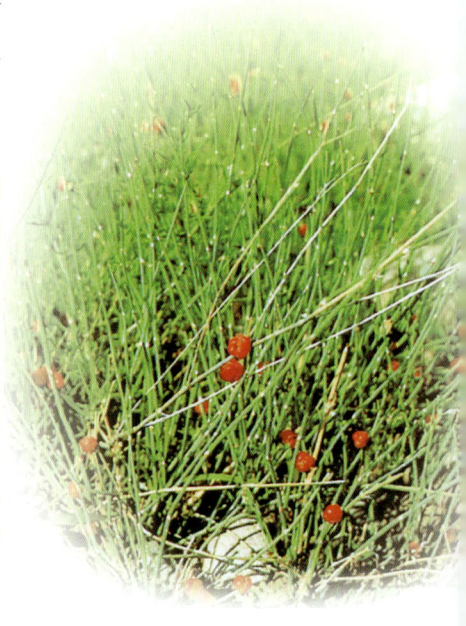

桂枝 (guì zhī)

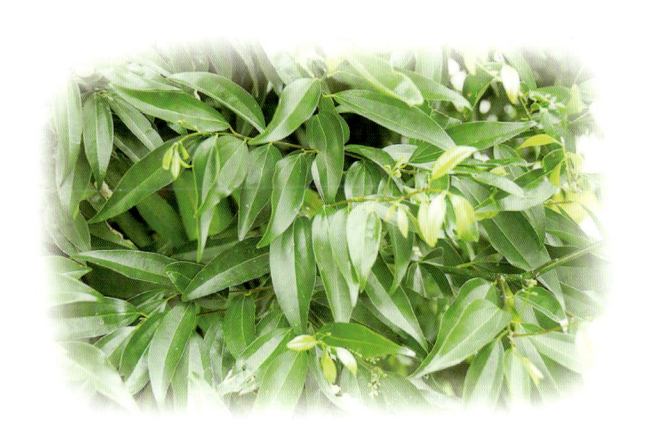

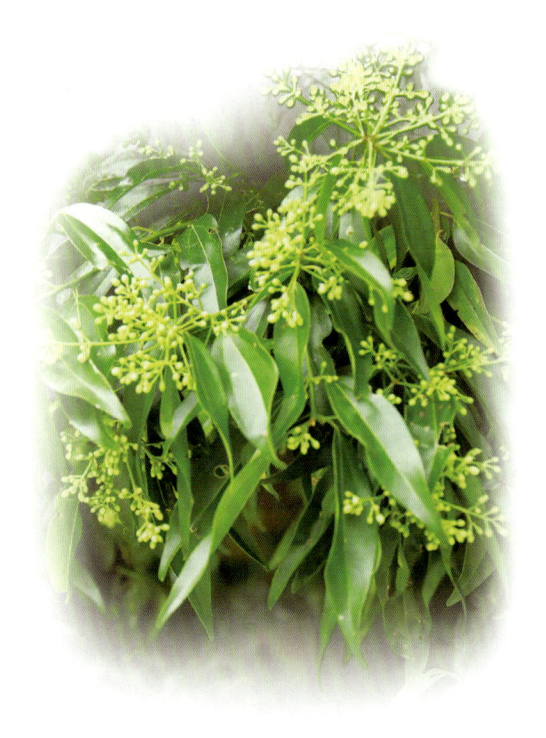

发汗解肌经脉通,
助阳化气暖融融。
风寒感冒脘腹痛,
血寒经闭能温通。
关节痹痛渐轻松,
调和营卫有专功。

本品为樟科植物肉桂的干燥嫩枝。春、夏二季采收,除去叶,晒干或切片晒干。

【性味与归经】 辛、甘,温。归心、肺、膀胱经。

【功能与主治】 发汗解肌,温通经脉,助阳化气,平冲降气。用于风寒感冒,脘腹冷痛,血寒经闭,关节痹痛,痰饮,水肿,心悸,奔豚。

【用法与用量】 3～10g。

【贮藏】 置阴凉干燥处。

紫苏叶 zǐ sū yè

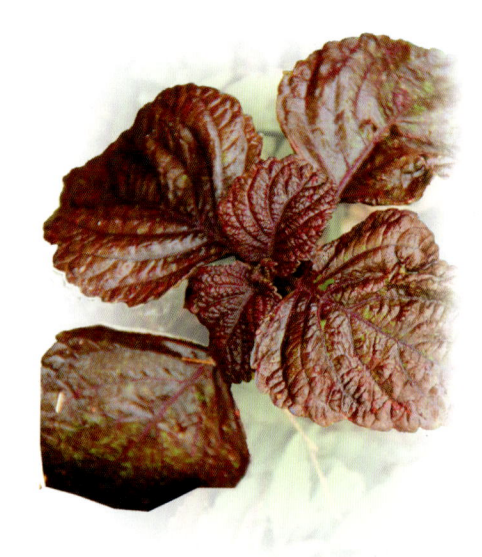

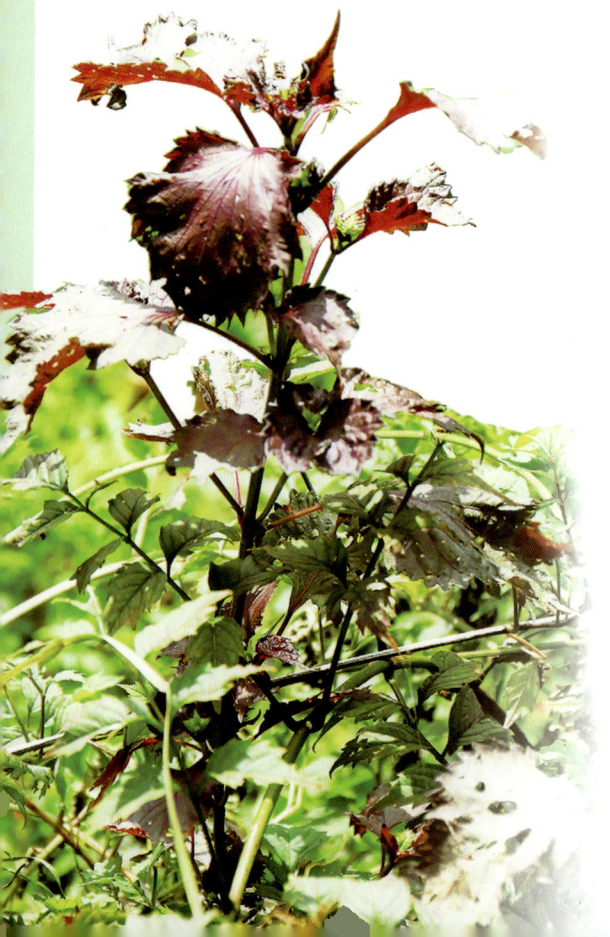

解表散寒且行气，
风寒感冒伤胃气。
和胃化湿治吐泻，
妊娠呕吐效可期。
咳嗽呕恶配合用，
鱼蟹过敏效神奇。

本品为唇形科植物紫苏的干燥叶（或带嫩枝）。夏季枝叶茂盛时采收，除去杂质，晒干。

【性味与归经】辛，温。归肺、脾经。

【功能与主治】解表散寒，行气和胃。用于风寒感冒，咳嗽呕恶，妊娠呕吐，鱼蟹中毒。

【用法与用量】5～10g。

【贮藏】置阴凉干燥处。

生姜

shēng jiāng

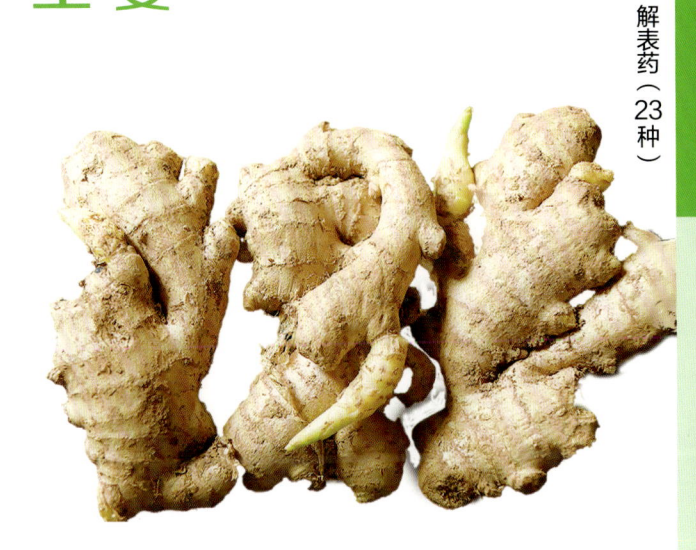

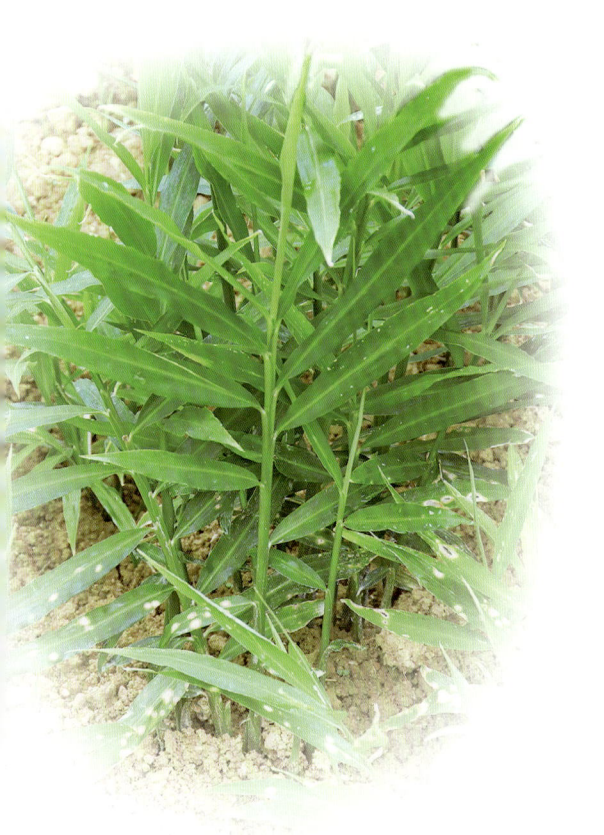

生姜辛温气味浓,
解表散寒又温中。
止呕止咳又化痰,
寒痰咳嗽渐轻松。
胃寒呕吐便无踪,
鱼蟹过敏显专功。

本品为姜科植物姜的新鲜根茎。秋、冬二季采挖,除去须根和泥沙。

【性味与归经】辛,微温。归肺、脾、胃经。

【功能与主治】解表散寒,温中止呕,化痰止咳,解鱼蟹毒。用于风寒感冒,胃寒呕吐,寒痰咳嗽,鱼蟹中毒。

【用法与用量】3～10g。

【贮藏】置阴凉潮湿处,或埋入湿沙内,防冻。

香薷 xiāng rú

发汗解表且和中，
暑湿感冒正相中。
恶寒发热而无汗，
吐泻腹痛皆可用，
化湿利水治水肿。

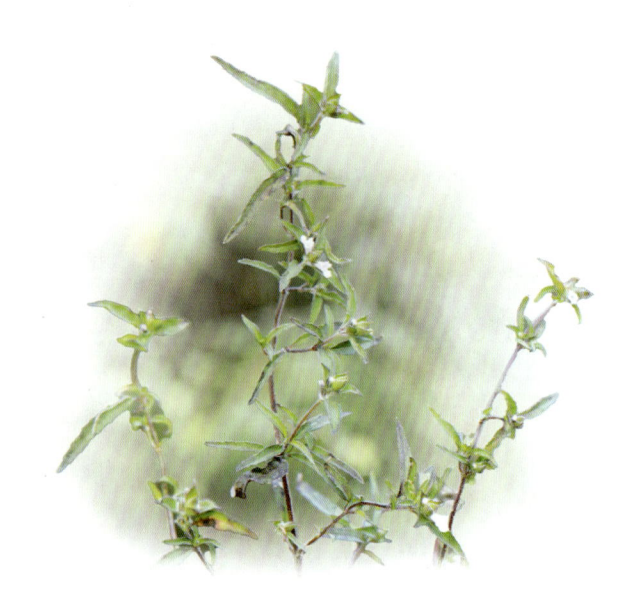

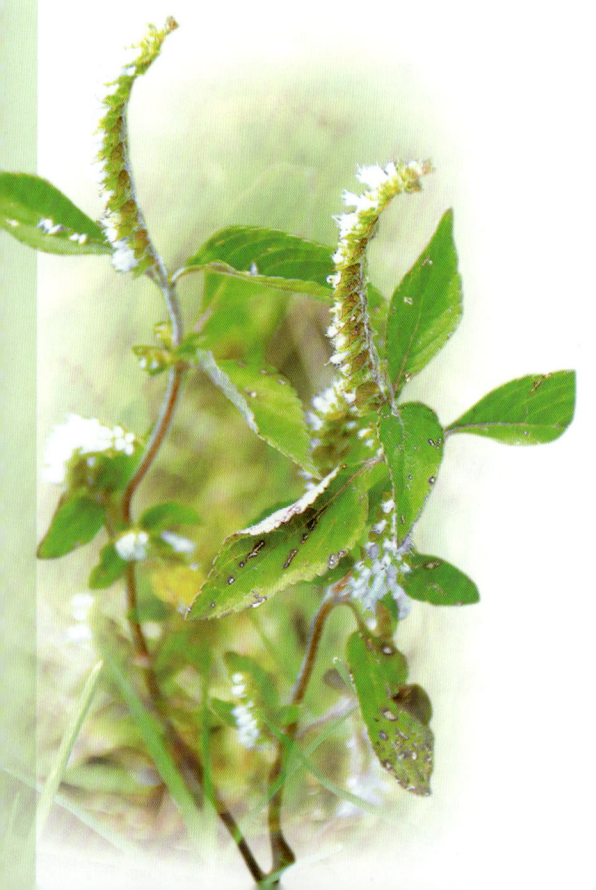

本品为唇形科植物石香薷或江香薷的干燥地上部分。前者习称"青香薷"，后者习称"江香薷"。夏季茎叶茂盛、花盛时择晴天采割，除去杂质，阴干。

【性味与归经】辛，微温。归肺、胃经。

【功能与主治】发汗解表，化湿和中。用于暑湿感冒，恶寒发热，头痛无汗，腹痛吐泻，水肿，小便不利。

【用法与用量】3～10g。

【贮藏】置阴凉干燥处。

荆芥 jīng jiè

解表散风治感冒,
凡是感冒皆有效。
透疹消疮止血妙,
风疹疮疡疗效好。
炒炭收敛能止血,
吐衄下血疗效高。

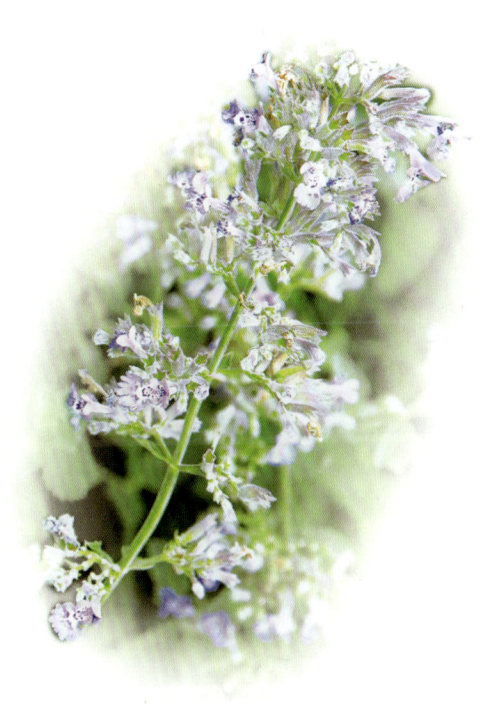

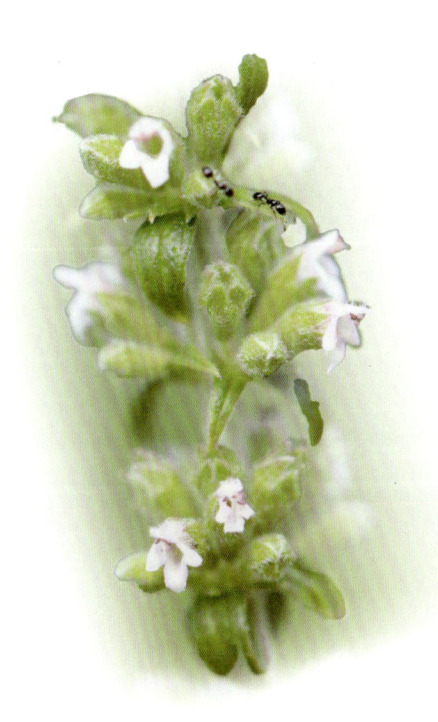

本品为唇形科植物荆芥的干燥地上部分。夏、秋二季花开到顶、穗绿时采割,除去杂质,晒干。

【性味与归经】辛,微温。归肺、肝经。

【功能与主治】解表散风,透疹消疮,止血。用于感冒,头痛,麻疹,风疹,疮疡初起,吐衄下血。

【用法与用量】5～10g。

【贮藏】置阴凉干燥处。

fáng fēng
防风

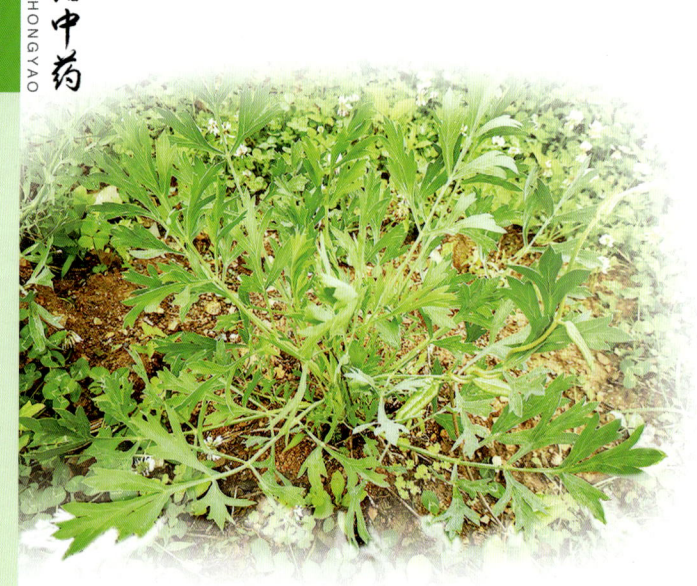

防风微温味辛甘，
祛风解表且散寒。
胜湿止痛又止痉，
感冒头痛痹痛安。
风疹瘙痒常用药，
善治外风美名存。

本品为伞形科植物防风的干燥根。春、秋二季采挖未抽花茎植株的根，除去须根和泥沙，晒干。

【性味与归经】辛、甘，微温。归膀胱、肝、脾经。
【功能与主治】祛风解表，胜湿止痛，止痉。用于感冒头痛，风湿痹痛，风疹瘙痒，破伤风。
【用法与用量】5～10g。
【贮藏】置阴凉干燥处，防蛀。

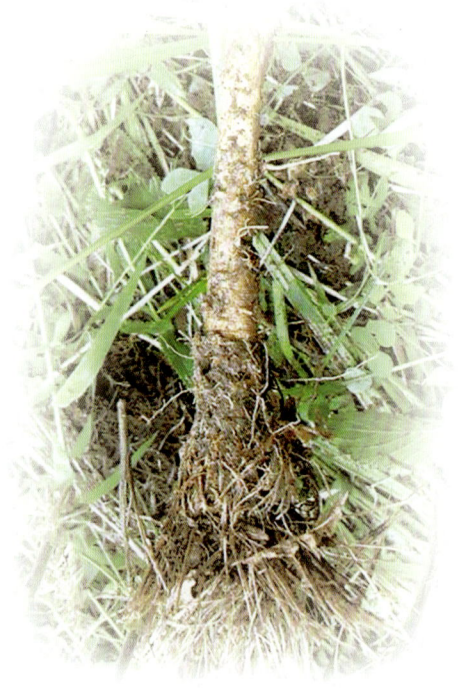

羌活 qiāng huó

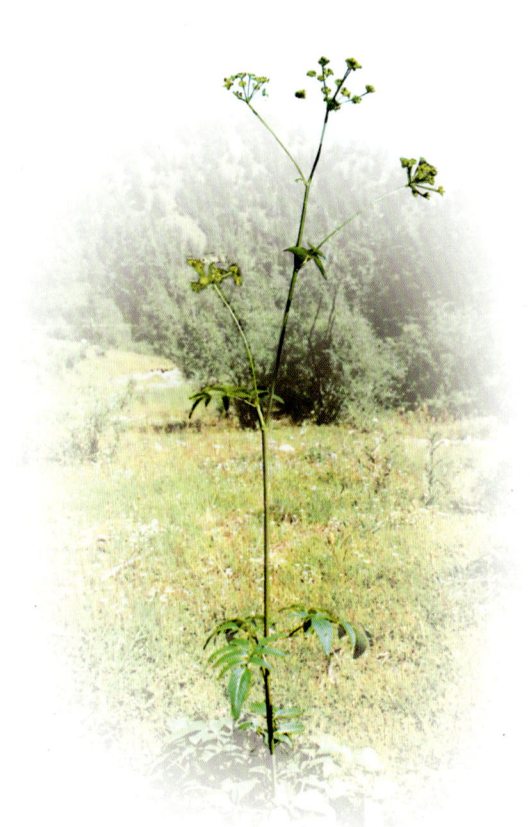

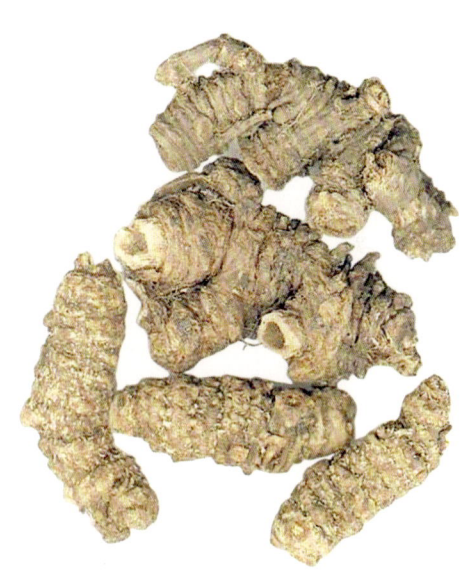

解表散寒又止痛,
风寒感冒有专功。
头痛项强配川芎,
祛风除湿治痹痛。
肩背酸痛渐无踪,
药到病除露笑容。

本品为伞形科植物羌活或宽叶羌活的干燥根茎和根。春、秋二季采挖，除去须根及泥沙，晒干。

【性味与归经】辛、苦，温。归膀胱、肾经。

【功能与主治】解表散寒，祛风除湿，止痛。用于风寒感冒，头痛项强，风湿痹痛，肩背酸痛。

【用法与用量】3～10g。

【贮藏】置阴凉干燥处，防蛀。

白芷 bái zhǐ

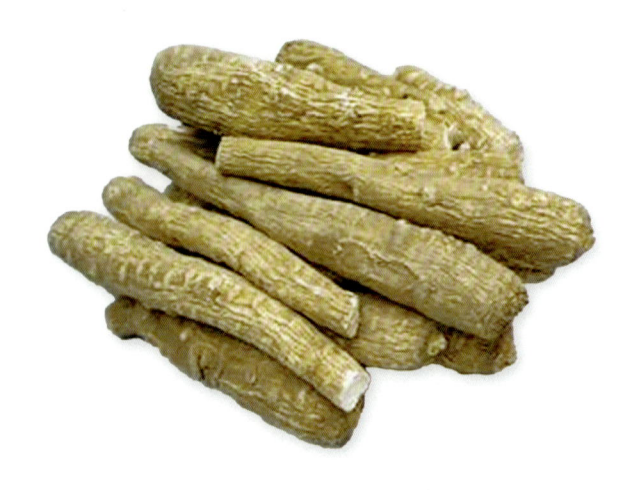

解表散寒且止疼，
宣通鼻窍治头痛。
香气扑鼻鼻通畅，
眉棱骨痛配川芎。
头痛鼻塞渐轻松，
消肿排脓消脓肿，
疮疡肿痛渐无踪。

本品为伞形科植物白芷或杭白芷的干燥根。夏、秋间叶黄时采挖，除去须根和泥沙，晒干或低温干燥。

【性味与归经】辛，温。归胃、大肠、肺经。

【功能与主治】解表散寒，祛风止痛，宣通鼻窍，燥湿止带，消肿排脓。用于感冒头痛，眉棱骨痛，鼻塞流涕，鼻衄，鼻渊，牙痛，带下，疮疡肿痛。

【用法与用量】3～10g。

【贮藏】置阴凉干燥处，防蛀。

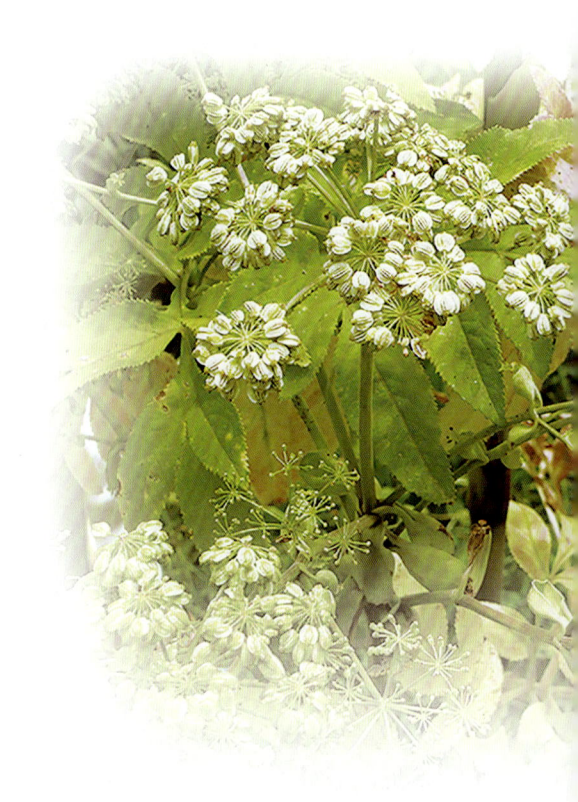

细辛
xì xīn

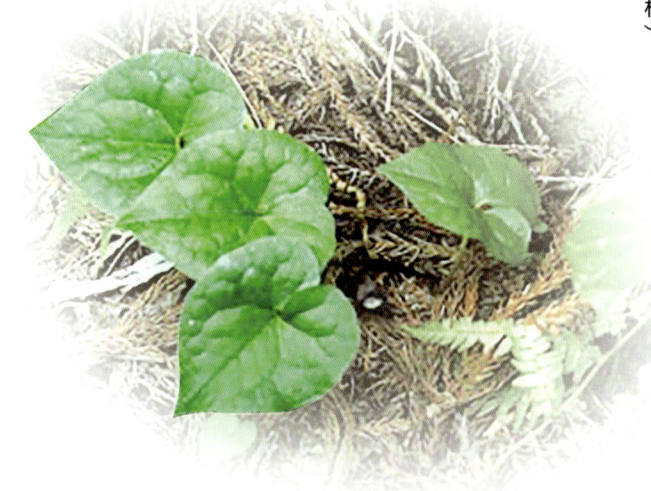

解表散寒真灵验，
风寒感冒关节炎。
祛风止痛通鼻窍，
善治头痛与鼻炎。
温肺化饮喘咳宜，
不超三克为忠言。
马兜铃酸肾毒性，
肾功不全不相宜。

本品为马兜铃科植物北细辛、汉城细辛或华细辛的干燥根和根茎。前两种习称"辽细辛"。夏季果熟期或初秋采挖，除净地上部分和泥沙，阴干。

【性味与归经】辛，温；有小毒。归心、肺、肾经。

【功能与主治】解表散寒，祛风止痛，通窍，温肺化饮。用于风寒感冒，头痛，牙痛，鼻塞流涕，鼻衄，鼻渊，风湿痹痛，痰饮喘咳。

【用法与用量】1～3g。散剂每次服0.5～1g。外用适量。

【贮藏】置阴凉干燥处。

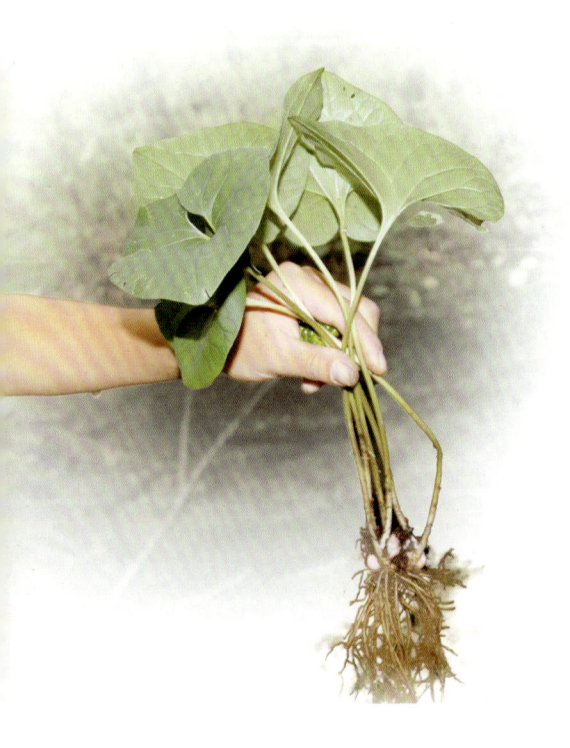

藁本
gǎo běn

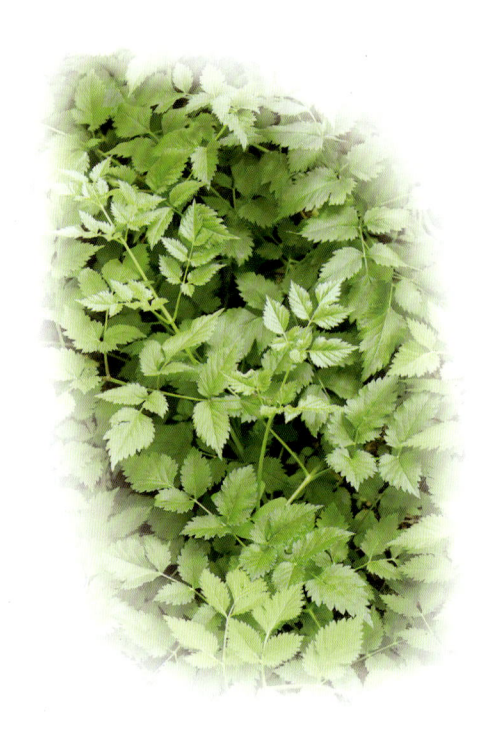

祛风散寒又止疼，
风寒感冒更适用，
祛风除湿治痹痛，
颠顶疼痛有专功。
辛散温通经脉通，
藁本子中丁苯肽。
丁苯肽来效从容，
脑血管病也常用。

本品为伞形科植物藁本或辽藁本的干燥根茎和根。秋季茎叶枯萎或次春出苗时采挖，除去泥沙，晒干或烘干。

【性味与归经】辛，温。归膀胱经。
【功能与主治】祛风散寒，除湿止痛。用于风寒感冒，颠顶疼痛，风湿痹痛。
【用法与用量】3～10g。
【贮藏】置阴凉干燥处，防潮，防蛀。

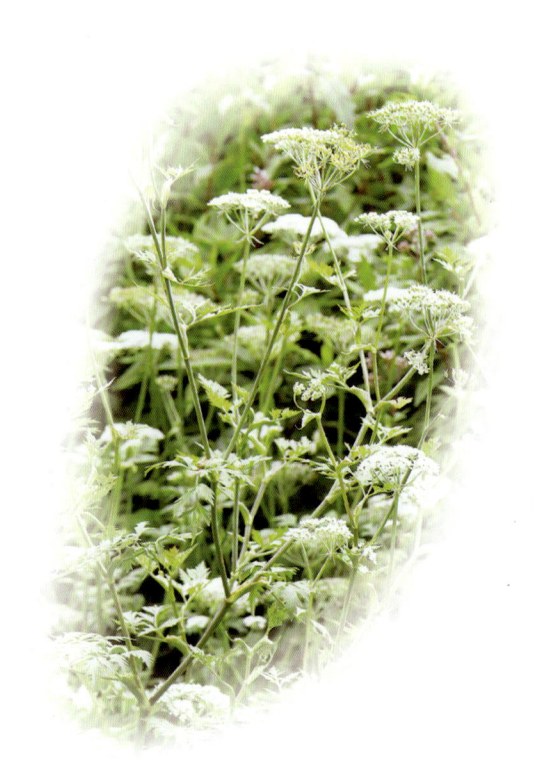

苍耳子

外散风寒通鼻窍,
祛风除湿痹痛好。
鼻塞流涕易见效,
苍耳有毒炒用好。

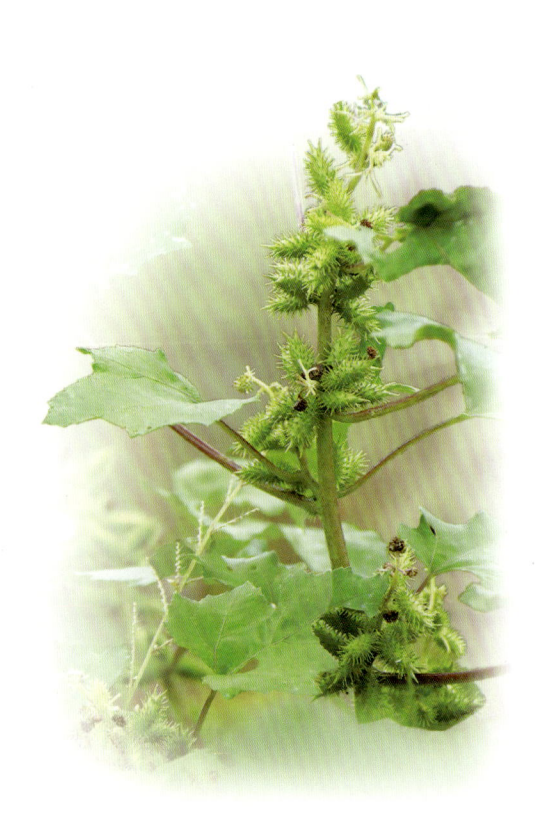

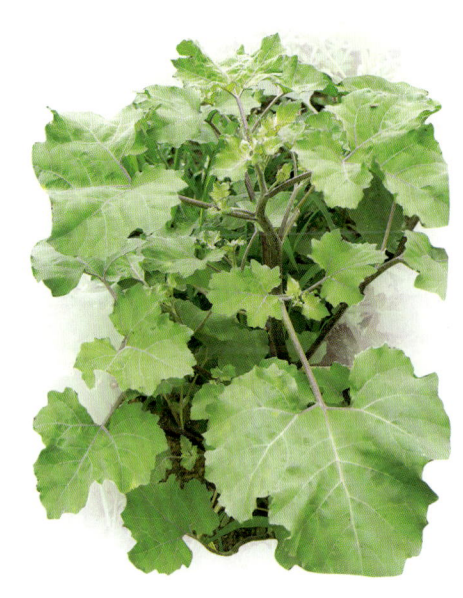

本品为菊科植物苍耳的干燥成熟带总苞的果实。秋季果实成熟时采收,干燥,除去梗、叶等杂质。

【性味与归经】辛、苦,温。有毒。归肺经。

【功能与主治】散风寒,通鼻窍,祛风湿。用于风寒头痛,鼻塞流涕,鼻鼽,鼻渊,风疹瘙痒,湿痹拘挛。

【用法与用量】3～10g。

【贮藏】置干燥处。

辛夷 (xīn yí)

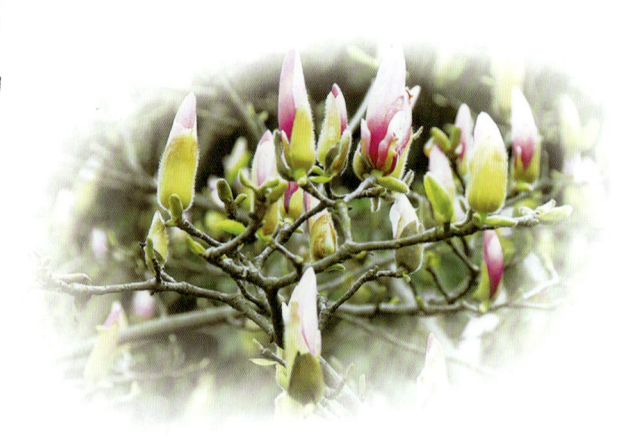

发散风寒鼻窍通,
风寒头痛有专功。
慢性鼻炎为首选,
鼻塞流涕渐轻松。

本品为木兰科植物望春花、玉兰或武当玉兰的干燥花蕾。冬末春初花未开放时采收,除去枝梗,阴干。

【性味与归经】辛,温。归肺、胃经。

【功能与主治】发散风寒,通鼻窍。用于风寒头痛,鼻塞流涕,鼻鼽,鼻渊。

【用法与用量】3～10g,包煎。外用适量。

【贮藏】置阴凉干燥处。

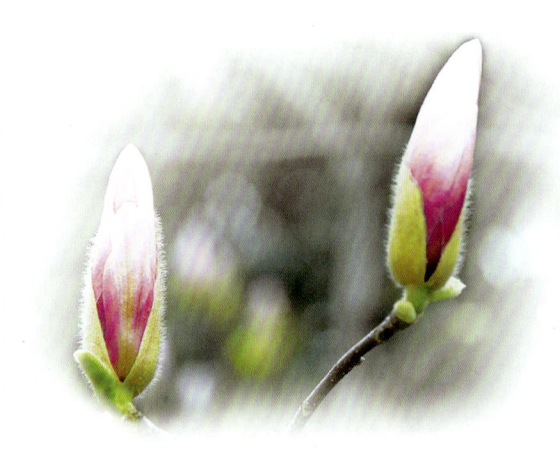

薄荷
bò · he

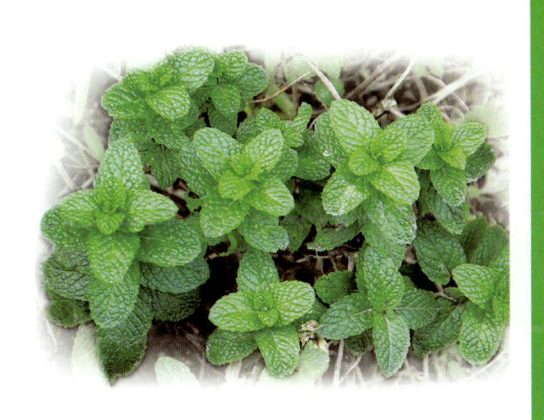

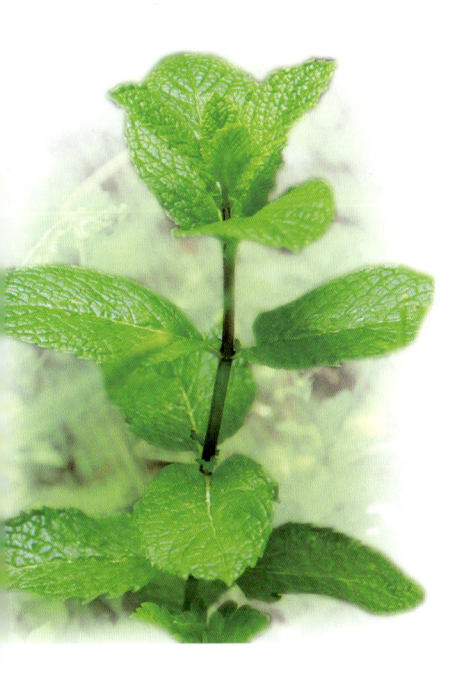

疏散风热宜辛凉,
风热感冒更适宜。
清利头目效尤良,
疏肝行气胸胁畅。
鲜叶蘸蜜擦舌苔,
口感异常能改善,
有利舌苔趋正常。

本品为唇形科植物薄荷的干燥地上部分。夏、秋二季茎叶茂盛或花开至三轮时,选晴天,分次采割,晒干或阴干。

【性味与归经】辛,凉。归肺、肝经。
【功能与主治】疏散风热,清利头目,利咽,透疹,疏肝行气。用于风热感冒,风温初起,头痛,目赤,喉痹,口疮,风疹,麻疹,胸胁胀闷。
【用法与用量】3~6g,后下。
【贮藏】置阴凉干燥处。

第二节 发散风热药（10种）

山蜡梅叶
shān là méi yè

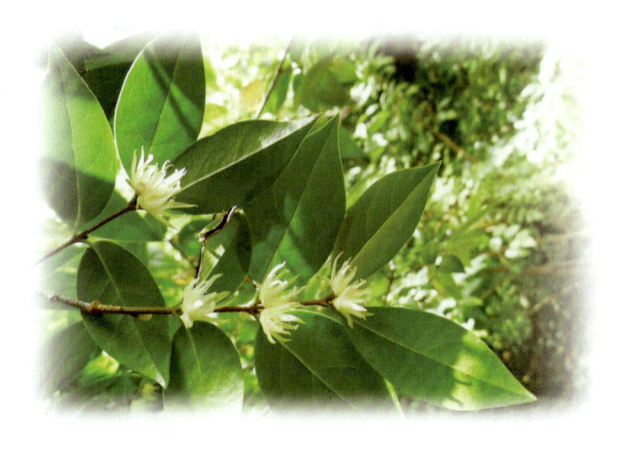

解表祛风治发烧，
风热感冒疗效高。
清热解毒且利咽，
芳香化湿醒脾好，
脾虚食滞见疗效。

本品为蜡梅科植物山蜡梅的干燥叶。夏、秋二季采收，干燥。拣去枝梗，除去杂质。

【性味与归经】微苦、辛，凉。归肺、脾、胃经。

【功能与主治】解表祛风，清热解毒，理气健脾，芳香化湿，消导止泻。用于防治感冒，流行性感冒，慢性支气管炎，中暑；脾虚食滞、泄泻；胃脘痛、嘈杂、吞酸。

【用法与用量】5～18g。入煎剂，宜后下，或开水泡服。

【贮藏】置阴凉干燥处。

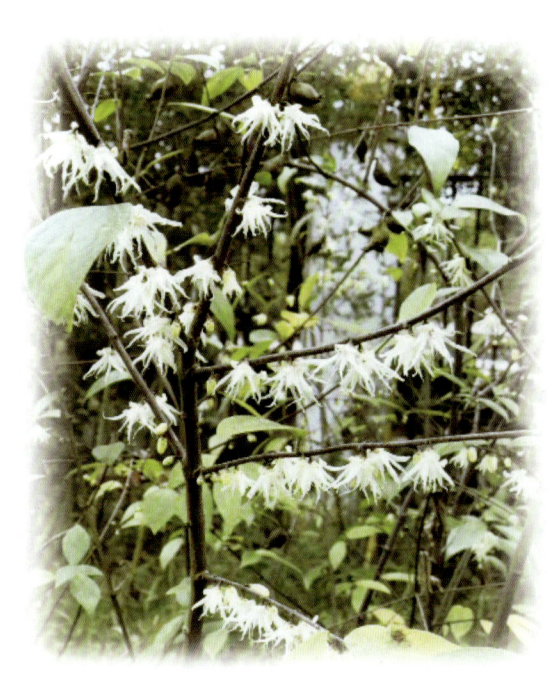

牛蒡子

niú bàng zǐ

疏散风热宣肺气，
解毒利咽疹透齐。
风热感冒咽喉炎，
咳嗽痰多功效奇。
风疹皮疹与丹毒，
痄腮疮毒效可期。

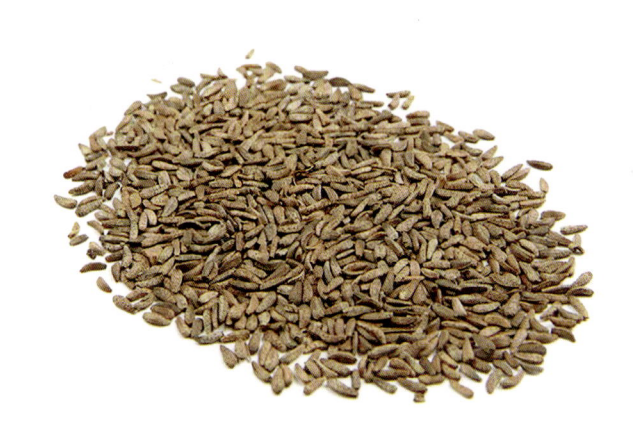

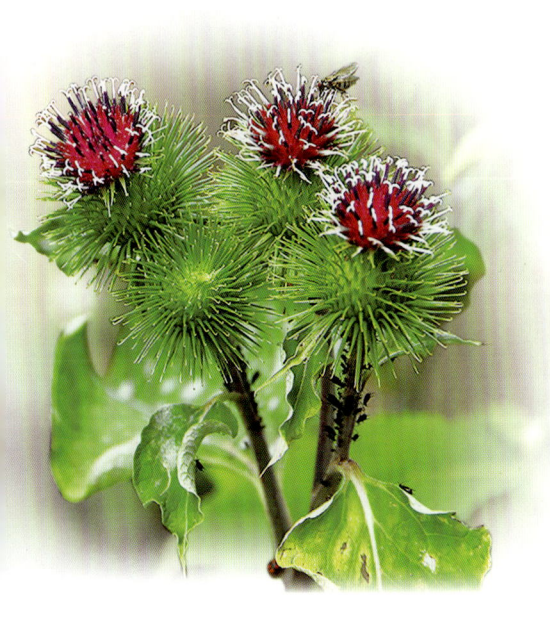

本品为菊科植物牛蒡的干燥成熟果实。秋季果实成熟时采收果序，晒干，打下果实，除去杂质，再晒干。

【性味与归经】辛、苦，寒。归肺、胃经。

【功能与主治】疏散风热，宣肺透疹，解毒利咽。用于风热感冒，咳嗽痰多，麻疹，风疹，咽喉肿痛，痄腮，丹毒，痈肿疮毒。

【用法与用量】6～12g。

【贮藏】置通风干燥处。

蝉蜕 chán tuì

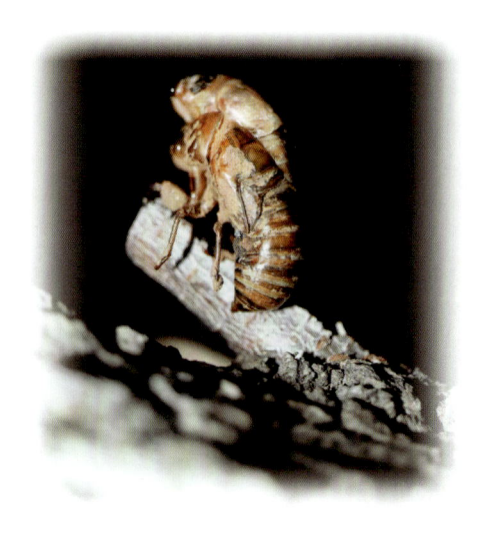

金蝉飞去留蝉衣,
疏散风热很得意。
利咽透疹且退翳,
咽痛音哑效满意。
解痉能治抽搐证,
善治惊风与夜啼。

本品为蝉科昆虫黑蚱的若虫羽化时脱落的皮壳。夏、秋二季收集,除去泥沙,晒干。

【性味与归经】甘,寒。归肺、肝经。

【功能与主治】疏散风热,利咽,透疹,明目退翳,解痉。用于风热感冒,咽痛音哑,麻疹不透,风疹瘙痒,目赤翳障,惊风抽搐,破伤风。

【用法与用量】3～6g。

【贮藏】置干燥处,防压。

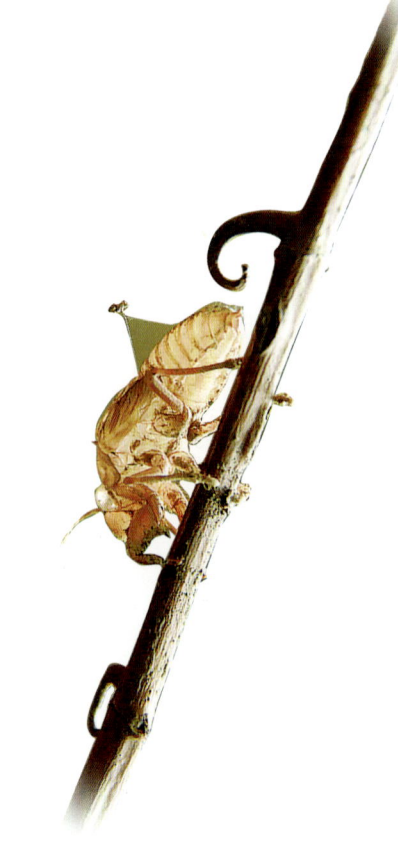

桑叶 sāng yè

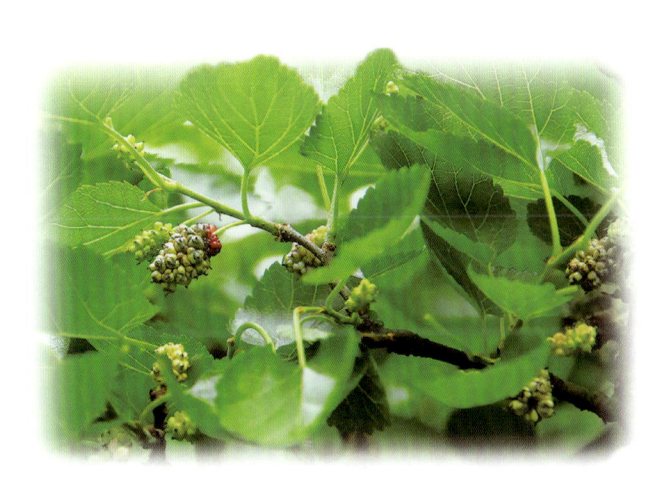

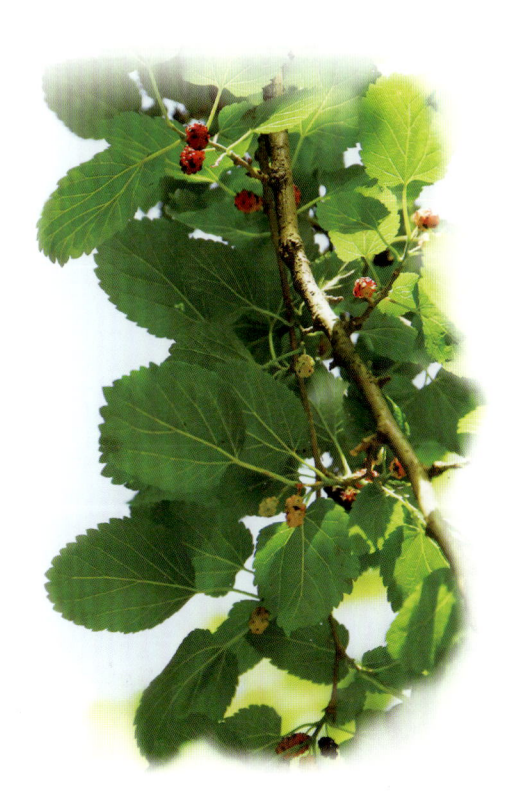

春天桑叶春蚕粮，
霜后桑叶散风热。
风热感冒且燥咳，
清肝明目治晕眩。
清肺润燥降糖良，
桑枝提取生物碱。
创新中药已出现，
糖友福祉得增长。

本品为桑科植物桑的干燥叶。初霜后采收，除去杂质，晒干。

【性味与归经】甘、苦，寒。归肺、肝经。

【功能与主治】疏散风热，清肺润燥，清肝明目。用于风热感冒，肺热燥咳，头晕头痛，目赤昏花。

【用法与用量】5～10g。

【贮藏】置干燥处。

菊花 jú huā

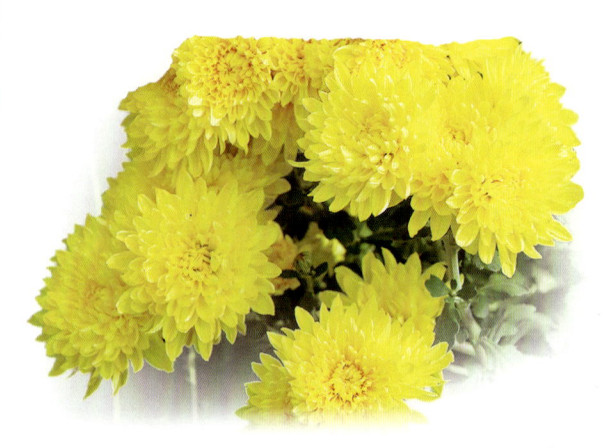

散风清热平肝药，
风热感冒眩晕好。
明目能治眼昏花，
配伍应用功效妙。
观赏菊花不入药，
药用菊花有用法。
白菊花是平肝好，
杭菊花是风热好。
滁菊花是明目好，
野菊花是解毒好，
扬长避短是办法。

本品为菊科植物菊的干燥头状花序。9～11月花盛开时分批采收，阴干或焙干，或熏、蒸后晒干。药材按产地和加工方法不同，分为"亳菊""滁菊""贡菊""杭菊"。

【性味与归经】辛、甘、苦，微寒。归肺、肝经。

【功能与主治】散风清热，平肝明目，清热解毒。用于风热感冒，头痛眩晕，目赤肿痛，眼目昏花，疮痈肿毒。

【用法与用量】5～10g。

【贮藏】置阴凉干燥处，密闭保存，防霉，防蛀。

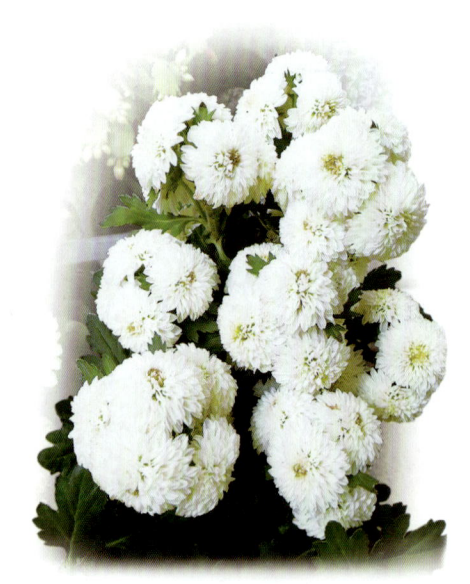

蔓荆子
màn jīng zǐ

满山遍野见蔓荆，
疏散风热感冒轻。
清利头目目更明，
头痛龈肿效尤珍。

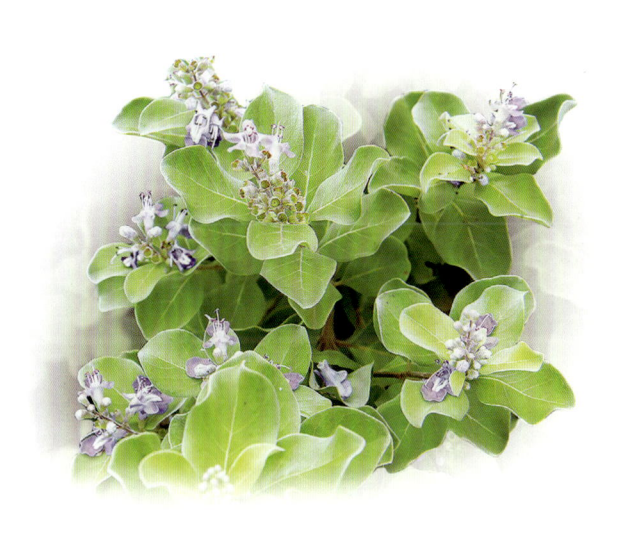

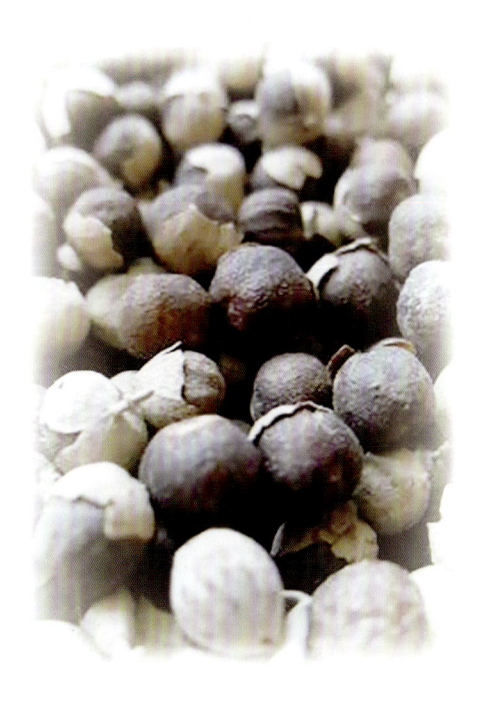

本品为马鞭草科植物单叶蔓荆或蔓荆的干燥成熟果实。秋季果实成熟时采收，除去杂质，晒干。

【性味与归经】辛、苦，微寒。归膀胱、肝、胃经。

【功能与主治】疏散风热，清利头目。用于风热感冒头痛，齿龈肿痛，目赤多泪，目暗不明，头晕目眩。

【用法与用量】5～10g。

【贮藏】置阴凉干燥处。

柴胡
chái hú

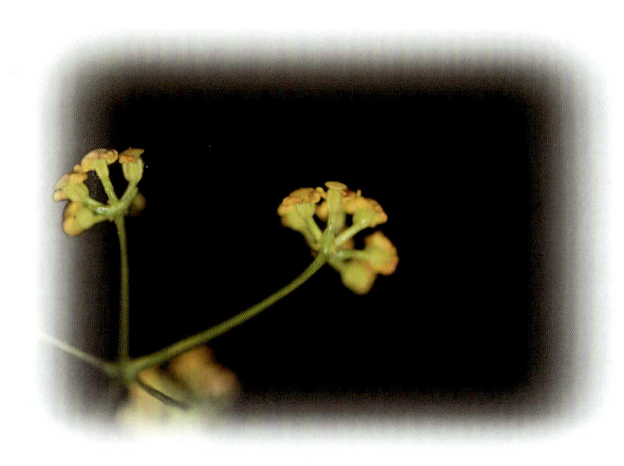

疏散退热治发烧，
寒热往来疗效高。
疏肝解郁治忧郁，
心情舒畅乐陶陶。
升举阳气治气陷，
补中益气疗效高。
柴胡容易伤肝阴，
阴虚体质慎用好。

本品为伞形科植物柴胡或狭叶柴胡的干燥根。按性状不同，分别习称"北柴胡"和"南柴胡"。春、秋二季采挖，除去茎叶和泥沙，干燥。

【性味与归经】苦，微寒。归胆、肝经。

【功能与主治】疏散退热，疏肝解郁，升举阳气。用于感冒发热，寒热往来，胸胁胀痛，月经不调，子宫脱垂，脱肛。

【用法与用量】3～10g。

【注意】大叶柴胡 *Bupleurum longiradiatum* Turcz. 的干燥根茎，表面密生环节，有毒，不可当柴胡用。

【贮藏】置通风干燥处，防蛀。

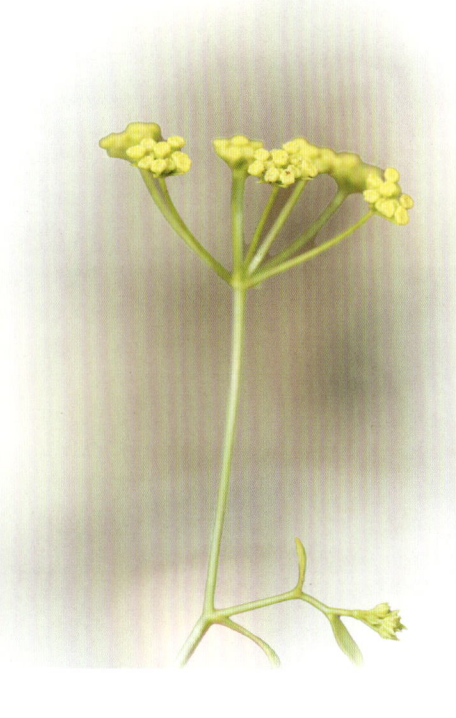

升麻 shēng má

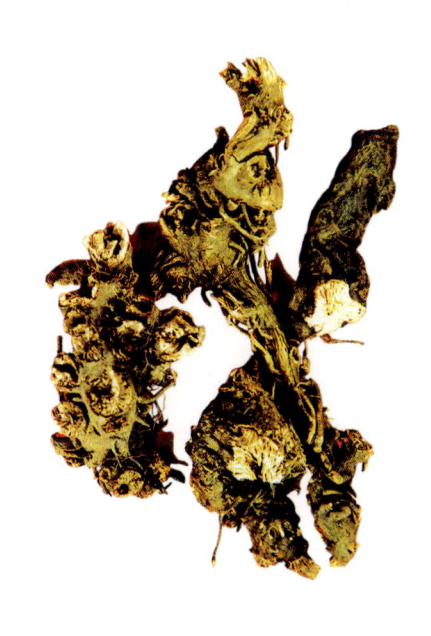

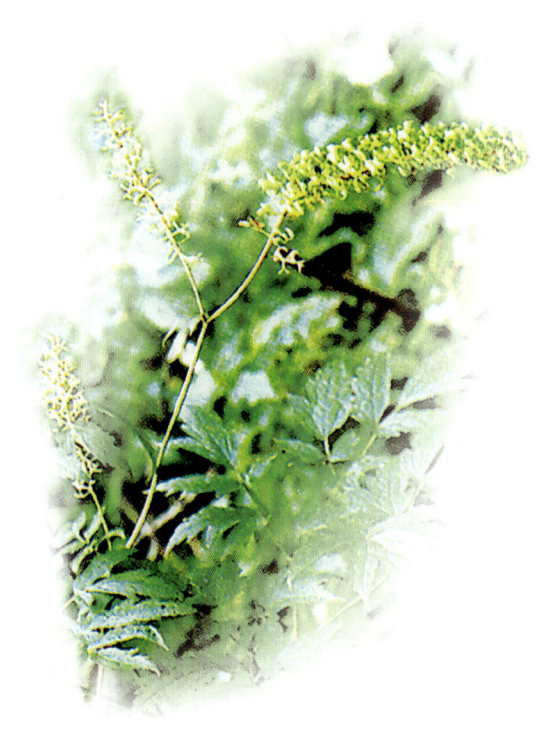

发表透疹治斑疹，
风热头痛咽痛轻。
清热解毒胃火清，
齿痛口疮消之灵。
升举阳气脏腑振，
善治各种脱垂证。

本品为毛茛科植物大三叶升麻、兴安升麻或升麻的干燥根茎。秋季采挖，除去泥沙，晒至须根干时，燎去或除去须根，晒干。

【性味与归经】辛、微甘，微寒。归肺、脾、胃、大肠经。

【功能与主治】发表透疹，清热解毒，升举阳气。用于风热头痛，齿痛，口疮，咽喉肿痛，麻疹不透，阳毒发斑，脱肛，子宫脱垂。

【用法与用量】3～10g。

【贮藏】置通风干燥处。

葛根 gé gēn

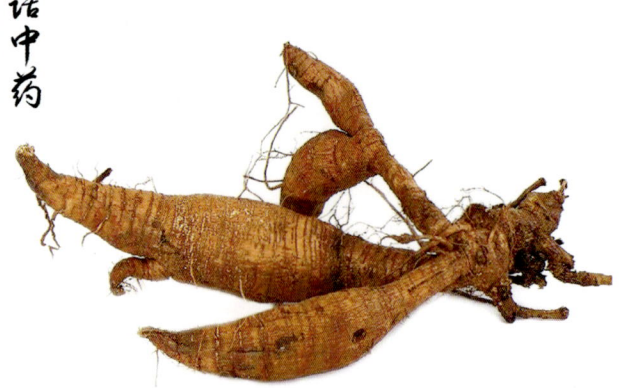

解肌退热又生津，
升阳止泻且透疹。
通经活络项背轻，
胸痹心痛效亦珍。
眩晕头痛能减轻，
突发耳聋效可信。

本品为豆科植物野葛的干燥根。习称野葛。秋、冬二季采挖，趁鲜切成厚片或小块，干燥。

【性味与归经】甘、辛，凉。归脾、胃经。

【功能与主治】解肌退热，生津止渴，透疹，升阳止泻，通经活络，解酒毒。用于外感发热头痛，项背强痛，口渴，消渴，麻疹不透，热痢，泄泻，眩晕头痛，中风偏瘫，胸痹心痛，酒毒伤中。

【用法与用量】10～15g。

【贮藏】置通风干燥处，防蛀。

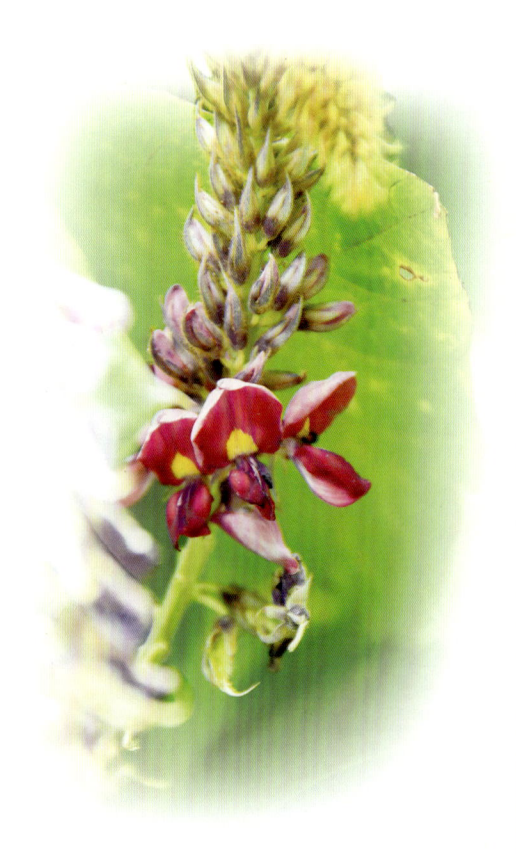

第二章 清热药（50种）

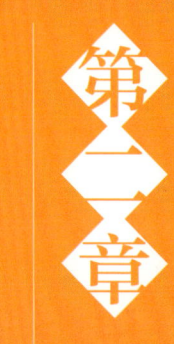

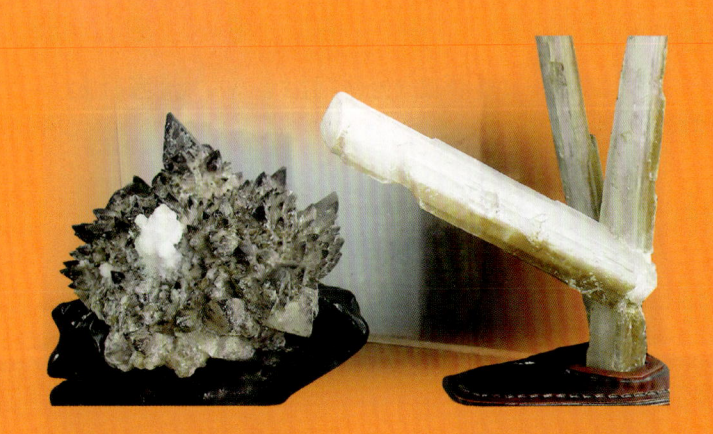

第一节 清热泻火药（11种）

石膏 shí gāo

清热泻火除烦渴，
外感高热又喘咳。
胃火亢盛牙龈痛，
脾胃虚寒不相合。

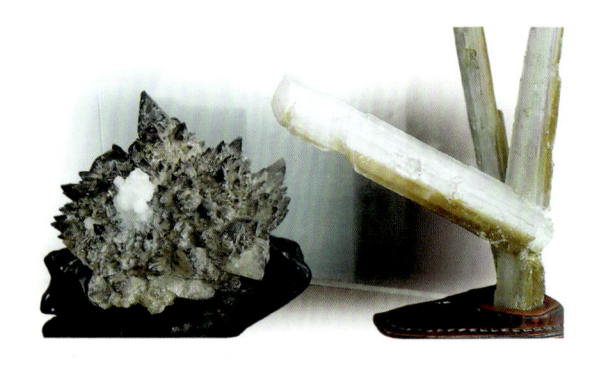

本品为硫酸盐类矿物硬石膏族石膏，主含含水硫酸钙，采挖后，除去杂石及泥沙。打碎，粉碎成粗粉。

【性味与归经】甘、辛，大寒。归肺、胃经。

【功能与主治】清热泻火，除烦止渴。用于外感热病，高热烦渴，肺热喘咳，胃火亢盛，头痛，牙痛。

【用法与用量】15～60g，先煎。

【贮藏】置干燥处。

知母 (zhī mǔ)

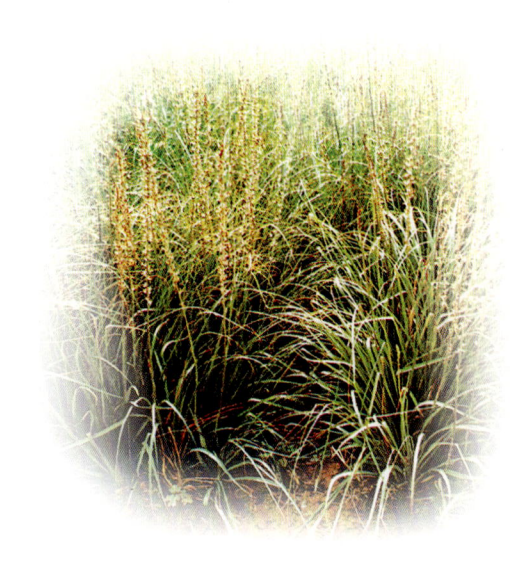

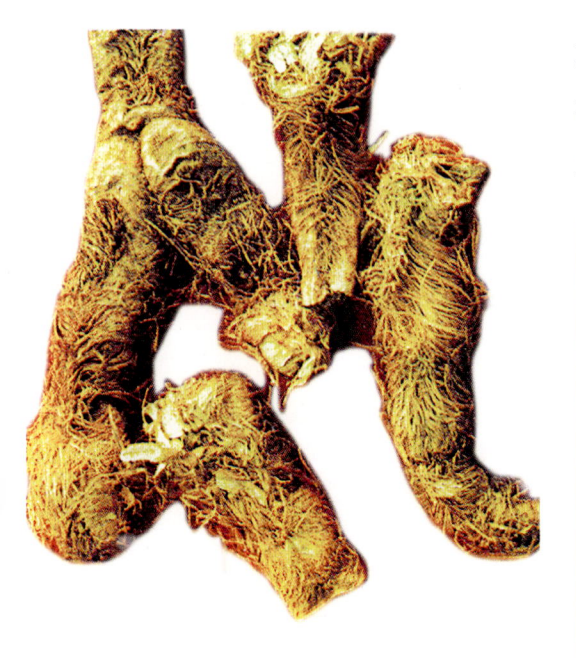

清热泻火治烦渴,
外感热痰较适合。
滋阴润燥治燥咳,
肺热燥咳服之安。
滋阴降火盐水炙,
骨蒸潮热亦适合。

本品为百合科植物知母的干燥根茎。春、秋二季采挖,除去须根和泥沙,晒干,习称"毛知母";或除去外皮,晒干。

【性味与归经】苦、甘,寒。归肺、胃、肾经。

【功能与主治】清热泻火,滋阴润燥。用于外感热病,高热烦渴,肺热燥咳,骨蒸潮热,内热消渴,肠燥便秘。

【用法与用量】6～12g。

【贮藏】置通风干燥处,防潮。

芦根 lú gēn

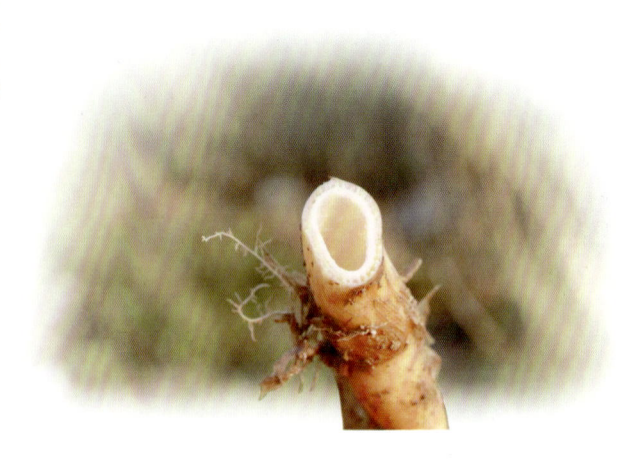

清热泻火又生津,
止渴除烦烦渴轻。
肺痈咳嗽脓痰多,
清肺排脓配苡仁。

本品为禾本科植物芦苇的新鲜或干燥根茎。全年均可采挖,除去芽、须根及膜状叶,鲜用或晒干。

【性味与归经】甘,寒。归肺、胃经。

【功能与主治】清热泻火,生津止渴,除烦,止呕,利尿。用于热病烦渴,肺热咳嗽,肺痈吐脓,胃热呕哕,热淋涩痛。

【用法与用量】15～30g;鲜品用量加倍,或捣汁用。

【贮藏】干芦根置干燥处;鲜芦根埋于湿沙中。

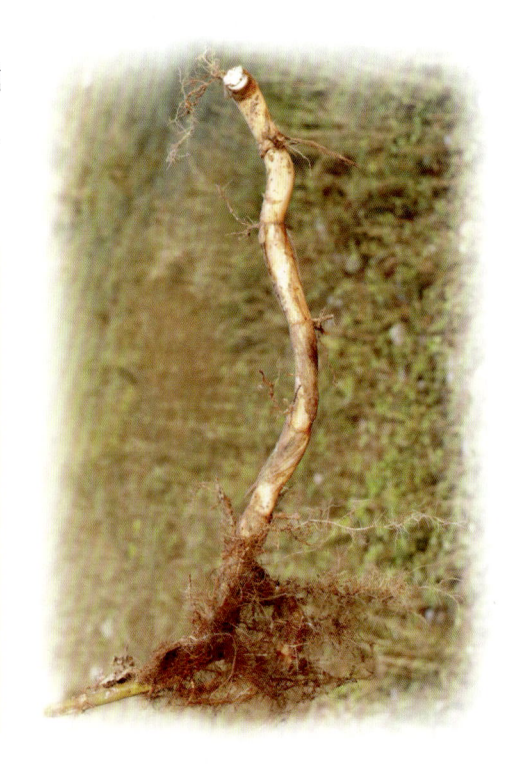

天花粉
tiān huā fěn

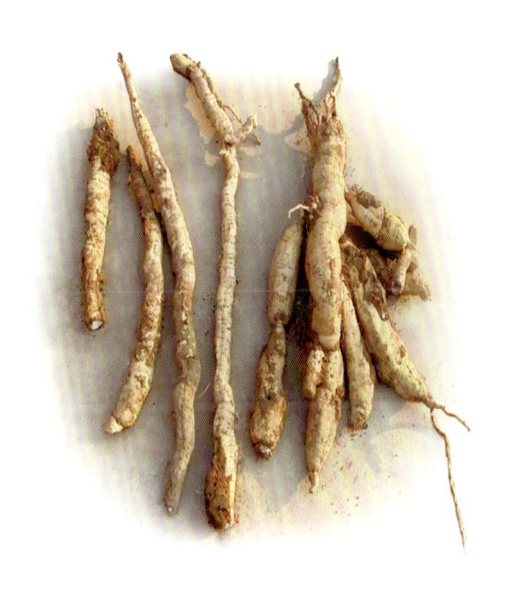

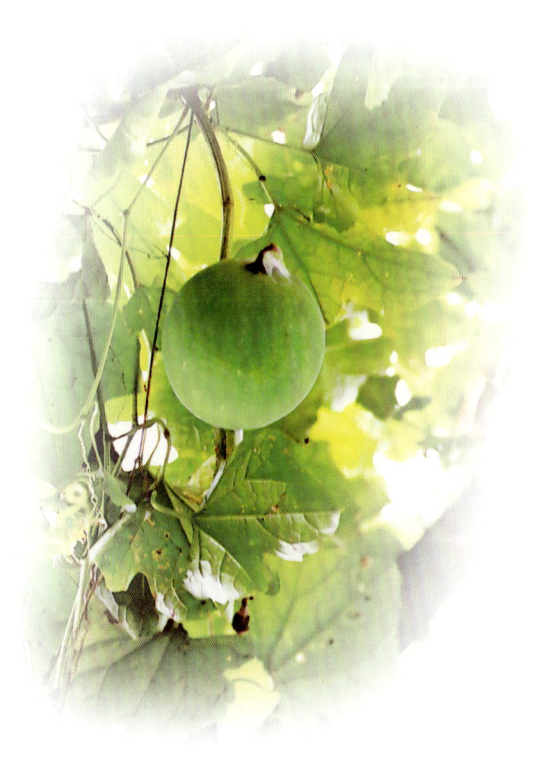

花粉原是瓜蒌根,
清热泻火治烦渴。
消肿排脓治疮疡,
肺热燥咳更适合。
脾虚孕妇皆忌用,
乌附均反瓜蒌根。

本品为葫芦科植物栝楼或双边栝楼的干燥根。秋、冬二季采挖,洗净,除去外皮,切段或纵剖成瓣,干燥。

【性味与归经】甘、微苦,微寒。归肺、胃经。

【功能与主治】清热泻火,生津止渴,消肿排脓。用于热病烦渴,肺热燥咳,内热消渴,疮疡肿毒。

【用法与用量】10～15g。

【注意】孕妇慎用；不宜与川乌、制川乌、草乌、制草乌、附子同用。

【贮藏】置干燥处,防蛀。

淡竹叶
（dàn zhú yè）

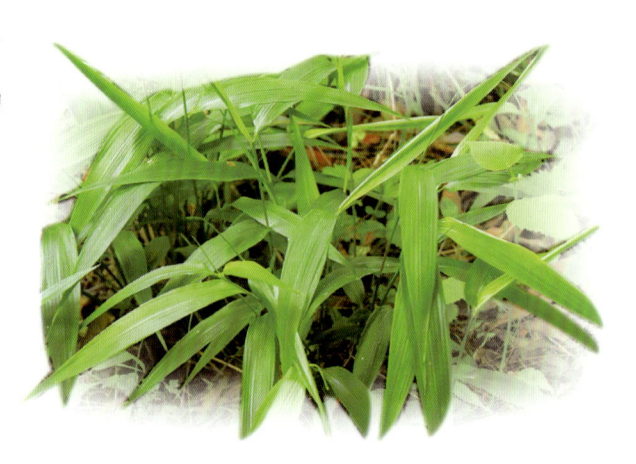

清热泻火除心烦，
生津止渴功不凡。
心火上炎舌溃疡，
心火下移尿艰难。
利尿通淋为常法，
排尿涩痛立见效。

本品为禾本科植物淡竹叶的干燥茎叶。夏季抽花穗前采割，晒干。

【性味与归经】甘、淡，寒。归心、胃、小肠经。

【功能与主治】清热泻火，除烦止渴，利尿通淋。用于热病烦渴，小便短赤涩痛，口舌生疮。

【用法与用量】6～10g。

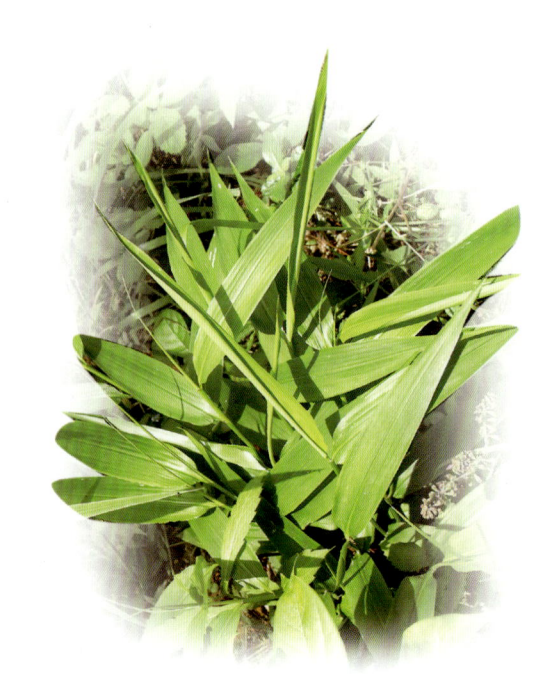

【贮藏】置干燥处。

栀子
zhī · zi

泻火除烦治焦虑，栀子豉汤懊憹去。
清热利湿治黄疸，茵陈蒿汤黄疸除。
凉血解毒治吐衄，黄连解毒汤效殊。
外用消肿又止痛，跌打损伤敷之愈。
西红花素用途广，综合利用展宏图。

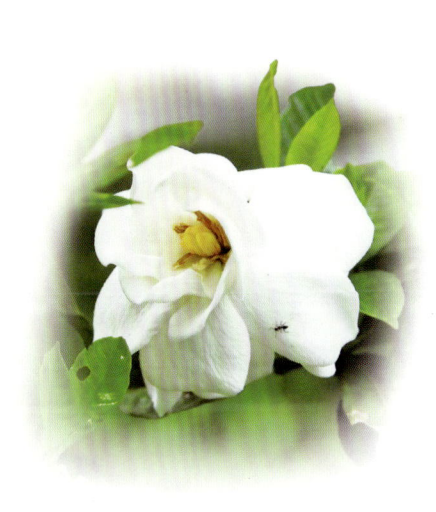

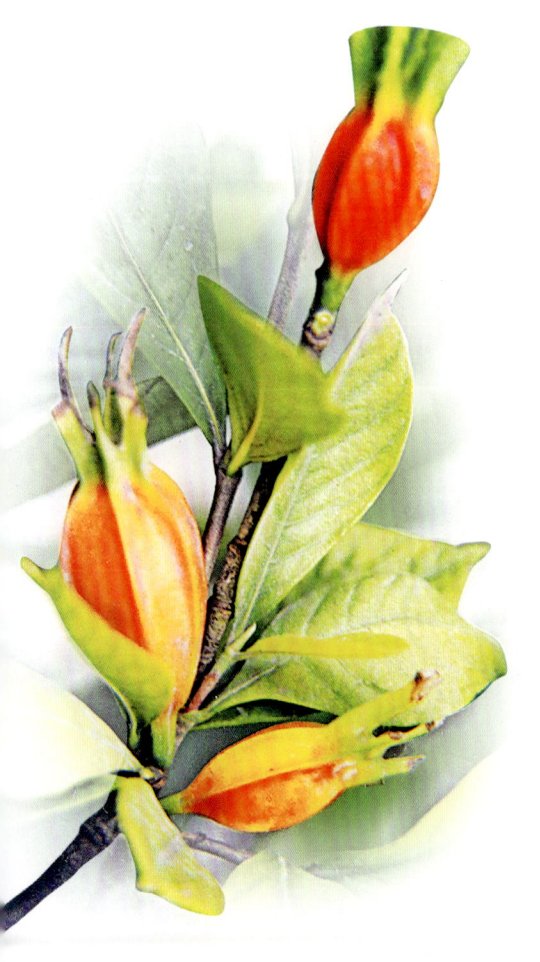

本品为茜草科植物栀子的干燥成熟果实。9～11月果实成熟呈红黄色时采收，除去果梗和杂质，蒸至上气或置沸水中略烫，取出，干燥。

【性味与归经】苦，寒。归心、肺、三焦经。

【功能与主治】泻火除烦，清热利湿，凉血解毒；外用消肿止痛。用于热病心烦，湿热黄疸，淋证涩痛，血热吐衄，目赤肿痛，火毒疮疡；外治扭挫伤痛。

【用法与用量】6～10g。外用生品适量，研末调敷。

【贮藏】置通风干燥处。

夏枯草
xià kū cǎo

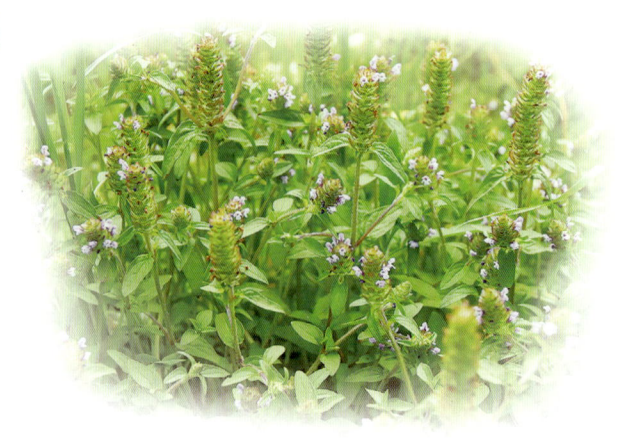

清肝泻火治目痛，
目珠夜痛渐轻松。
散结消肿治肿痛，
瘰疬瘿瘤与乳痈。
颈部肿物渐消融，
血压血糖能调控。
肺部结节常有效，
脾胃虚寒应慎用。

本品为唇形科植物夏枯草的干燥果穗。夏季果穗呈棕红色时采收，除去杂质，晒干。

【性味与归经】辛、苦，寒。归肝、胆经。

【功能与主治】清肝泻火，明目，散结消肿。用于目赤肿痛，目珠夜痛，头痛眩晕，瘰疬，瘿瘤，乳痈，乳癖，乳房胀痛。

【用法与用量】9～15g。

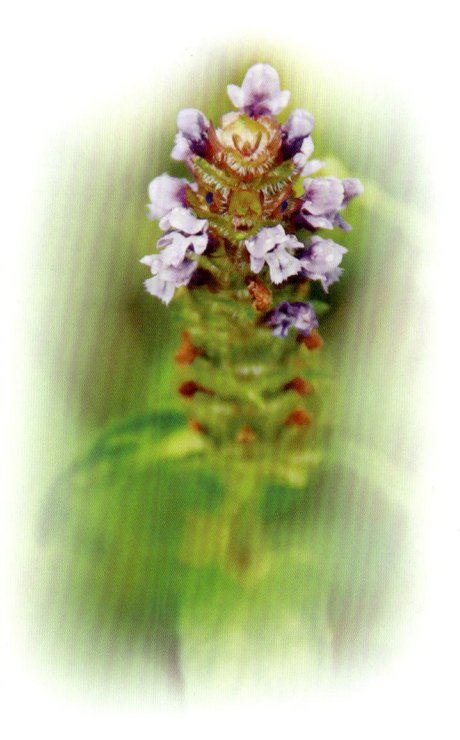

【贮藏】置干燥处。

决明子
jué míng zǐ

清热明目又润肠，
目赤涩痛羞明良。
头痛眩晕且目暗，
大便秘结能润肠。

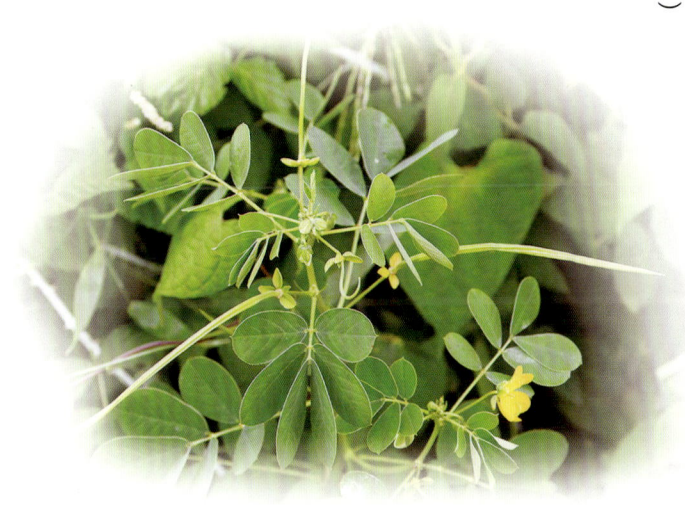

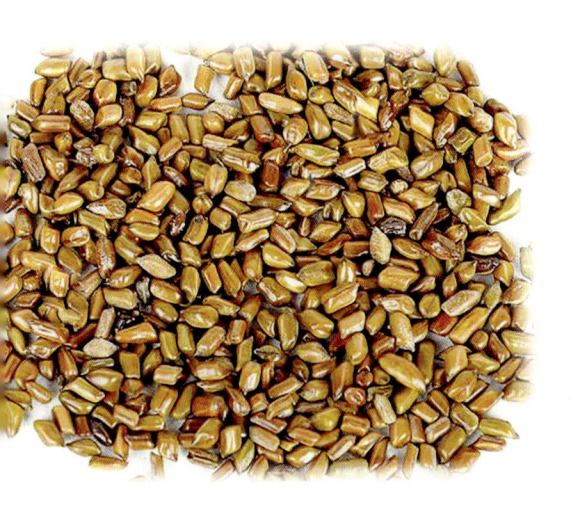

本品为豆科植物决明或小决明的干燥成熟种子。秋季采收成熟果实，晒干，打下种子，除去杂质。

【性味与归经】甘、苦、咸，微寒。归肝、大肠经。

【功能与主治】清热明目，润肠通便。用于目赤涩痛，羞明多泪，头痛眩晕，目暗不明，大便秘结。

【用法与用量】9～15g。

【贮藏】置干燥处。

密蒙花

mì méng huā

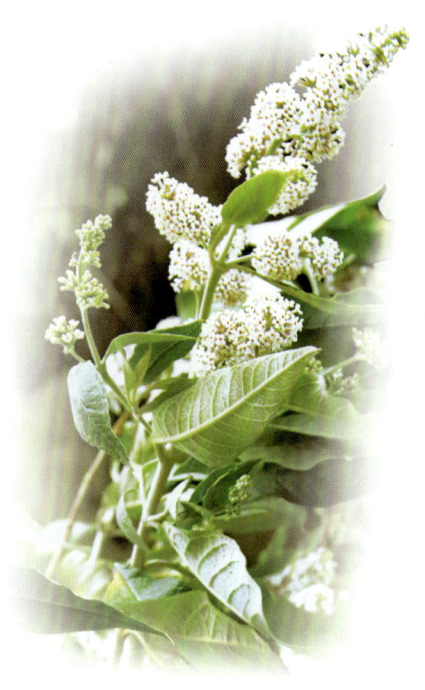

清热泻火去肝火，
目赤肿痛好效果。
养肝明目治目暗，
退翳能治眼翳膜，
视物昏花渐消除。

本品为马钱科植物密蒙花的干燥花蕾和花序。春季花未开放时采收，除去杂质，干燥。

【性味与归经】甘，微寒。归肝经。
【功能与主治】清热泻火，养肝明目，退翳。用于目赤肿痛，多泪羞明，目生翳膜，肝虚目暗，视物昏花。
【用法与用量】3～9g。
【贮藏】置通风干燥处，防潮。

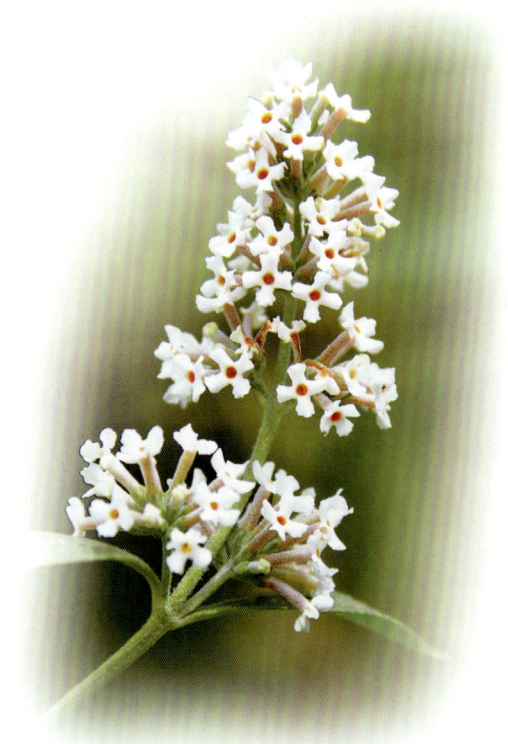

谷精草 gǔ jīng cǎo

疏散风热又明目,
目赤肿痛服之舒。
眼生翳膜渐消退,
风热头痛配薄荷。

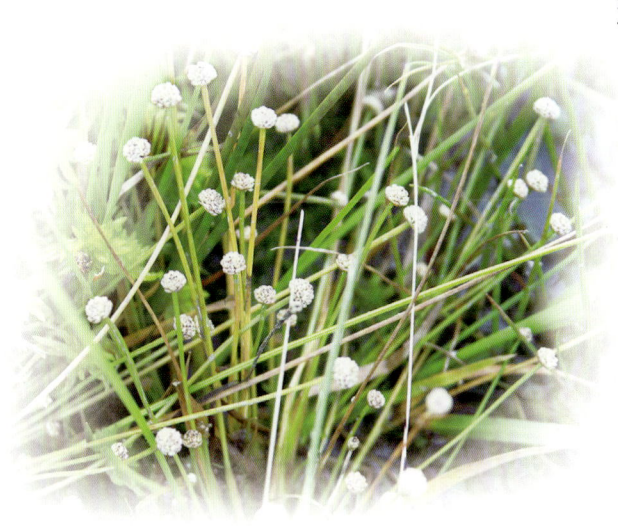

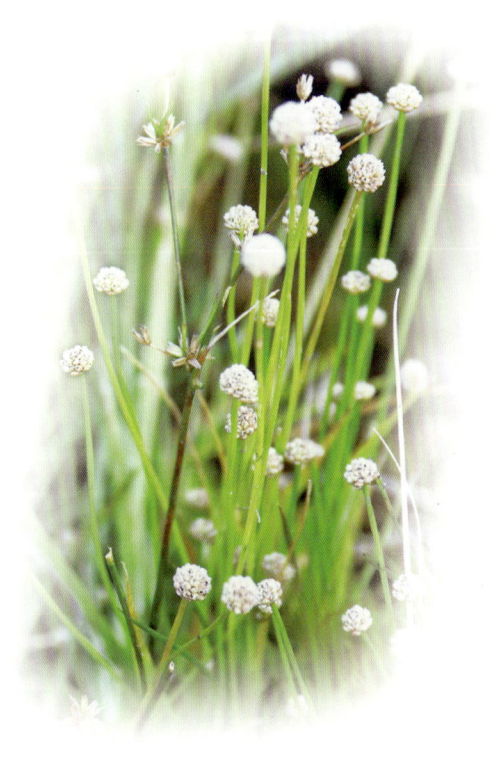

本品为谷精草科植物谷精草的干燥带花茎的头状花序。秋季采收,将花序连同花茎拔出,晒干。

【性味与归经】辛、甘,平。归肝、肺经。

【功能与主治】疏散风热,明目退翳。用于风热目赤,肿痛羞明,眼生翳膜,风热头痛。

【用法与用量】5～10g。

【贮藏】置通风干燥处。

青葙子
qīng xiāng zǐ

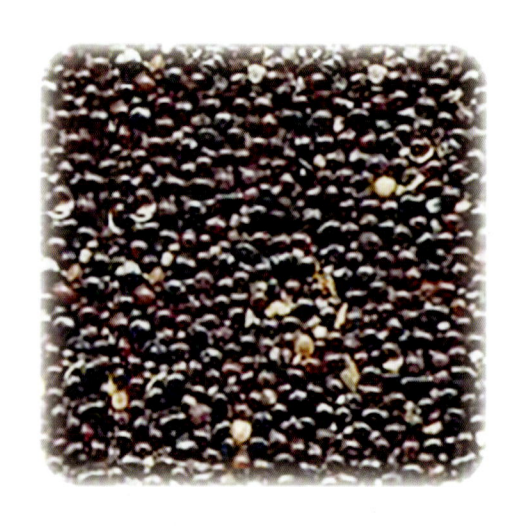

清肝泻火又明目，
肝火头痛眩晕除。
目赤肿痛生翳膜，
瞳仁扩大不宜服。

本品为苋科植物青葙的干燥成熟种子。秋季果实成熟时采割植株或摘取果穗，晒干，收集种子，除去杂质。

【性味与归经】苦，微寒。归肝经。

【功能与主治】清肝泻火，明目退翳。用于肝热目赤，目生翳膜，视物昏花，肝火眩晕。

【用法与用量】9～15g。

【注意】本品有扩散瞳孔作用，青光眼患者禁用。

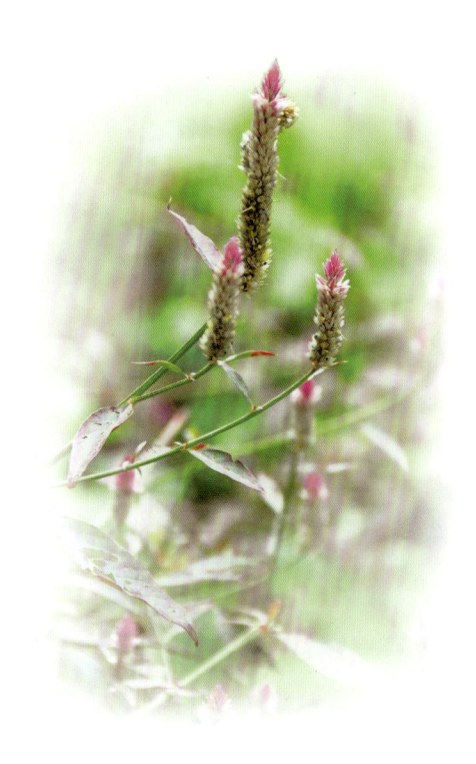

【贮藏】置干燥处。

huáng qín
黄芩

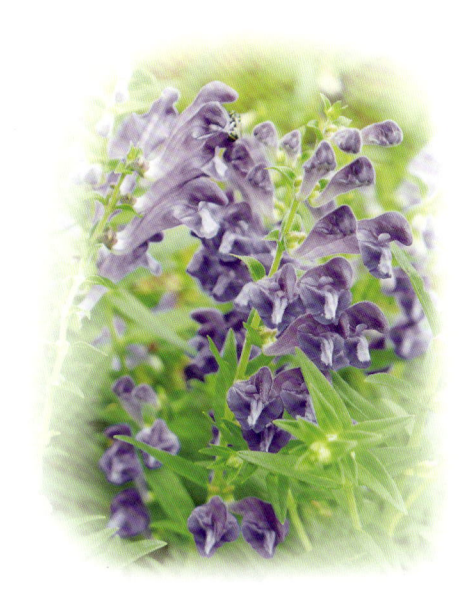

清热燥湿泻火毒，
湿温暑湿湿热愁。
胸闷呕恶且泻痢，
肺热咳嗽黄痰除。
高热烦渴与疮毒，
止血安胎高一筹。
吐衄胎动服之瘥，
食少便溏不宜服。

本品为唇形科植物黄芩的干燥根。春、秋二季采挖，除去须根和泥沙，晒后撞去粗皮，晒干。

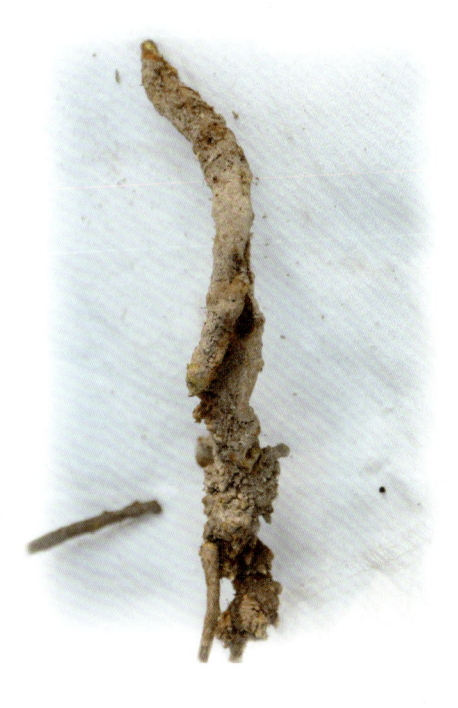

【性味与归经】苦，寒。归肺、胆、脾、胃、大肠、小肠经。

【功能与主治】清热燥湿，泻火解毒，止血，安胎。用于湿温、暑湿，胸闷呕恶，湿热痞满，泻痢，黄疸，肺热咳嗽，高热烦渴，血热吐衄，痈肿疮毒，胎动不安。

【用法与用量】3～10g。

【贮藏】置通风干燥处，防潮。

第二节 清热燥湿药（7种）

黄连 huáng lián

清热燥湿效突出，泻火解毒应首选。
高热神昏热盛证，黄连解毒汤卓越。
肝火犯胃左金丸，湿热泻痢香连丸。
降糖降脂降血压，一药多效难超越。
老年痴呆多动症，调节心神效突出。
更年症状渐渐消，螺旋杆菌能杀绝。

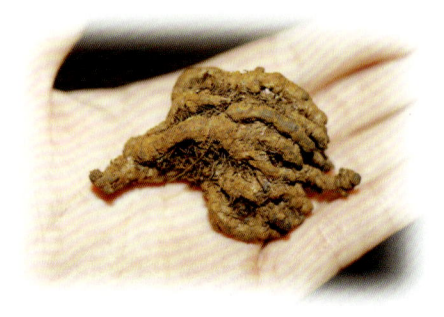

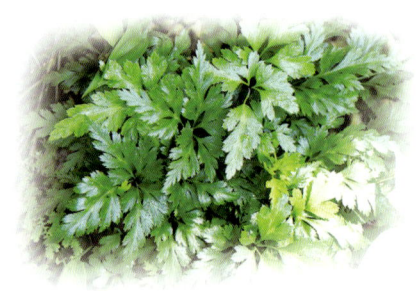

本品为毛茛科植物黄连、三角叶黄连或云连的干燥根茎。以上三种分别习称"味连""雅连""云连"。秋季采挖，除去须根和泥沙，干燥，撞去残留须根。

【性味与归经】苦，寒。归心、脾、胃、肝、胆、大肠经。

【功能与主治】清热燥湿，泻火解毒。用于湿热痞满，呕吐吞酸，泻痢，黄疸，高热神昏，心火亢盛，心烦不寐，心悸不宁，血热吐衄，目赤，牙痛，消渴，痈肿疔疮；外治湿疹，湿疮，耳道流脓。酒黄连善清上焦火热。用于目赤，口疮。姜黄连清胃和胃止呕。用于寒热互结，湿热中阻，痞满呕吐。萸黄连舒肝和胃止呕。用于肝胃不和，呕吐吞酸。

【用法与用量】2～5g。外用适量。

【贮藏】置通风干燥处。

黄柏 huáng bò

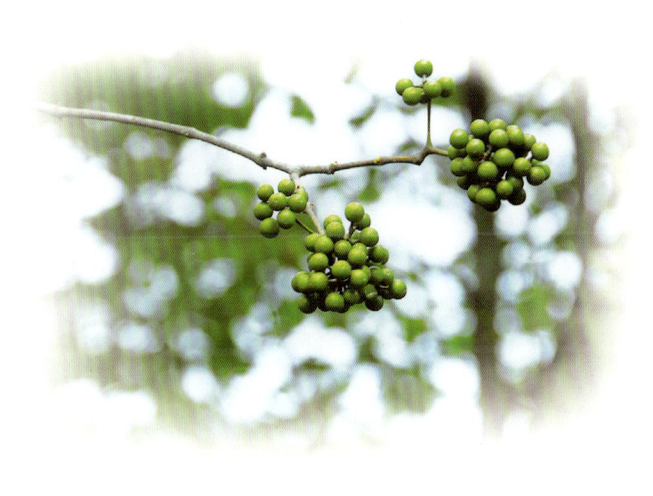

清热燥湿治泻痢，
黄疸尿赤软无力。
泻火除蒸治劳热，
盗汗遗精更得力。
解毒疗疮治疮疡，
湿疹湿疮白蔹藜。
阴虚火旺又盗汗，
盐制黄柏更适宜。

本品为芸香科植物黄皮树的干燥树皮。习称"川黄柏"。剥取树皮后，除去粗皮，晒干。

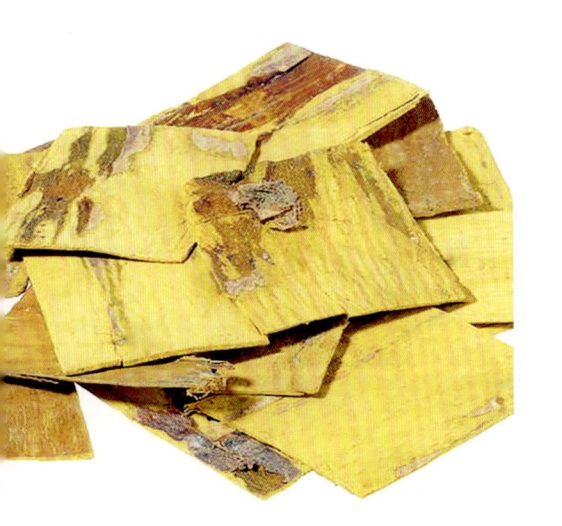

【性味与归经】苦，寒。归膀胱经。

【功能与主治】清热燥湿，泻火除蒸，解毒疗疮。用于湿热泻痢，黄疸尿赤，带下阴痒，热淋涩痛，脚气痿躄，骨蒸劳热，盗汗，遗精，疮疡肿毒，湿疹湿疮。盐黄柏滋阴降火。用于阴虚火旺，盗汗骨蒸。

【用法与用量】3～12g。外用适量。

【贮藏】置通风干燥处，防潮。

龙胆 lóng dǎn

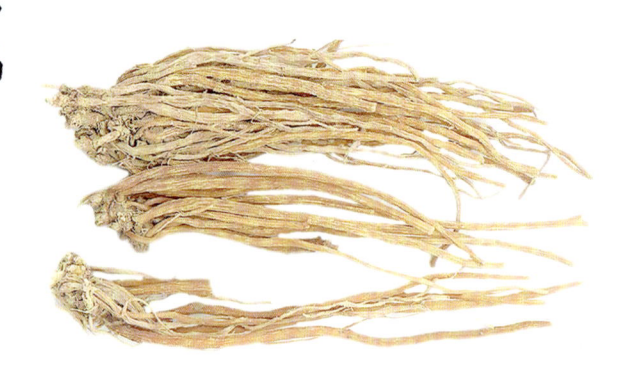

清热燥湿力量大，
下焦湿热效尤佳。
黄疸阴肿又阴痒，
湿疹瘙痒常用它。
泻肝胆火胁痛瘥，
目赤耳鸣配菊花。
龙胆泻肝为名方，
脾胃虚寒不用它。

本品为龙胆科植物条叶龙胆、龙胆、三花龙胆或坚龙胆的干燥根和根茎。前三种习称"龙胆"，后一种习称"坚龙胆"。春、秋二季采挖，洗净，干燥。

【性味与归经】苦，寒。归肝、胆经。

【功能与主治】清热燥湿，泻肝胆火。用于湿热黄疸，阴肿阴痒，带下，湿疹瘙痒，肝火目赤，耳鸣耳聋，胁痛口苦，强中，惊风抽搐。

【用法与用量】3～6g。

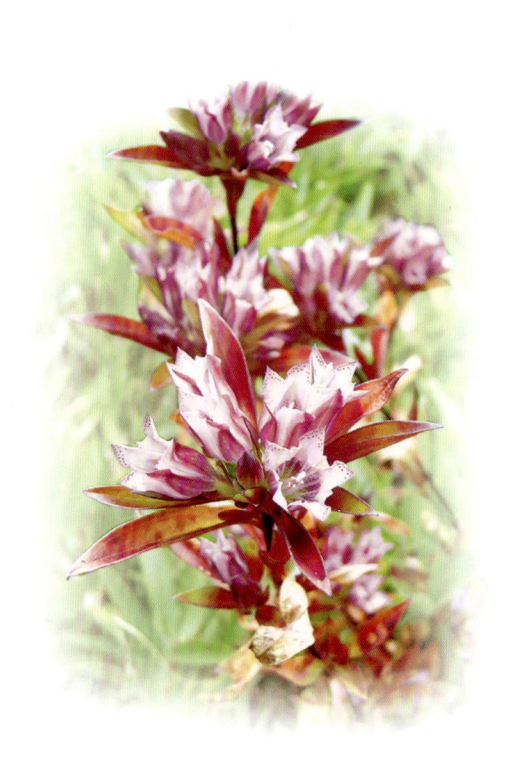

【贮藏】置干燥处。

秦皮 (qín pí)

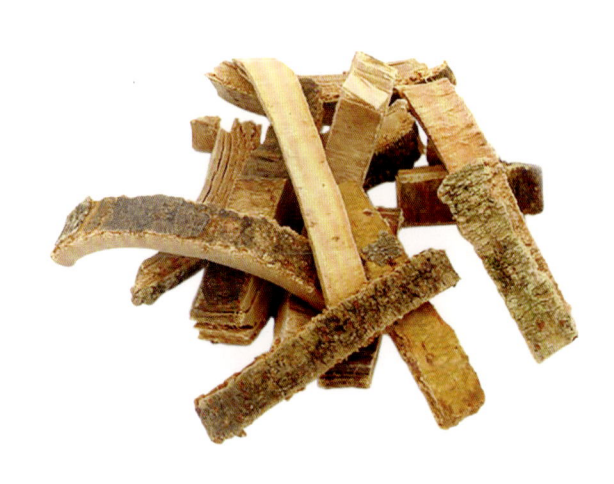

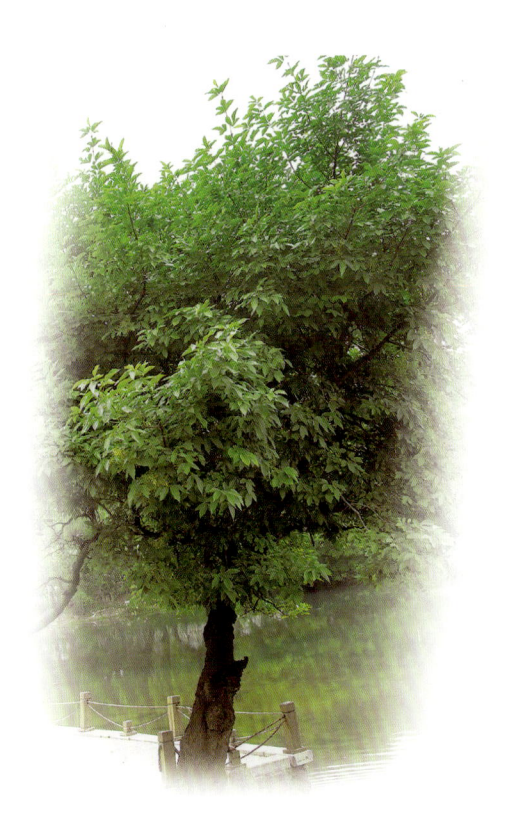

清热燥湿止痢好，
湿热泻痢效可靠。
收涩止带治带下，
赤白带下功效高。
明目退翳功效妙，
目赤肿痛也有效。

本品为木犀科植物苦枥白蜡树、白蜡树、尖叶白蜡树或宿柱白蜡树的干燥枝皮或干皮。春、秋二季剥取，晒干。

【性味与归经】苦、涩，寒。归肝、胆、大肠经。

【功能与主治】清热燥湿，收涩止痢，止带，明目。用于湿热泻痢，赤白带下，目赤肿痛，目生翳膜。

【用法与用量】6～12g。外用适量，煎洗患处。

【贮藏】置通风干燥处。

苦参 kǔ shēn

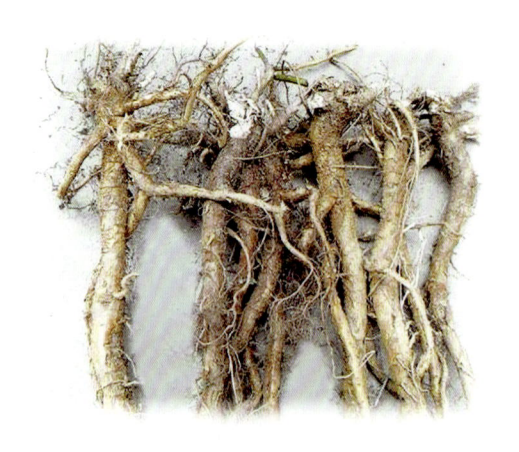

清热燥湿治热痢，
黄疸尿闭尿淋漓。
杀虫利尿治带下，
皮肤瘙痒能平息。

本品为豆科植物苦参的干燥根。春、秋二季采挖，除去根头和小支根，洗净，干燥，或趁鲜切片，干燥。

【性味与归经】苦，寒。归心、肝、胃、大肠、膀胱经。

【功能与主治】清热燥湿，杀虫，利尿。用于热痢，便血，黄疸尿闭，赤白带下，阴肿阴痒，湿疹，湿疮，皮肤瘙痒，疥癣麻风；外治滴虫性阴道炎。

【用法与用量】4.5～9g。外用适量，煎汤洗患处。

【注意】不宜与藜芦同用。

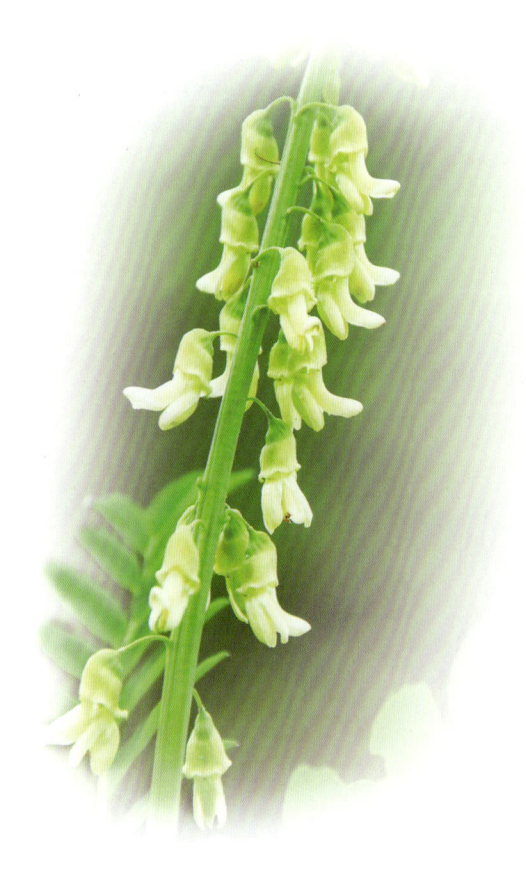

【贮藏】置干燥处。

白鲜皮
bái xiān pí

皮科要药白鲜皮,
清热燥湿祛风邪。
湿疹风疹瘙痒息,
善清疮毒脓淋漓。
内服外洗能合力,
脾胃虚寒不入剂。

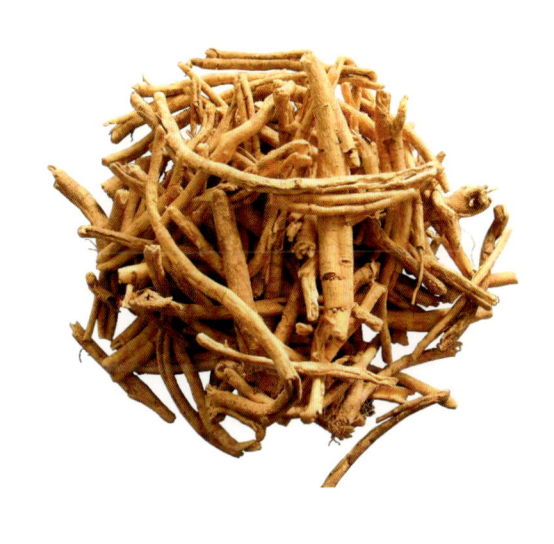

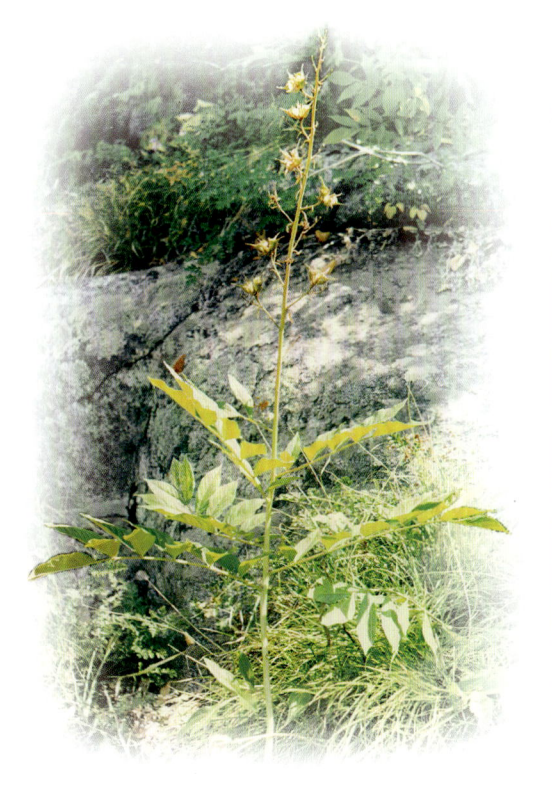

本品为芸香科植物白鲜的干燥根皮。春、秋二季采挖根部,除去泥沙和粗皮,剥取根皮,干燥。

【性味与归经】苦,寒。归脾、胃、膀胱经。

【功能与主治】清热燥湿,祛风解毒。用于湿热疮毒,黄水淋漓,湿疹,风疹,疥癣疮癞,风湿热痹,黄疸尿赤。

【用法与用量】5～10g。外用适量,煎汤洗或研粉敷。

【贮藏】置通风干燥处。

第三节 清热解毒药（23种）

金银花 jīn yín huā

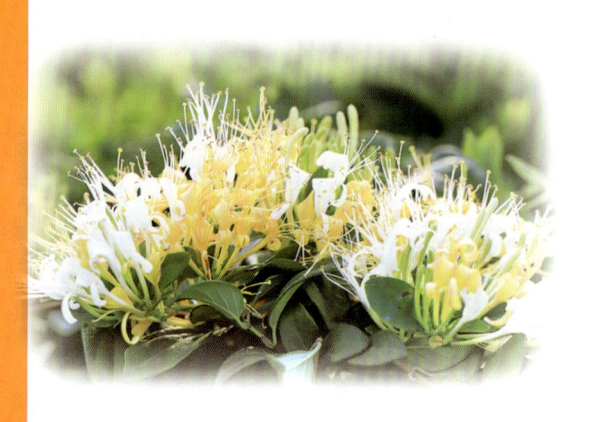

清热解毒金银花，
药食两用人人夸。
疏散风热治感冒，
温病初起退烧佳。
金银花与山银花，
功能主治也相当。
价廉物美山银花，
南方多省来当家。

本品为忍冬科植物忍冬的干燥花蕾或带初开的花。夏初花开放前采收，干燥。

【性味与归经】甘，寒。归肺、心、胃经。
【功能与主治】清热解毒，疏散风热。用于痈肿疔疮，喉痹，丹毒，热毒血痢，风热感冒，温病发热。
【用法与用量】6~15g。
【贮藏】置阴凉干燥处，防潮，防蛀。

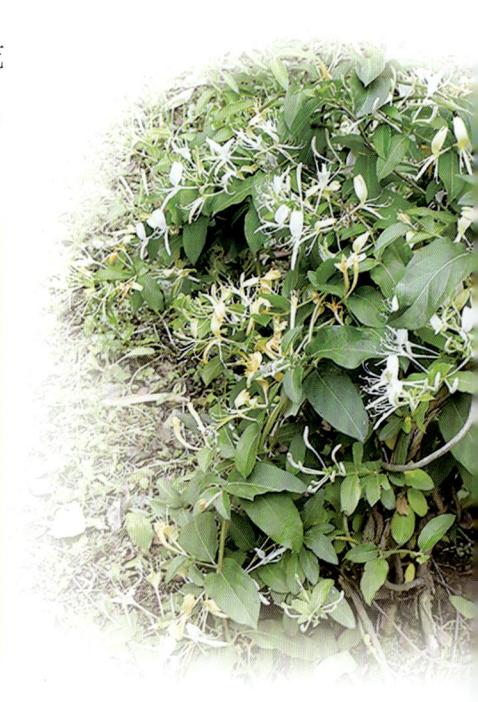

连翘
lián qiào

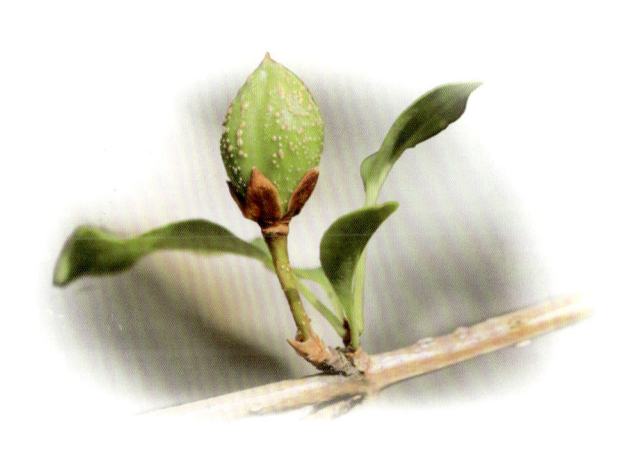

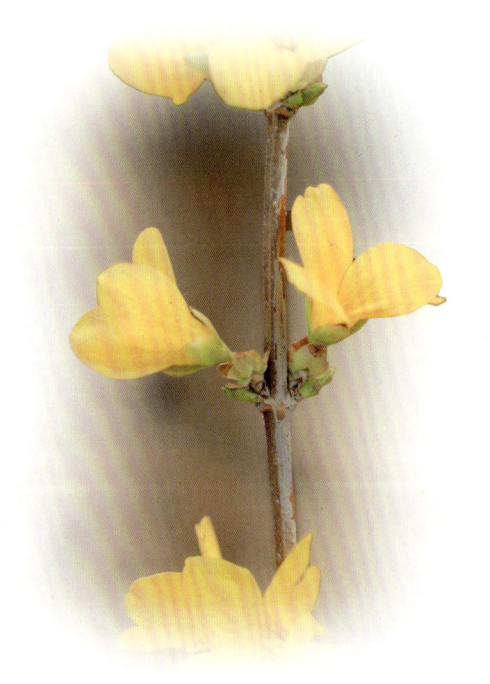

清热解毒肿结散，
痈疽疮疡疗效好。
疏散风热治感冒，
温病初起银翘散。
温热入营先心烦，
高热神昏且发斑，
清营汤中也用它。

本品为木犀科植物连翘的干燥果实。秋季果实初熟尚带绿色时采收，除去杂质，蒸熟，晒干，习称"青翘"；果实熟透时采收，晒干，除去杂质，习称"老翘"。

【性味与归经】苦，微寒。归肺、心、小肠经。

【功能与主治】清热解毒，消肿散结，疏散风热。用于痈疽，瘰疬，乳痈，丹毒，风热感冒，温病初起，温热入营，高热烦渴，神昏发斑，热淋涩痛。

【用法与用量】6～15g。

【贮藏】置干燥处。

穿心莲
chuān xīn lián

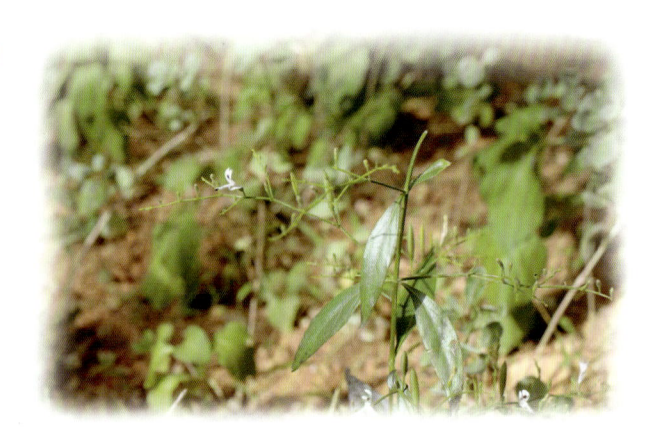

清热解毒消痈肿，
感冒发热咽喉疼。
痰热壅肺舌生疮，
顿咳劳嗽渐无踪。
凉血消肿又燥湿，
善治泻痢尿涩痛。

本品为爵床科植物穿心莲的干燥地上部分。秋初茎叶茂盛时采割，晒干。

【性味与归经】苦，寒。归心、肺、大肠、膀胱经。

【功能与主治】清热解毒，凉血，消肿。用于感冒发热，咽喉肿痛，口舌生疮，顿咳劳嗽，泄泻痢疾，热淋涩痛，痈肿疮疡，蛇虫咬伤。

【用法与用量】6～9g。外用适量。

【贮藏】置干燥处。

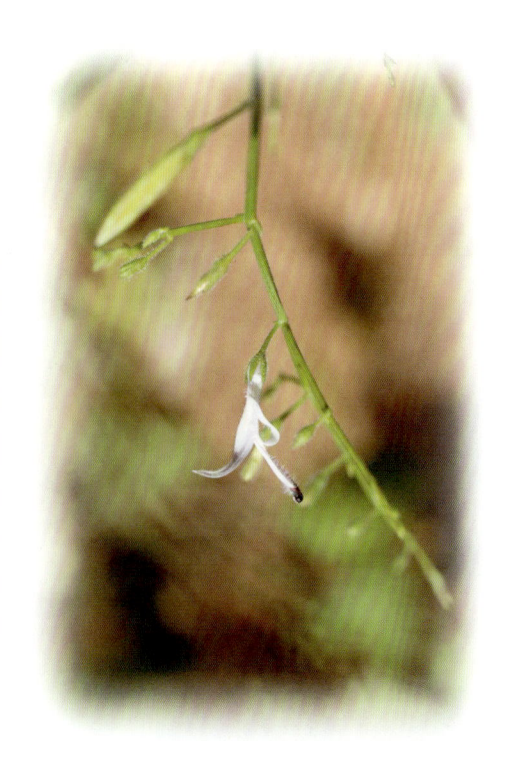

大青叶
<small>dà qīng yè</small>

清热解毒凉血药，
温病高热又发斑。
感冒肝炎腮腺炎，
病毒疾病有良效。

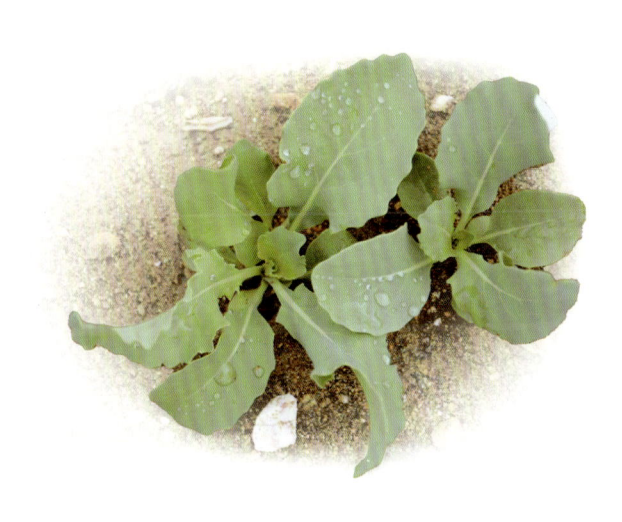

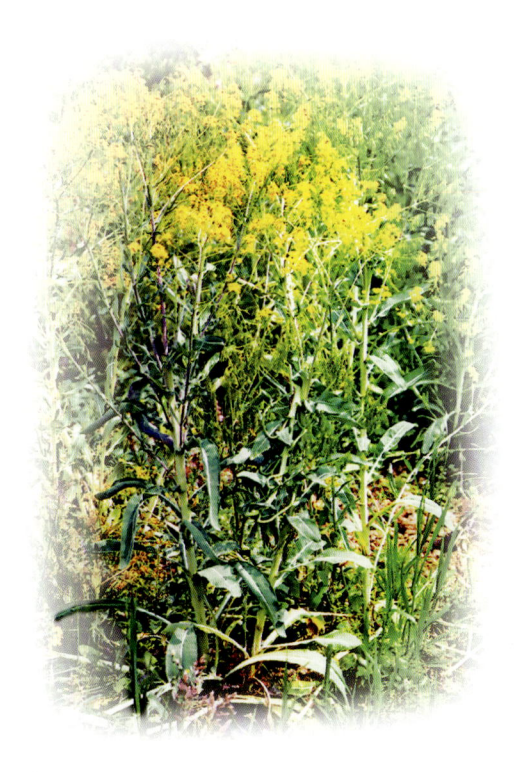

本品为十字花科植物菘蓝的干燥叶。夏、秋二季分2～3次采收，除去杂质，晒干。

【性味与归经】苦，寒。归心、胃经。

【功能与主治】清热解毒，凉血消斑。用于温病高热，神昏，发斑发疹，痄腮，喉痹，丹毒，痈肿。

【用法与用量】9～15g。

【贮藏】置通风干燥处，防霉。

板蓝根 bǎn lán gēn

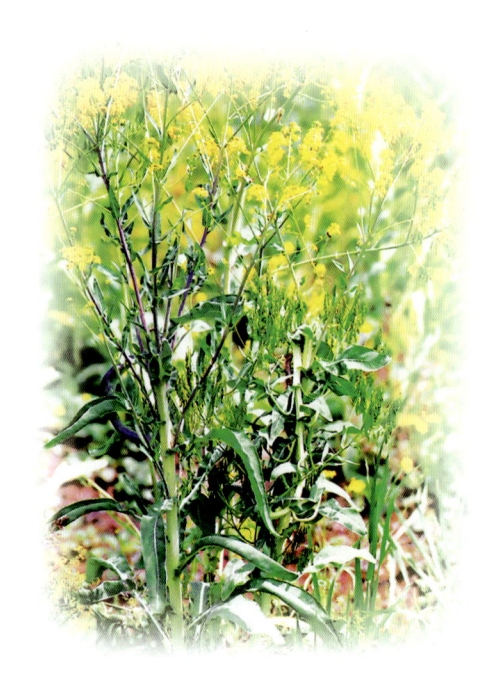

清热解毒凉血药，
温病高热又发斑。
流感乙脑及肝炎，
病毒疾病有良效。
利咽善治咽喉炎，
脾胃虚寒不用它。

本品为十字花科植物菘蓝的干燥根。秋季采挖，除去泥沙，晒干。

【性味与归经】苦，寒。归心、胃经。

【功能与主治】清热解毒，凉血利咽。用于温疫时毒，发热咽痛，温毒发斑，痄腮，烂喉丹痧，大头瘟，丹毒，痈肿。

【用法与用量】9～15g。

【贮藏】置干燥处，防霉，防蛀。

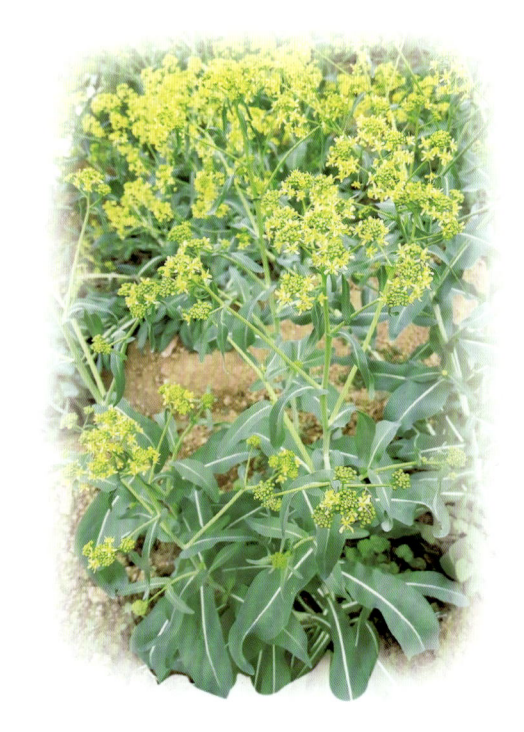

蒲公英 pú gōng yīng

清热解毒治疮疡,
消肿散结乳腺炎。
肺痈肠痈服之宜,
利尿通淋膀胱炎。
内服外敷效更良,
体虚阴疽不适宜。

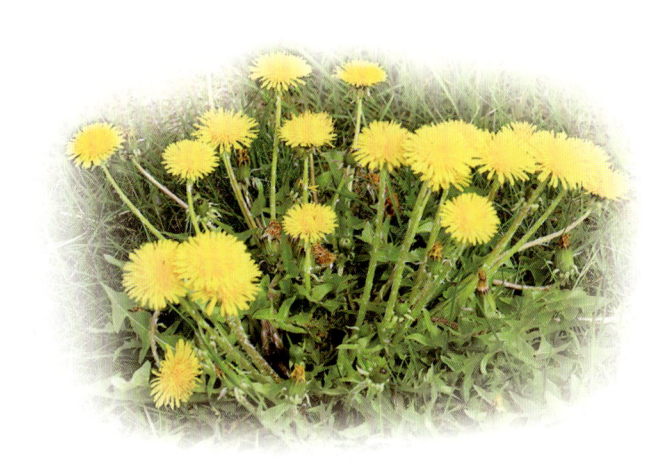

本品为菊科植物蒲公英、碱地蒲公英或同属数种植物的干燥全草。春至秋季花初开时采挖,除去杂质,洗净,晒干。

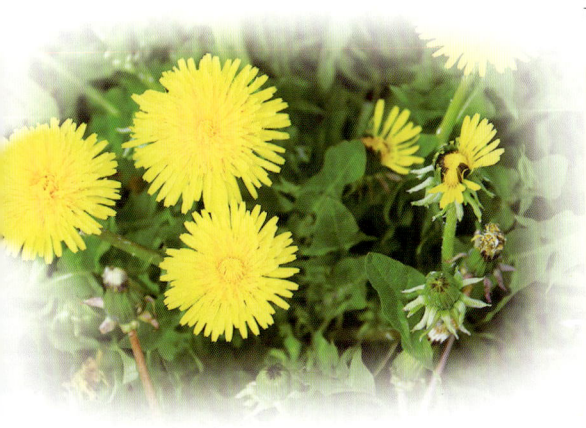

【性味与归经】苦、甘,寒。归肝、胃经。

【功能与主治】清热解毒,消肿散结,利尿通淋。用于疔疮肿毒,乳痈,瘰疬,目赤,咽痛,肺痈,肠痈,湿热黄疸,热淋涩痛。

【用法与用量】10~15g。

【贮藏】置通风干燥处,防潮,防蛀。

重楼 chóng lóu

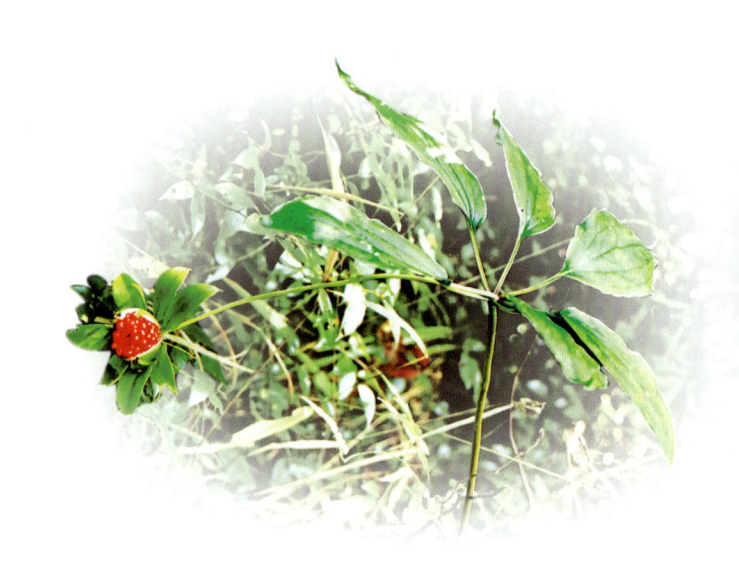

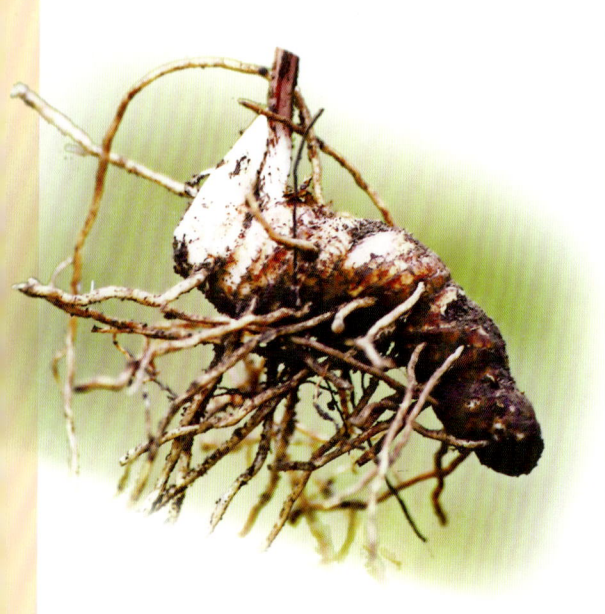

清热解毒又消肿，
善治疔疮咽喉痛。
凉肝定惊治抽搐，
跌扑伤痛易见功。
药性苦寒有小毒，
虚寒孕妇均忌用。

本品为百合科植物云南重楼或七叶一枝花的干燥根茎。秋季采挖，除去须根，洗净，晒干。

【性味与归经】苦，微寒。有小毒。归肝经。

【功能与主治】清热解毒，消肿止痛，凉肝定惊。用于疔疮痈肿，咽喉肿痛，蛇虫咬伤，跌扑伤痛，惊风抽搐。

【用法与用量】3～9g。外用适量，研末调敷。

【贮藏】置通风干燥处，防蛀。

土茯苓
tǔ fú líng

解毒除湿治湿毒，
梅毒汞毒棉酚毒。
通利关节肢体爽，
湿热淋浊带下除。

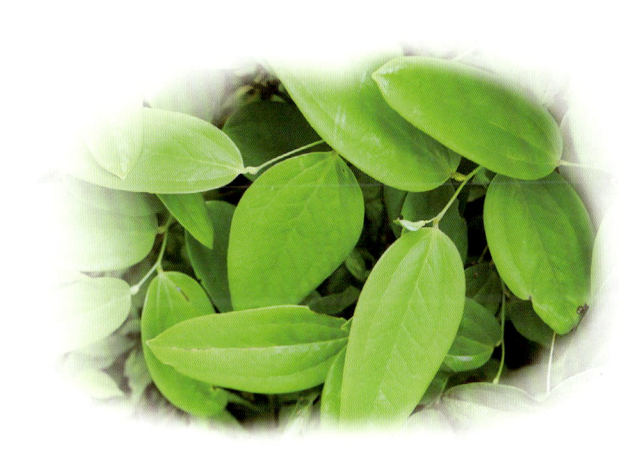

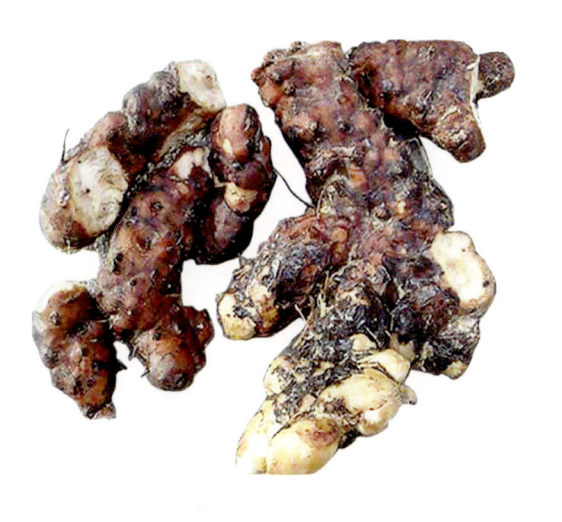

本品为百合科植物光叶菝葜的干燥根茎。夏、秋二季采挖，除去须根，洗净，干燥；或趁鲜切成薄片，干燥。

【性味与归经】甘、淡，平。归肝、胃经。

【功能与主治】解毒，除湿，通利关节。用于梅毒及汞中毒所致的肢体拘挛，筋骨疼痛；湿热淋浊，带下，痈肿，瘰疬，疥癣。

【用法与用量】15～60g。

【贮藏】置通风干燥处。

鱼腥草
yú xīng cǎo

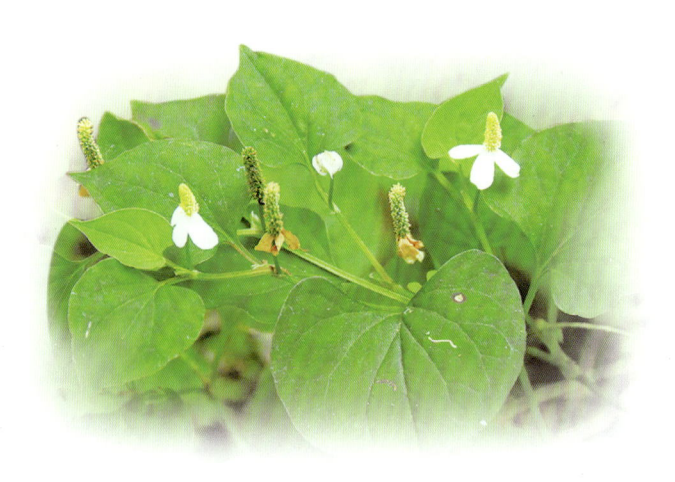

清热解毒治疮疡，
内服外敷效更强。
消痈排脓肺脓疡，
咳吐脓血效尤良。
利尿通淋治淋沥，
虚寒体质不适宜。

本品为三白草科植物蕺菜的新鲜全草或干燥地上部分。鲜品全年均可采割；干品夏季茎叶茂盛花穗多时采割，除去杂质，晒干。

【性味与归经】辛，微寒。归肺经。

【功能与主治】清热解毒，消痈排脓，利尿通淋。用于肺痈吐脓，痰热喘咳，热痢，热淋，痈肿疮毒。

【用法与用量】15～25g，不宜久煎；鲜品用量加倍，水煎或捣汁服。外用适量，捣敷或煎汤熏洗患处。

【贮藏】干鱼腥草置干燥处，鲜鱼腥草置阴凉潮湿处。

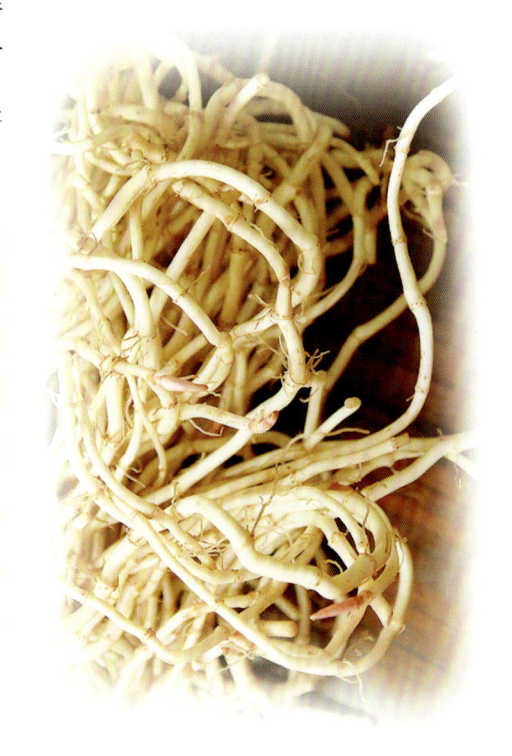

金荠麦
jīn qiáo mài

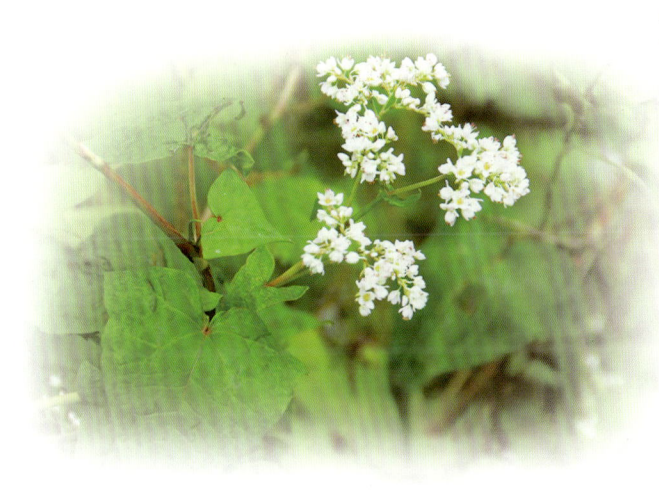

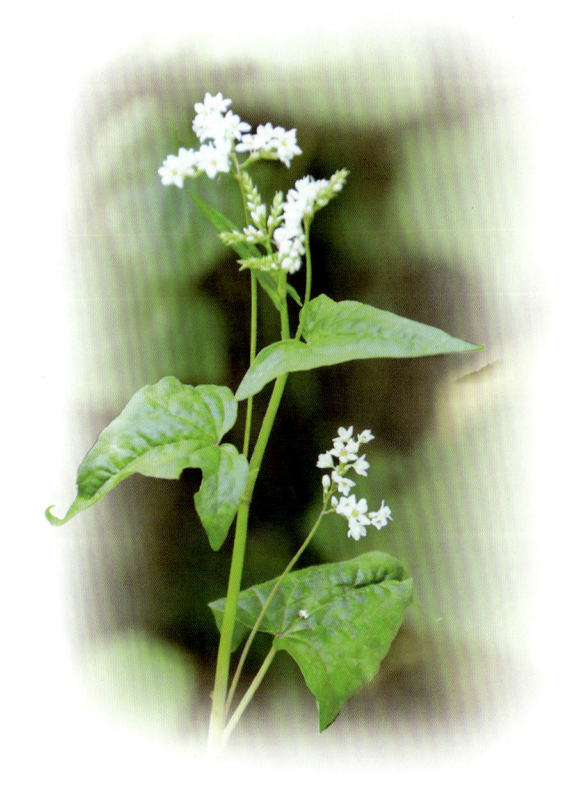

清热解毒善消痈，
排脓祛瘀能止痛。
肺痈吐脓胸胁疼，
肺热喘咳痰黄浓。
咽喉肿痛皆可用，
密闭酒炖效更宏。

本品为蓼科植物金荞麦的干燥根茎。冬季采挖，除去茎和须根，洗净，晒干。

【性味与归经】微辛、涩，凉。归肺经。

【功能与主治】清热解毒，排脓祛瘀。用于肺痈吐脓，肺热喘咳，乳蛾肿痛。

【用法与用量】15～45g，用水或黄酒隔水密闭炖服。

【贮藏】置干燥处，防霉，防蛀。

败酱草

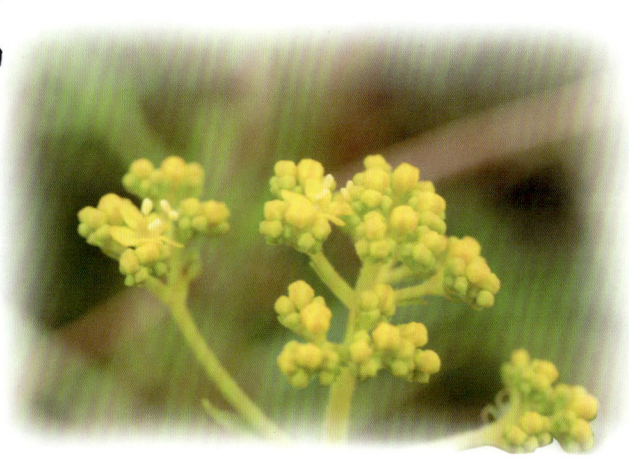

败酱气味难依从，
临床疗效却出众。
清热解毒消痈肿，
肺痈乳痈与肠痈。
产后瘀滞腹疼痛，
脾虚孕妇均忌用。

本品为败酱科植物黄花败酱或白花败酱的干燥全草。

【性味与归经】辛、苦，凉。入肝、胃、大肠经。
【功能与主治】清热解毒，祛瘀排脓。肠痈，肺痈，痢疾，产后瘀血腹痛，痈肿疔疮。
【用法与用量】6～15g。
【贮藏】置阴凉干燥处。

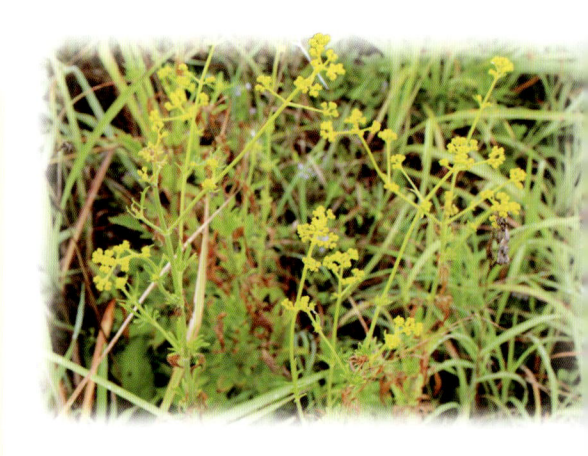

射干
shè gàn

清热解毒又利咽，
咽喉肿痛效可信。
消痰利咽咽喉爽，
痰涎壅盛喘咳宁。

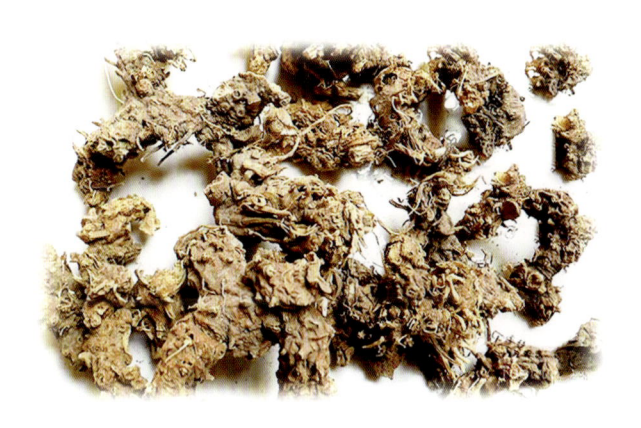

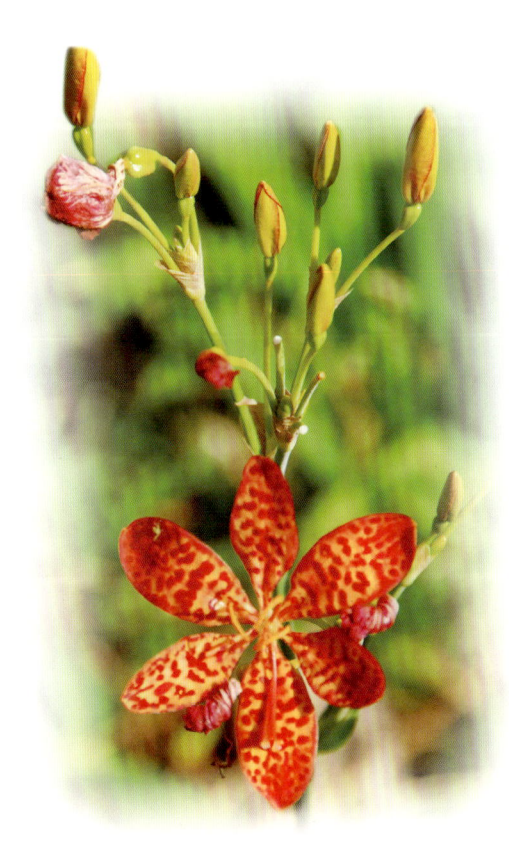

本品为鸢尾科植物射干的干燥根茎。春初刚发芽或秋末茎叶枯萎时采挖，除去须根和泥沙，干燥。

【性味与归经】苦，寒。归肺经。
【功能与主治】清热解毒，消痰，利咽。用于热毒痰火郁结，咽喉肿痛，痰涎壅盛，咳嗽气喘。
【用法与用量】3～10g。
【贮藏】置干燥处。

山豆根
shān dòu gēn

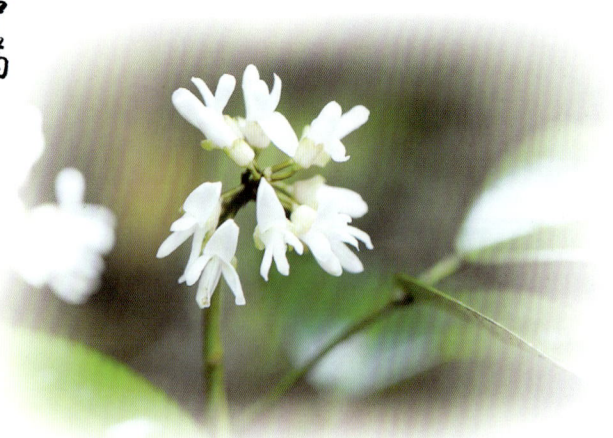

清热解毒且消肿，
利咽能使咽喉爽。
火毒蕴结渐渐消，
齿龈肿消不疼痛。
药性苦寒且有毒，
儿童孕妇要严控。

本品为豆科植物越南槐的干燥根和根茎。秋季采挖，除去杂质，洗净，干燥。

【性味与归经】苦，寒；有毒。归肺、胃经。

【功能与主治】清热解毒，消肿利咽。用于火毒蕴结，乳蛾喉痹，咽喉肿痛，齿龈肿痛，口舌生疮。

【用法与用量】3～6g。

【贮藏】置干燥处。

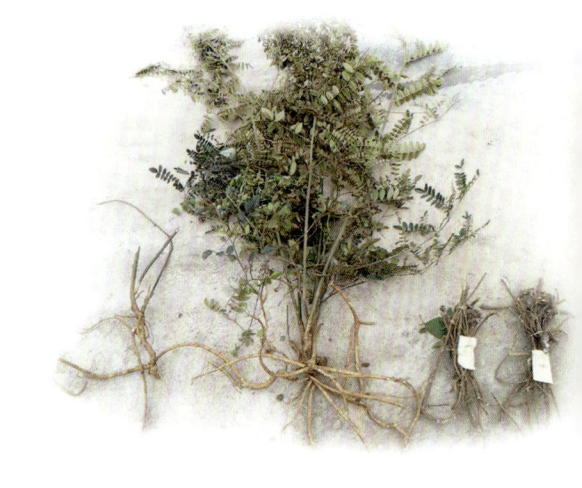

马勃
mǎ bó

清热利咽治咽痛，
音哑咳嗽效出众。
凉血止血治鼻衄，
外治鼻衄好依从。

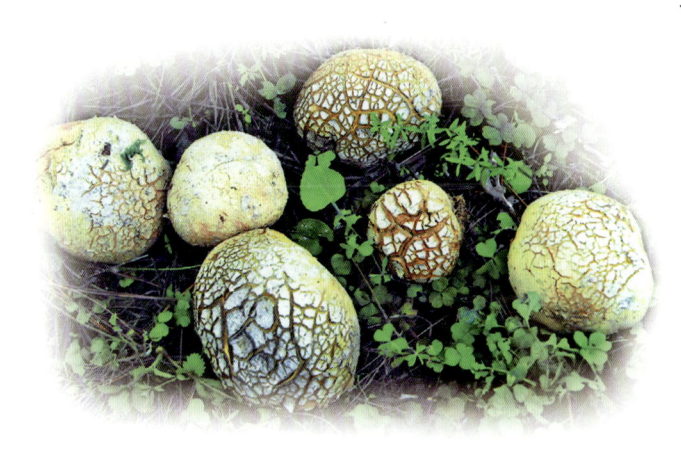

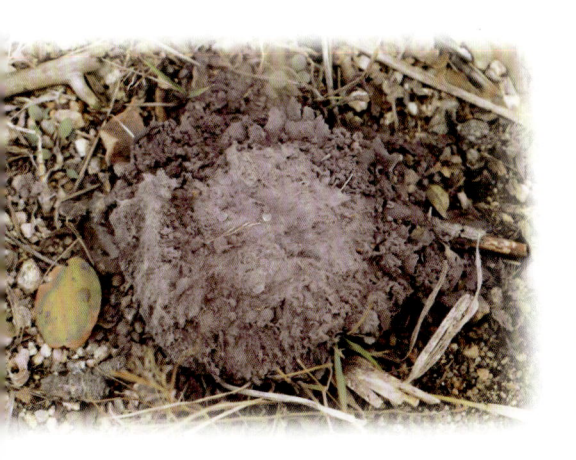

本品为灰包科真菌脱皮马勃、大马勃或紫色马勃的干燥子实体。夏、秋二季子实体成熟时及时采收，除去泥沙，干燥。

【性味与归经】辛，平。归肺经。
【功能与主治】清肺利咽，止血。用于风热郁肺咽痛，音哑，咳嗽；外治鼻衄，创伤出血。
【用法与用量】2～6g。外用适量，敷患处。
【贮藏】置干燥处，防尘。

白头翁 bái tóu wēng

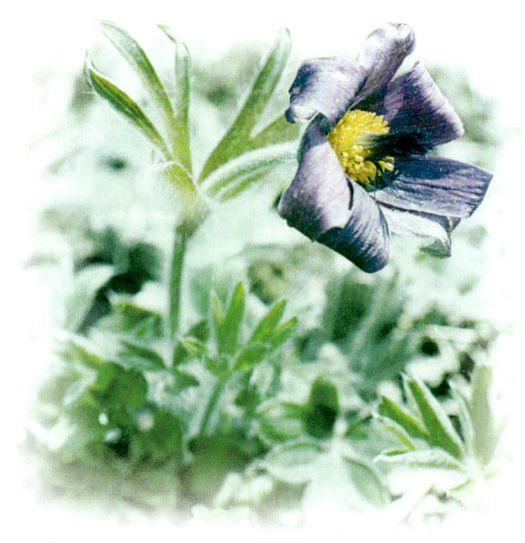

清热解毒又凉血，
热毒血痢应首选。
阴痒带下属湿热，
内服外洗效突出。
白头翁汤为名方，
热毒血痢效卓越。

本品为毛茛科植物白头翁的干燥根。春、秋二季采挖，除去泥沙，干燥。

【性味与归经】苦，寒。归肠经。
【功能与主治】清热解毒，凉血止痢。用于热毒血痢，阴痒带下。
【用法与用量】9～15g。
【贮藏】置通风干燥处。

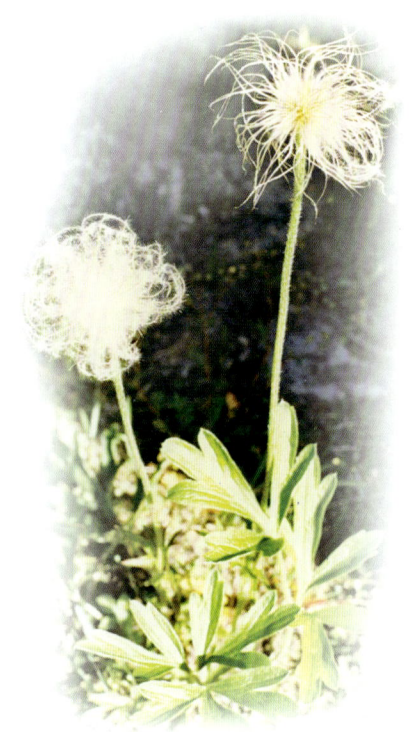

马齿苋
mǎ chǐ xiàn

清热解毒热痢休，
凉血止血治崩漏。
脾虚肠滑不能用，
收缩子宫孕妇愁。

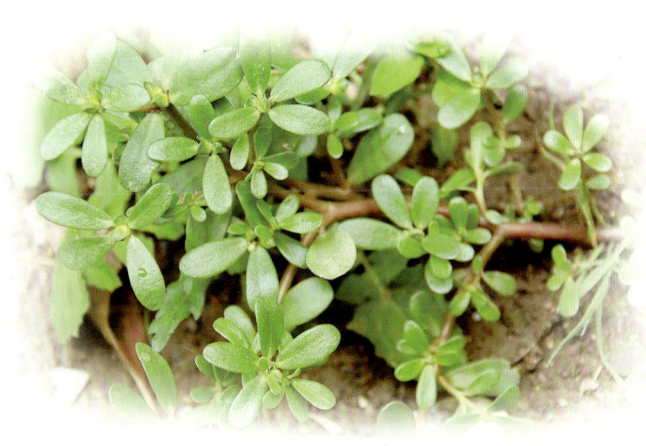

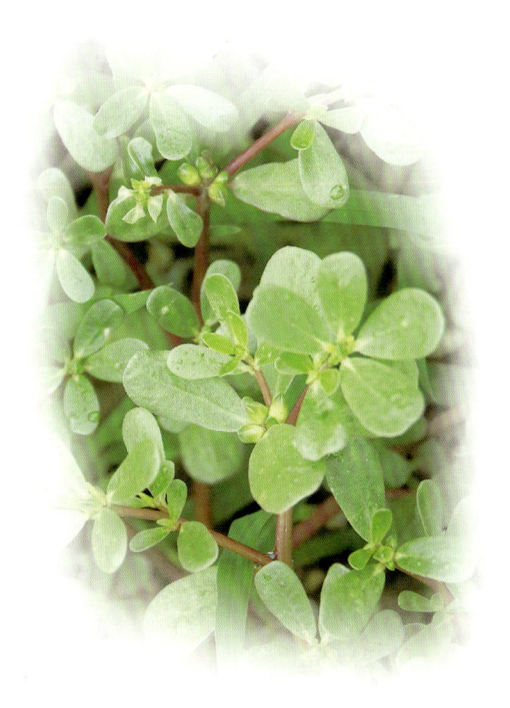

本品为马齿苋科植物马齿苋的干燥地上部分。夏、秋二季采收，除去残根和杂质，洗净，略蒸或烫后晒干。

【性味与归经】酸，寒。归肝、大肠经。

【功能与主治】清热解毒，凉血止血，止痢。用于热毒血痢，痈肿疔疮，湿疹，丹毒，蛇虫咬伤，便血，痔血，崩漏下血。

【用法与用量】9～15g。外用适量捣敷患处。

【贮藏】置通风干燥处，防潮。

半边莲
bàn biān lián

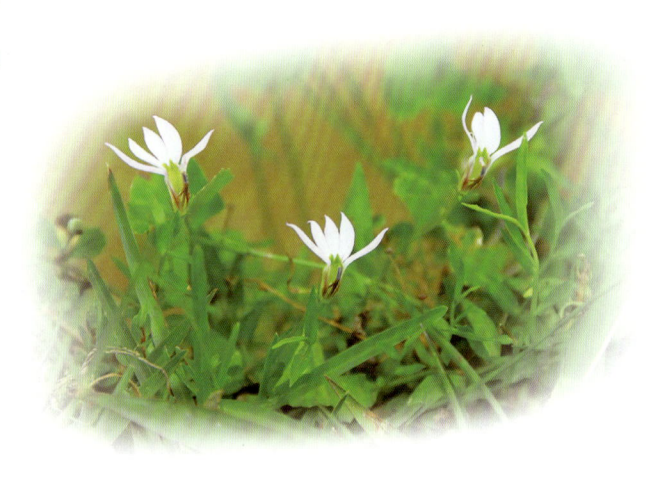

清热解毒抗肿瘤，
痈肿疔疮效一流。
蛇虫咬伤易见效，
臌胀水肿高一筹。
湿热黄疸菌除宜，
湿疹湿疮不发愁。
半边莲与半枝莲，
两者合用合潮流。

本品为桔梗科植物半边莲的干燥全草。夏季采收，除去泥沙，洗净，晒干。

【性味与归经】辛，平。归心、小肠、肺经。

【功能与主治】清热解毒，利尿消肿。用于痈肿疔疮，蛇虫咬伤，臌胀水肿，湿热黄疸，湿疹湿疮。

【用法与用量】9～15g。

【贮藏】置干燥处。

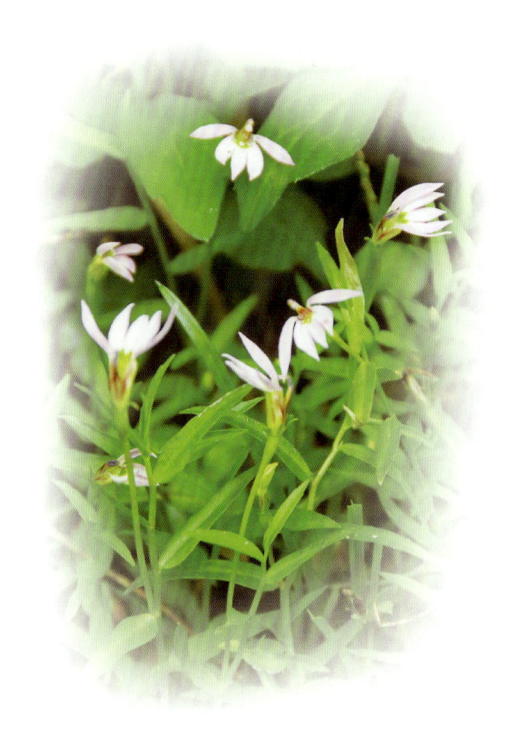

半枝莲

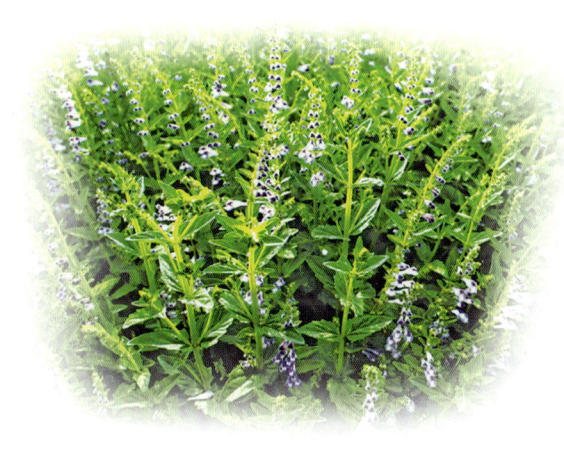

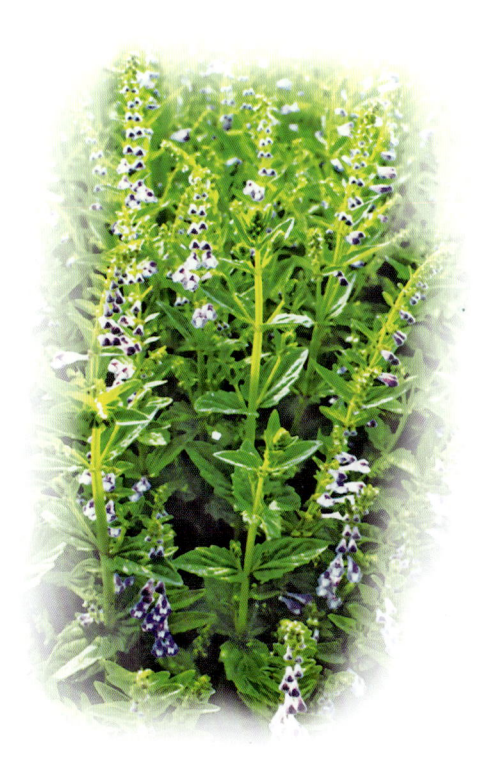

bàn zhī lián

清热解毒抗肿瘤，
痈肿疔疮效一流。
化瘀利尿治湿痛，
蛇虫咬伤不发愁。
清利湿热治黄疸，
咽喉肿痛常选用。
半枝莲与半边莲，
方中合用为主流。

本品为唇形科植物半枝莲的干燥全草。夏、秋二季茎叶茂盛时采挖，洗净，晒干。

【性味与归经】辛、苦，寒。归肺、肝、肾经。

【功能与主治】清热解毒，化瘀利尿。用于疔疮肿毒，咽喉肿痛，跌仆伤痛，水肿，黄疸，蛇虫咬伤。

【用法与用量】15～30g。

【贮藏】置干燥处。

白花蛇舌草
bái huā shé shé cǎo

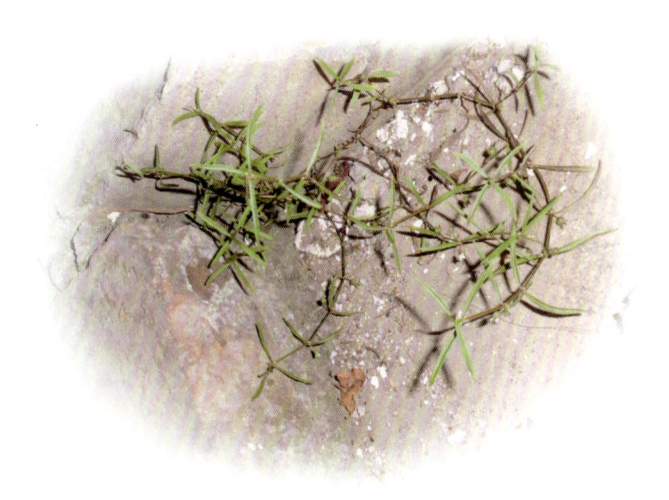

清热解毒抗肿瘤，
配合使用高一筹。
利湿通淋治涩痛，
小便淋沥效一流。
痈肿疮毒蛇咬伤，
内服外敷合潮流。

茜草科植物白花蛇舌草的干燥全草。

【性味与归经】苦、甘，寒；无毒。归心、肝、脾、大肠经。

【功能与主治】清热解毒，利湿。肺热喘咳，咽喉肿痛，肠痈，疔肿疮疡，毒蛇咬伤，热淋涩痛，湿热黄疸。

【用法与用量】15～30g。

【贮藏】置阴凉干燥处。

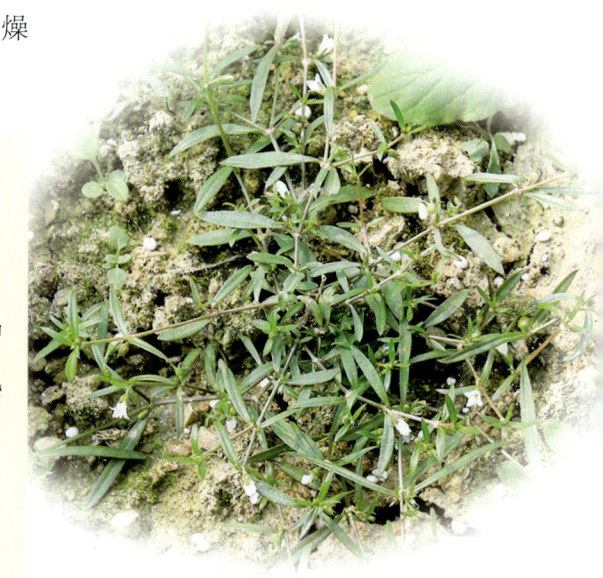

山慈菇 shān cí gū

清热解毒又止痛,
痈肿疔毒及蛇虫。
化痰散结治瘰疬,
癥瘕痞块配合用。

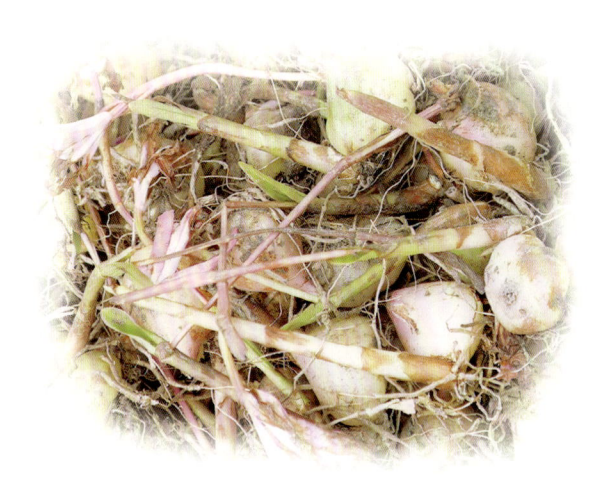

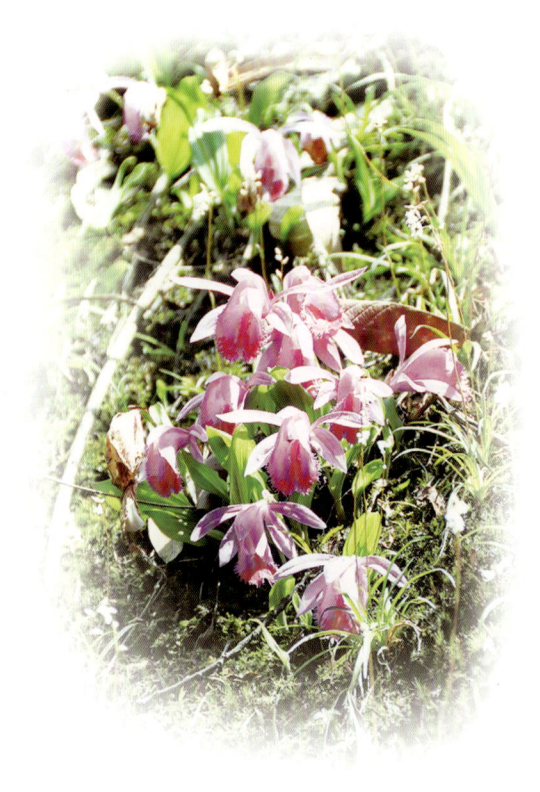

本品为兰科植物杜鹃兰、独蒜兰或云南独蒜兰的干燥假鳞茎。前者习称"毛慈菇",后二者习称"冰球子"。夏、秋二季采挖,除去地上部分及泥沙,分开大小置沸水锅中蒸煮至透心,干燥。

【性味与归经】甘、微辛,凉。归肝、脾经。

【功能与主治】清热解毒,化痰散结。用于痈肿疔毒,瘰疬痰核,蛇虫咬伤,癥瘕痞块。

【用法与用量】3～9g。外用适量。

【贮藏】置干燥处。

熊胆粉
xióng dǎn fěn

黑熊引流熊胆粉，百姓享用有缘分。
清热解毒治肿瘤，息风止痉治惊风。
清肝利胆又溶石，保肝降酶易见功。
解酒首选熊胆粉，分解酒毒效从容。
降脂降压又降糖，调节代谢保安康。

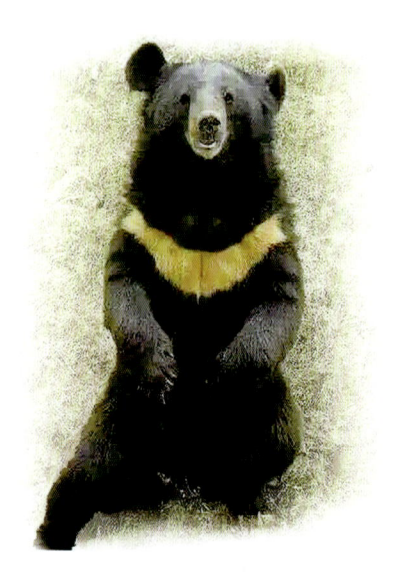

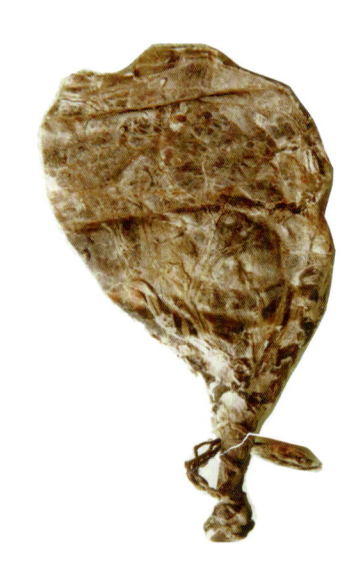

本品为熊科动物黑熊经胆囊手术引流胆汁而得的干燥品。

【性味与归经】苦，寒。归肝、胆、心经。
【功能与主治】清热，平肝，明目。用于惊风抽搐，咽喉肿痛。
【用法与用量】0.3～0.6g。
【贮藏】密封、避光、置阴凉干燥处。

白蔹 bái liǎn

清热解毒又散结，
疮疡疔毒效易见。
敛疮生肌防皲裂，
水火烫伤敷之宜。

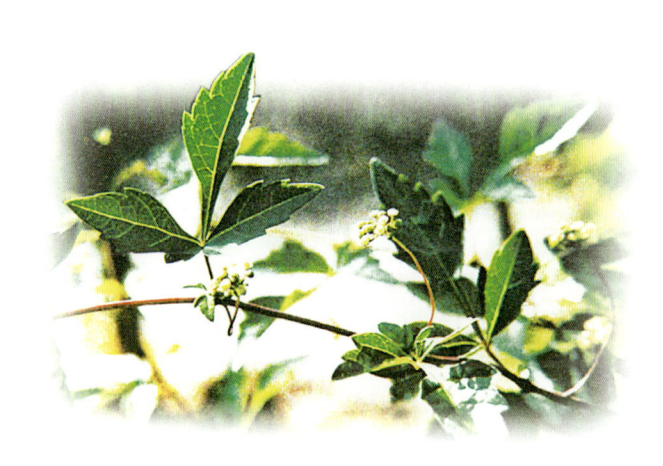

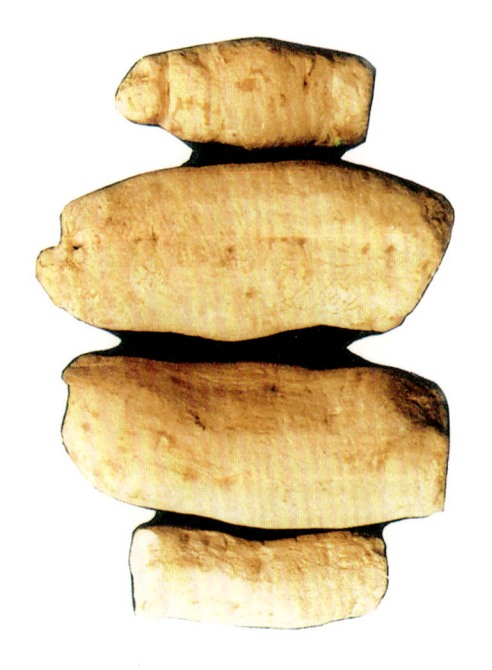

本品为葡萄科植物白蔹的干燥块根。春、秋二季采挖，除去泥沙和细根，切成纵瓣或斜片，晒干。

【性味与归经】苦，微寒。归心、胃经。

【功能与主治】清热解毒，消痈散结，敛疮生肌。用于痈疽发背，疔疮，瘰疬，烧烫伤。

【用法与用量】5～10g。外用适量，煎汤洗或研成极细粉，敷患处。

【注意】不宜与川乌、制川乌、草乌、制草乌、附子同用。

【贮藏】置通风干燥处，防蛀。

绿豆 (lǜ dòu)

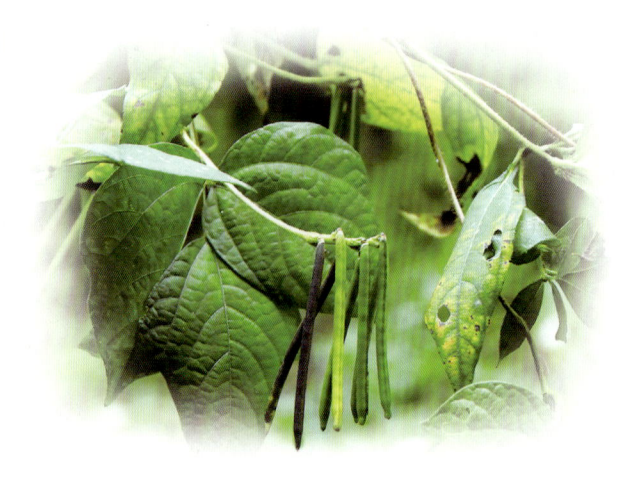

清热解毒又消暑，
暑热烦渴气短促。
煎取浓汁频频服，
利水消肿泻利除。
清解附子巴豆毒，
更解农药铅中毒。

本品为豆科植物绿豆的干燥种子。

【性味与归经】甘，寒；无毒。入心、胃经。

【功能与主治】清热解毒，消暑，利水。治暑热烦渴，水肿，泻利，丹毒，痈肿，解热药毒。

【用法与用量】25~50g。

【贮藏】置阴凉干燥处。

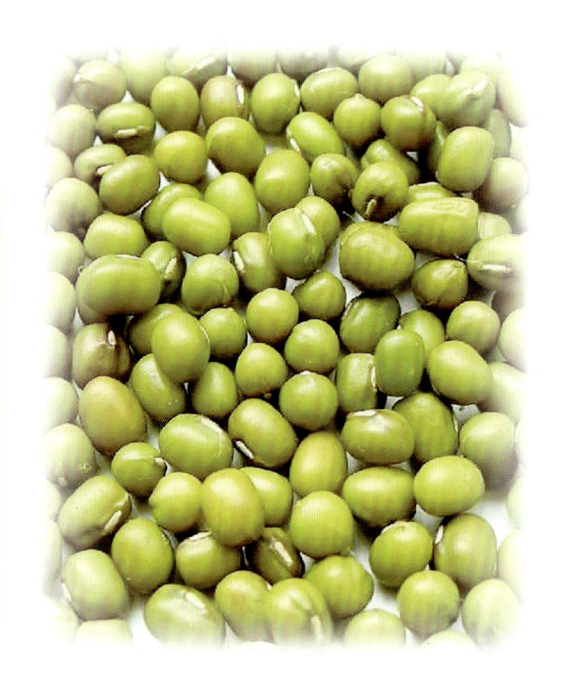

水牛角
shuǐ niú jiǎo

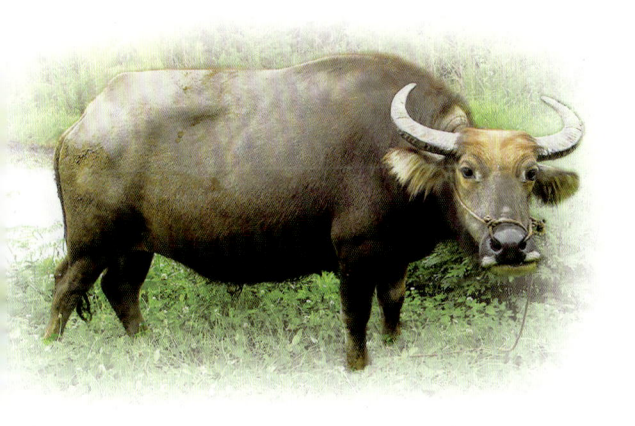

清热凉血且解毒,
定惊息风抗抽搐。
热入营血易吐衄,
高热神昏谵语多。
发斑发疹舌红绛,
惊风癫狂被降服。

本品为牛科动物水牛的角。取角后,水煮,除去角塞,干燥。

【性味与归经】苦,寒。归心、肝经。

【功能与主治】清热凉血,解毒,定惊。用于温病高热,神昏谵语,发斑发疹,吐血衄血,惊风,癫狂。

【用法与用量】15～30g,宜先煎3小时以上。

【贮藏】置干燥处,防霉。

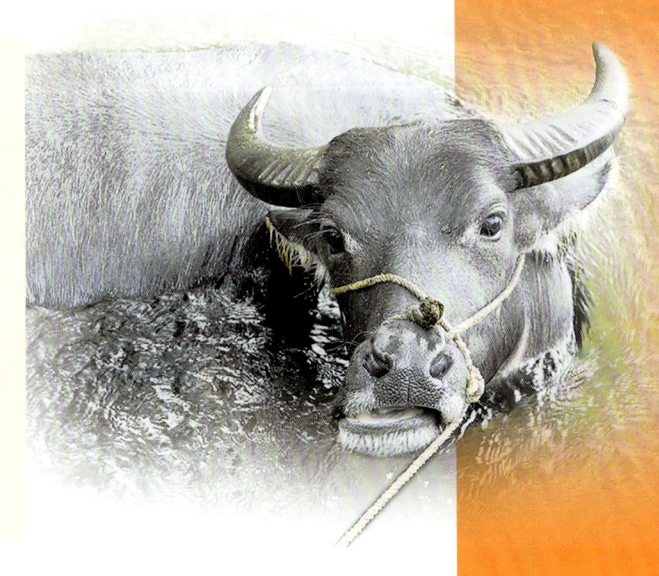

第四节 清热凉血药（6种）

shēng dì huáng
生地黄

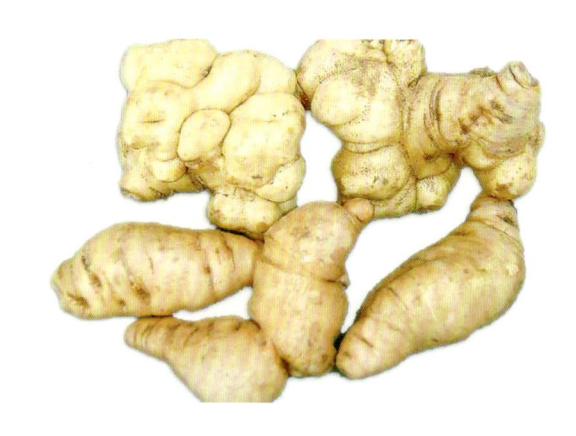

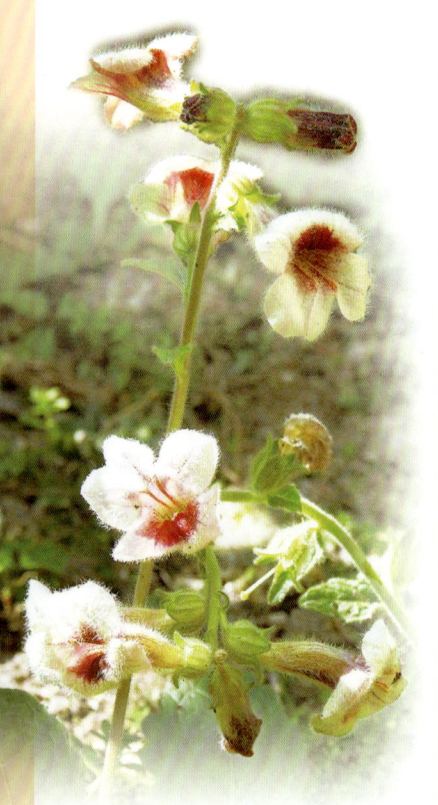

清热凉血又养阴，
热入营血伤心神。
温毒发斑且吐衄，
骨蒸劳热能减轻。
热病伤阴又伤津，
烦渴舌绛效可信。

本品为玄参科植物地黄的新鲜或干燥块根。秋季采挖，除去芦头、须根及泥沙，鲜用；或将地黄缓缓烘焙至约八成干。前者习称"鲜地黄"，后者习称"生地黄"。

【性味与归经】鲜地黄：甘、苦，寒，归心、肝、肾经。生地黄：甘，寒，归心、肝、肾经。

【功能与主治】鲜地黄：清热生津，凉血，止血。用于热病伤阴，舌绛烦渴，温毒发斑，吐血，衄血，咽喉肿痛。

生地黄：清热凉血，养阴生津。用于热入营血，温毒发斑，吐血衄血，热病伤阴，舌绛烦渴，津伤便秘，阴虚发热，骨蒸劳热，内热消渴。

【用法与用量】鲜地黄：12～30g；生地黄：10～15g。

【贮藏】鲜地黄埋在沙土中，防冻；生地黄置通风干燥处，防霉，防蛀。

xuán shēn
玄参

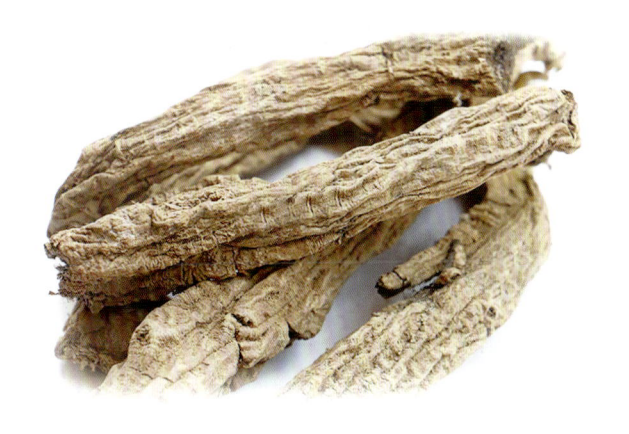

清热凉血解温毒,
热入营血发斑毒。
滋阴降火治烦渴,
骨蒸劳嗽能制服。
解毒散结治瘰疬,
脾虚便溏不宜服。

本品为玄参科植物玄参的干燥根。冬季茎叶枯萎时采挖，除去根茎、幼芽、须根及泥沙，晒或烘至半干，堆放3～6天，反复数次至干燥。

【性味与归经】甘、苦、咸，微寒。归肺、胃、肾经。

【功能与主治】清热凉血，滋阴降火，解毒散结。用于热入营血，温毒发斑，热病伤阴，舌绛烦渴，津伤便秘，骨蒸劳嗽，目赤，咽痛，白喉，瘰疬，痈肿疮毒。

【用法与用量】9～15g。

【注意】不宜与藜芦同用。

【贮藏】置干燥处，防霉，防蛀。

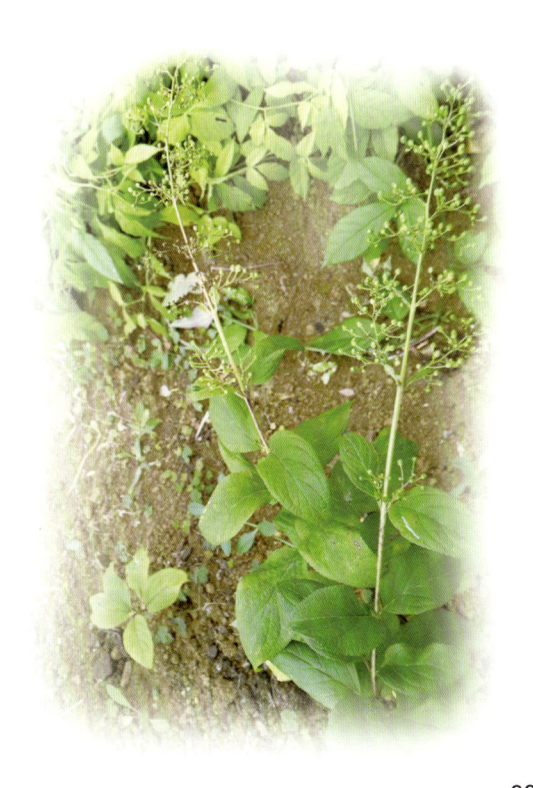

牡丹皮 mǔ dān pí

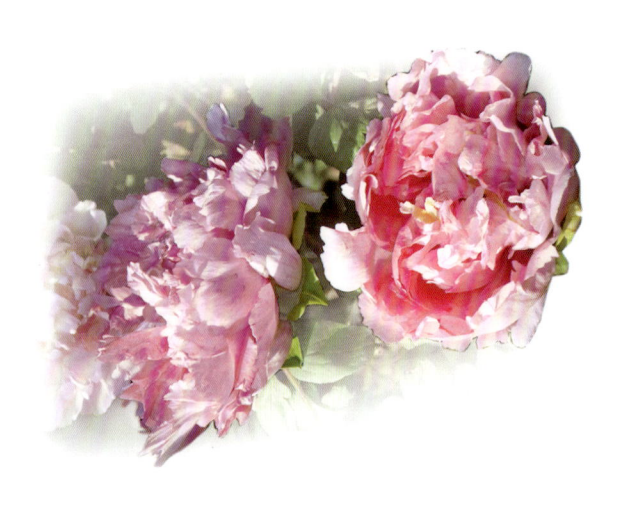

清热凉血化瘀滞,
热入营血斑疹至。
温毒作祟吐衄起,
活血化瘀痛经止。
跌仆伤痛效可期,
孕妇慎用须牢记。

本品为毛茛科植物牡丹的干燥根皮。秋季采挖根部,除去细根和泥沙,剥取根皮,晒干或刮去粗皮,除去木心,晒干。前者习称连丹皮,后者习称刮丹皮。

【性味与归经】苦、辛,微寒。归心、肝、肾经。

【功能与主治】清热凉血,活血化瘀。用于热入营血,温毒发斑,吐血衄血,夜热早凉,无汗骨蒸,经闭痛经,跌仆伤痛,痈肿疮毒。

【用法与用量】6～12g。

【注意】孕妇慎用。

【贮藏】置阴凉干燥处。

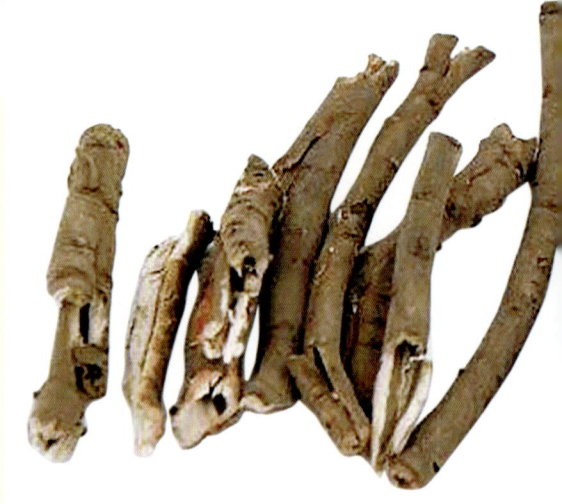

赤芍 (chì sháo)

清热凉血治斑疹，
散瘀止痛治闭经。
热入营血易吐衄，
癥瘕瘀痛疗效珍。
赤芍莫与藜芦见，
血虚寒凝不可近。

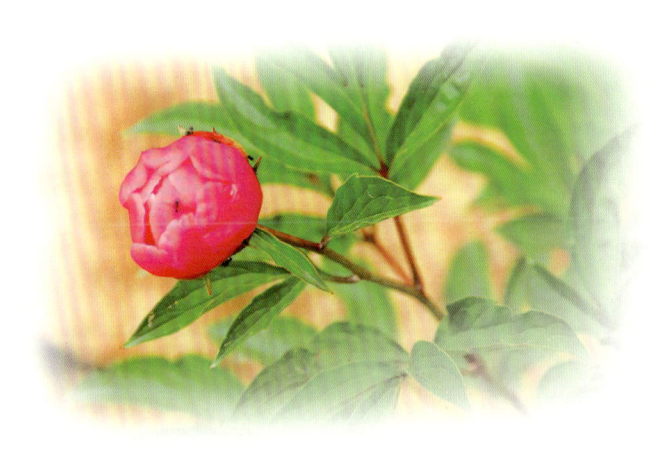

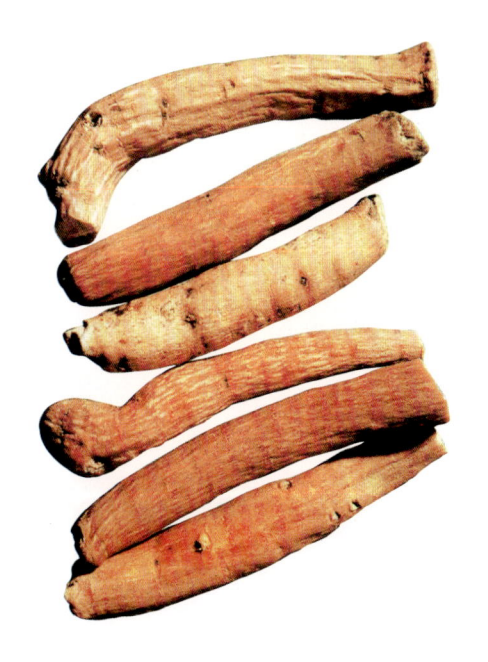

本品为毛茛科植物芍药或川赤芍的干燥根。春、秋二季采挖，除去根茎、须根及泥沙，晒干。

【性味与归经】苦，微寒。归肝经。

【功能与主治】清热凉血，散瘀止痛。用于热入营血，温毒发斑，吐血衄血，目赤肿痛，肝郁胁痛，经闭痛经，癥瘕腹痛，跌仆损伤，痈肿疮疡。

【用法与用量】6～12g。

【注意】不宜与藜芦同用。

【贮藏】置通风干燥处。

紫草 zǐ cǎo

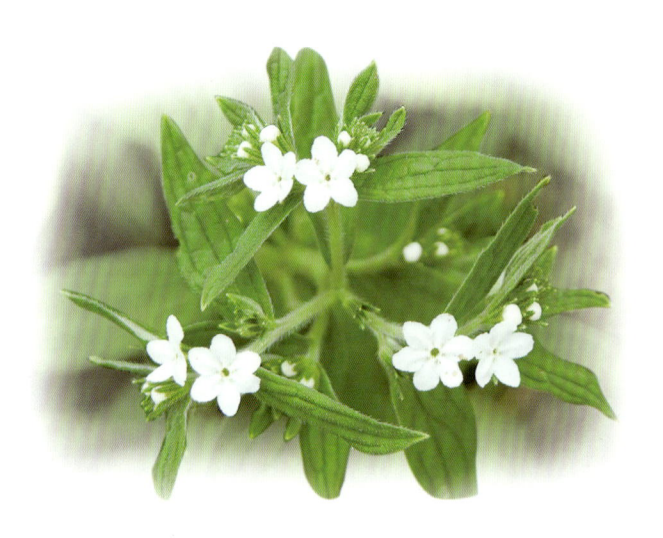

清热凉血解毒好，
血热毒盛疗效高。
透疹消斑斑疹无，
湿疹烫伤效可靠。
熬膏外搽用之妙，
脾虚便溏慎用好。

本品为紫草科植物新疆紫草或内蒙紫草的干燥根。春、秋二季采挖，除去泥沙，干燥。

【性味与归经】甘、咸，寒。归心、肝经。

【功能与主治】清热凉血，活血解毒，透疹消斑。用于血热毒盛，斑疹紫黑，麻疹不透，疮疡，湿疹，水火烫伤。

【用法与用量】5～10g。外用适量，熬膏或用植物油浸泡涂擦。

【贮藏】置干燥处。

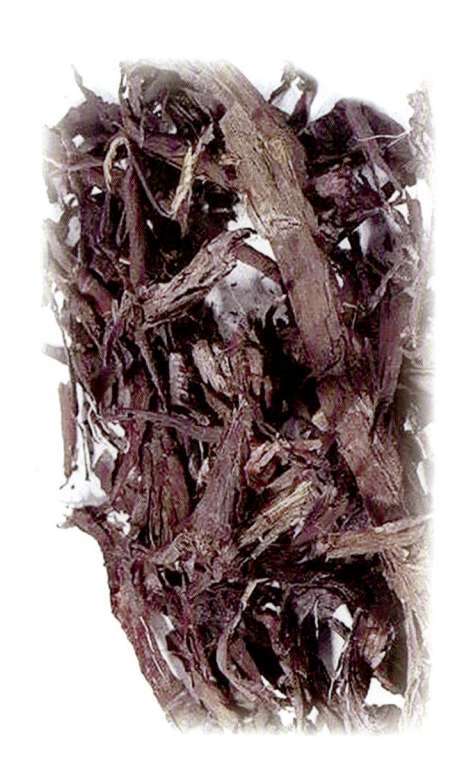

青蒿 (qīng hāo)

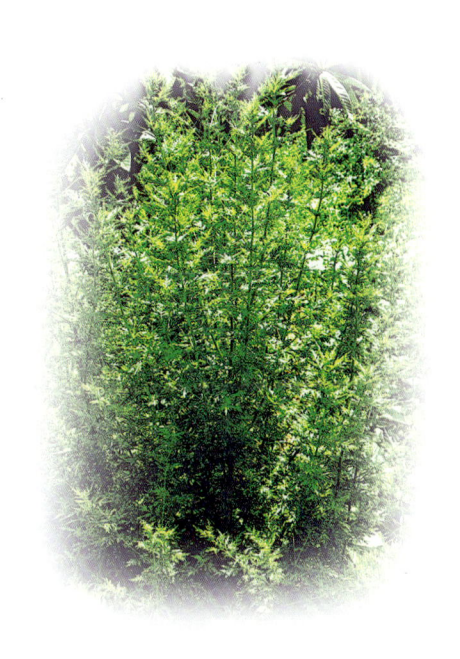

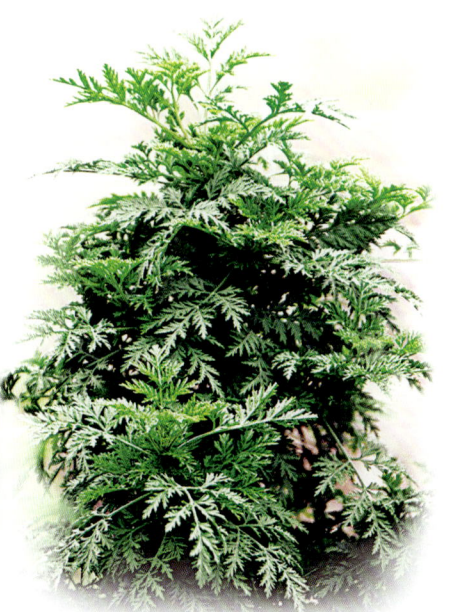

善清虚热除骨蒸，
温邪伤阴虚热盛。
夜热早凉常反复，
骨蒸劳热能退净。
青蒿取汁抗疟灵，
恶性疟疾能除清。
抗疟成分青蒿素，
诺贝尔奖呦呦领。

本品为菊科植物黄花蒿的干燥地上部分。秋季花盛开时采割，除去老茎，阴干。

【性味与归经】苦、辛，寒。归肝、胆经。

【功能与主治】清虚热，除骨蒸，解暑热，截疟，退黄。用于温邪伤阴，夜热早凉，阴虚发热，骨蒸劳热，暑邪发热，疟疾寒热，湿热黄疸。

【用法与用量】6～12g，后下。

【贮藏】置阴凉干燥处。

第五节 清虚热药（3种）

银柴胡 (yín chái hú)

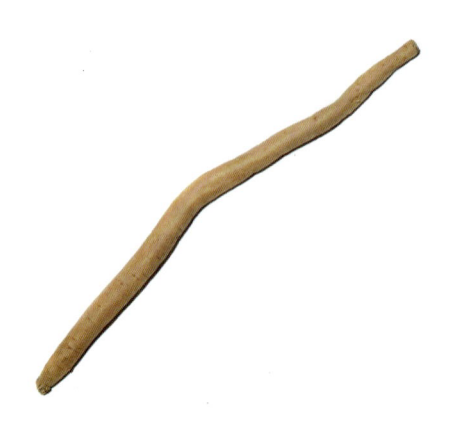

阴虚发热为虚热，
清虚热与除疳热。
骨蒸劳热与疳热，
银柴胡配胡黄连。
外感发热为实热，
寒热往来为常见。
银柴胡与北柴胡，
虚热实热须分辨。

本品为石竹科植物银柴胡的干燥根。春、夏间植株萌发或秋后茎叶枯萎时采挖；栽培品于种植后第3年9月中旬或第4年4月中旬采挖，除去残茎、须根及泥沙，晒干。

【性味与归经】甘，微寒。归肝、胃经。
【功能与主治】清虚热，除疳热。用于阴虚发热，骨蒸劳热，小儿疳热。
【用法与用量】3～10g。
【贮藏】置通风干燥处，防蛀。

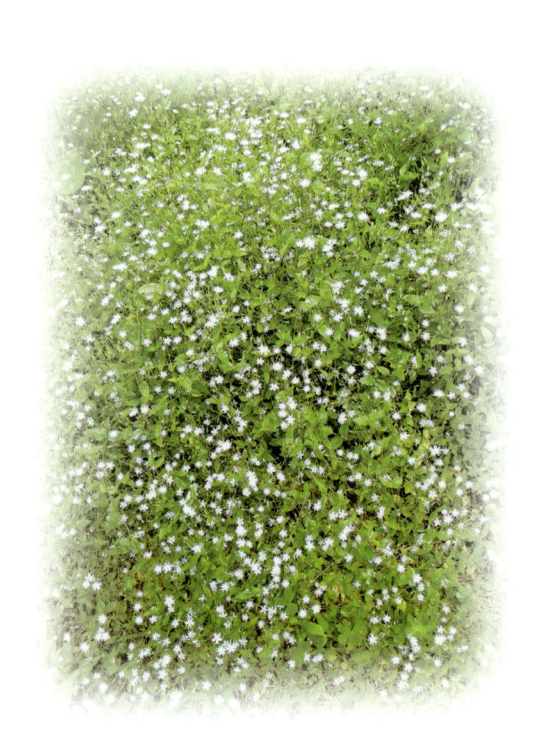

胡黄连
hú huáng lián

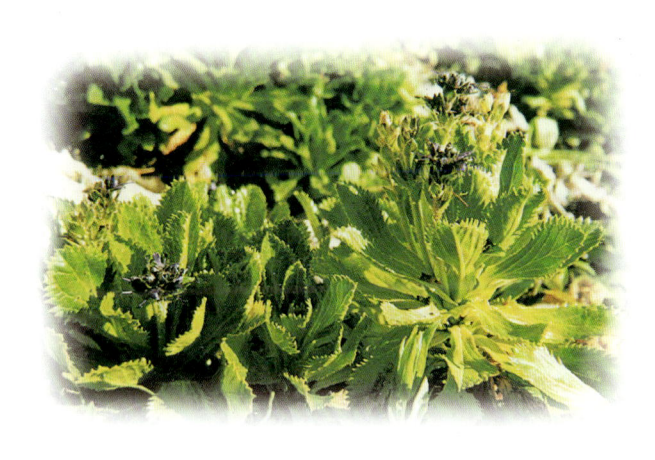

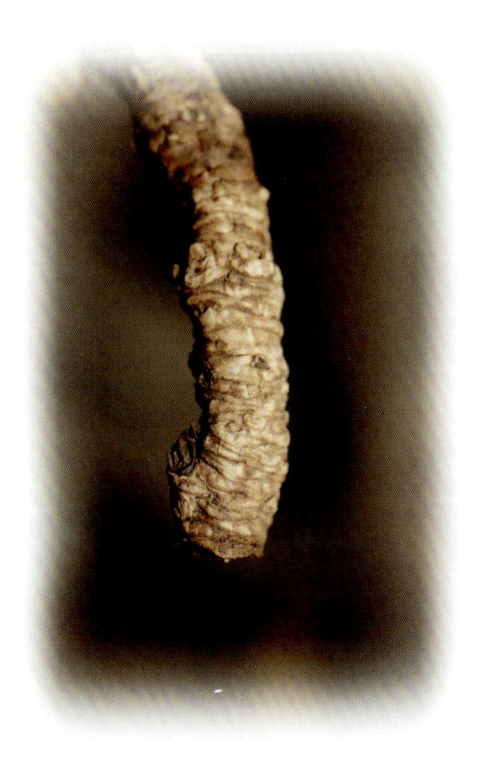

玄参科有胡黄连,
清退虚热除疳热。
骨蒸潮热颇适宜,
小儿疳热效尤良。
毛茛科有川黄连,
清热燥湿解毒强,
虚热实热要分辨。

本品为玄参科植物胡黄连的干燥根茎。秋季采挖,除去须根和泥沙,晒干。

【性味与归经】苦,寒。归肝、胃、大肠经。

【功能与主治】退虚热,除疳热,清湿热。用于骨蒸潮热,小儿疳热,湿热泻痢,黄疸尿赤,痔疮肿痛。

【用法与用量】3～10g。

【贮藏】置干燥处。

第二章 泻下药（4种）

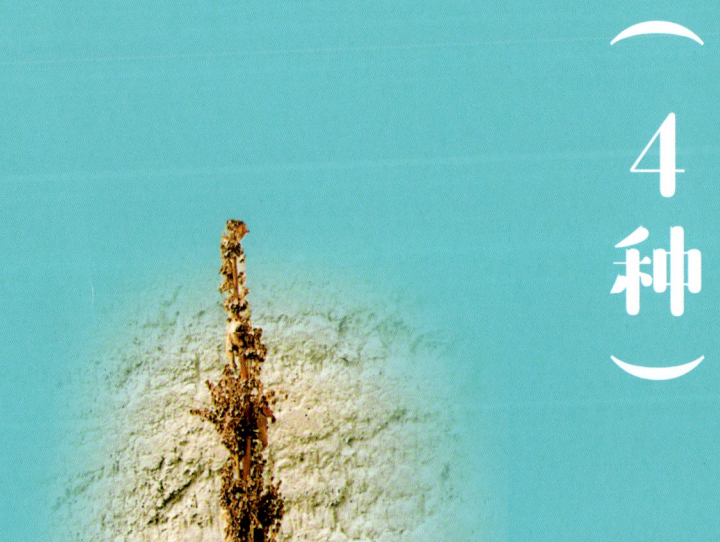

第一节 攻下药（3种）

大黄 dà huáng

泻下攻积去积滞，积滞便秘效神奇。
清热泻火又解毒，肠痈腹痛效可期。
逐瘀通经治经闭，产后瘀阻能开启。
利湿退黄治黄疸，胃寒经期要禁忌。
大黄不是减肥药，久服伤肝应牢记。

本品为蓼科植物掌叶大黄、唐古特大黄或药用大黄的干燥根和根茎。秋末茎叶枯萎或次春发芽前采挖，除去细根，刮去外皮，切瓣或段，绳穿成串干燥，或直接干燥。

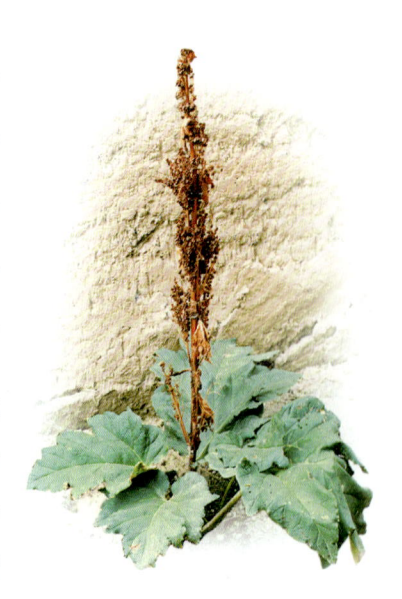

【性味与归经】苦，寒。归脾、胃、大肠、肝、心包经。
【功能与主治】泻下攻积，清热泻火，凉血解毒，逐瘀通经，利湿退黄。用于实热积滞便秘，血热吐衄，目赤咽肿，痈肿疔疮，肠痈腹痛，瘀血经闭，产后瘀阻，跌打损伤，湿热痢疾，黄疸尿赤，淋证，水肿；外治烧烫伤。酒大黄善清上焦血分热毒。用于目赤咽肿，齿龈肿痛。熟大黄泻下力缓，泻火解毒，用于火毒疮疡。大黄炭凉血化瘀止血，用于血热有瘀出血症。
【用法与用量】3～15g；用于泻下不宜久煎。外用适量，研末敷于患处。
【注意】孕妇及月经期、哺乳期慎用。
【贮藏】置通风干燥处，防蛀。

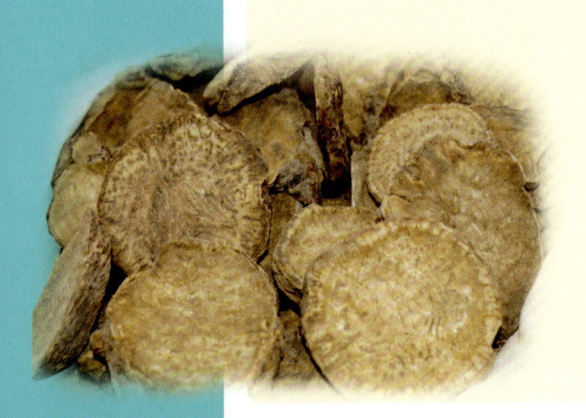

番泻叶
fān xiè yè

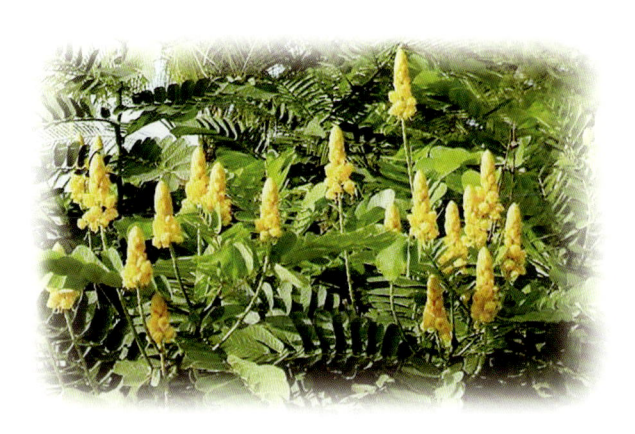

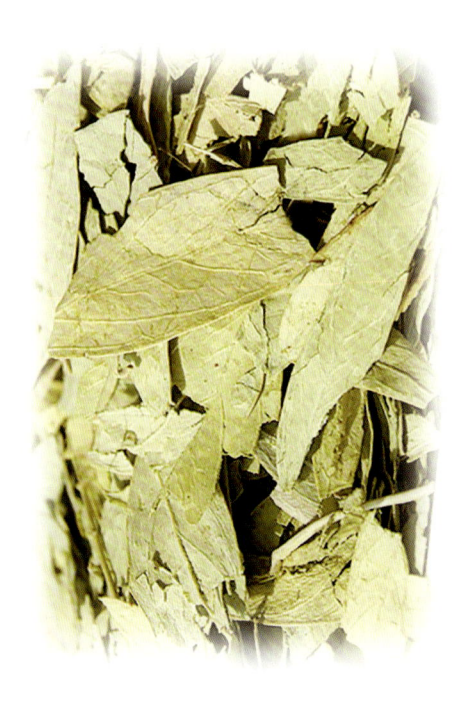

泻热行滞通便捷，
泻下作用有专长。
善治热结伴积滞，
久服易致正气伤。
二至六克效灵验，
经期孕妇不适宜。

本品为豆科植物狭叶番泻或尖叶番泻的干燥小叶。

【性味与归经】 甘、苦，寒。归大肠经。

【功能与主治】 泻热行滞，通便，利水。用于热结积滞，便秘腹痛，水肿胀满。

【用法与用量】 2～6g，后下，或开水泡服。

【注意】 孕妇慎用。

【贮藏】 避光，置通风干燥处。

芦荟 lú huì

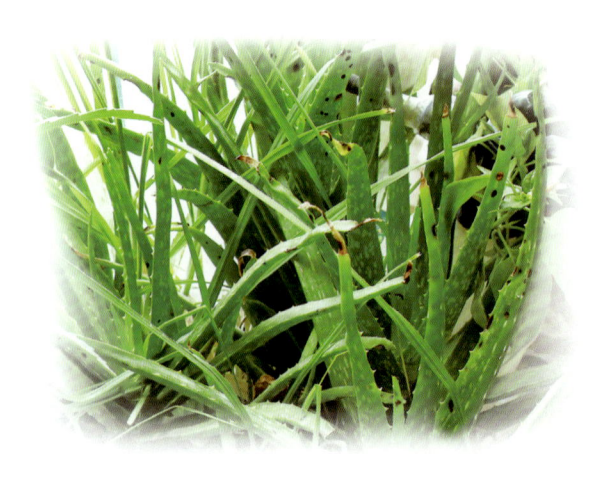

泻下通便清肝火,
热结便秘火气除。
杀虫疗疳治腹痛,
小儿疳积服之舒。

本品为百合科植物库拉索芦荟、好望角芦荟或其他同属近缘植物叶的汁液浓缩干燥物。前者习称"老芦荟",后者习称"新芦荟"。

【性味与归经】苦,寒。归肝、胃、大肠经。

【功能与主治】泻下通便,清肝泻火,杀虫疗疳。用于热结便秘,惊痫抽搐,小儿疳积;外治癣疮。

【用法与用量】2～5g,宜入丸散。外用适量,研末敷患处。

【注意】孕妇慎用。

【贮藏】置阴凉干燥处。

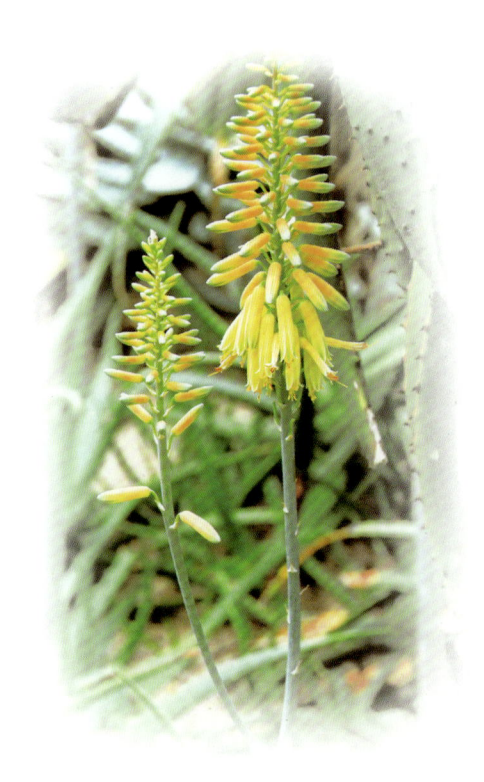

火麻仁
huǒ má rén

麻仁甘平质滋润,
润肠通便功单纯。
津血亏虚致便秘,
老人产妇排便顺。

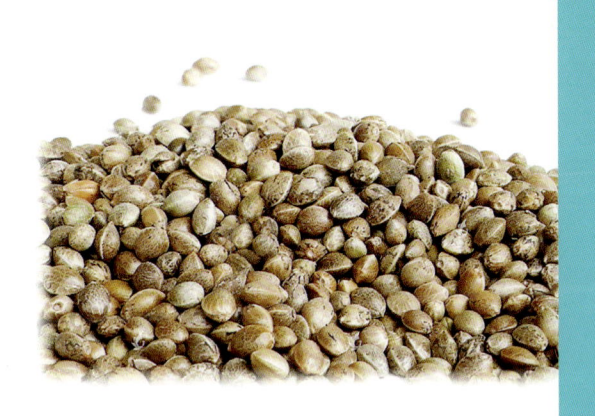

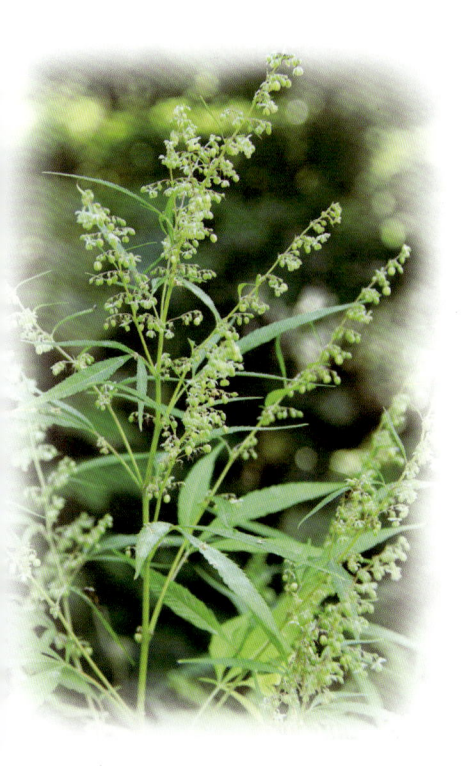

本品为桑科植物大麻的干燥成熟种子。秋季果实成熟时采收,除去杂质,晒干。

【性味与归经】甘,平。归脾、胃、大肠经。
【功能与主治】润肠通便。用于血虚津亏,肠燥便秘。
【用法与用量】10~15g。
【贮藏】置阴凉干燥处,防热,防蛀。

第二节 润下药(1种)

第四章 祛风湿药（12种）

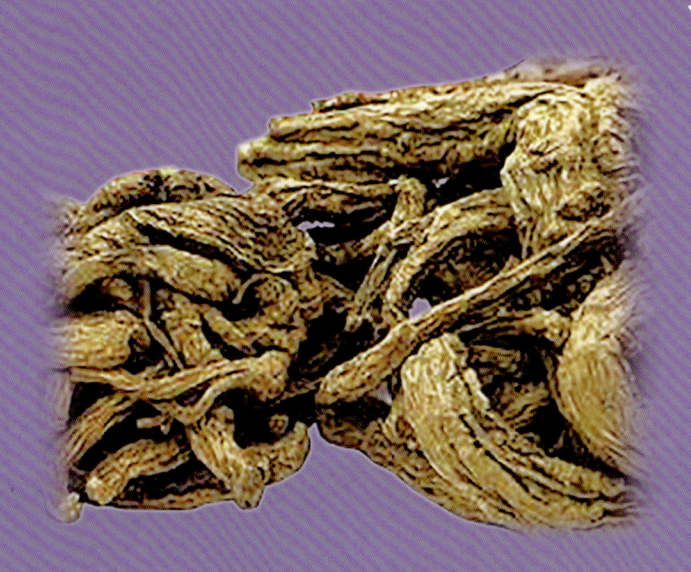

第一节 祛风湿散寒药（4种）

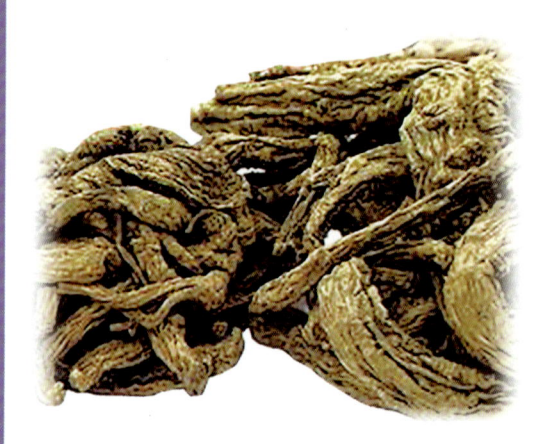

独活 dú huó

祛风除湿去痹痛，
风寒湿痹易见功。
肩背酸痛配羌活，
腰膝腿痛效更宏。
风寒夹湿头疼痛，
配上芎芷痛无踪。

本品为伞形科植物重齿毛当归的干燥根。春初苗刚发芽或秋末茎叶枯萎时采挖，除去须根和泥沙，烘至半干，堆置2～3天，发软后再烘至全干。

【性味与归经】辛、苦，微温。归肾、膀胱经。
【功能与主治】祛风除湿，通痹痛。用于风寒湿痹，腰膝疼痛，少阴伏风头痛，风寒夹湿头痛。
【用法与用量】3～10g。
【贮藏】置干燥处，防霉，防蛀。

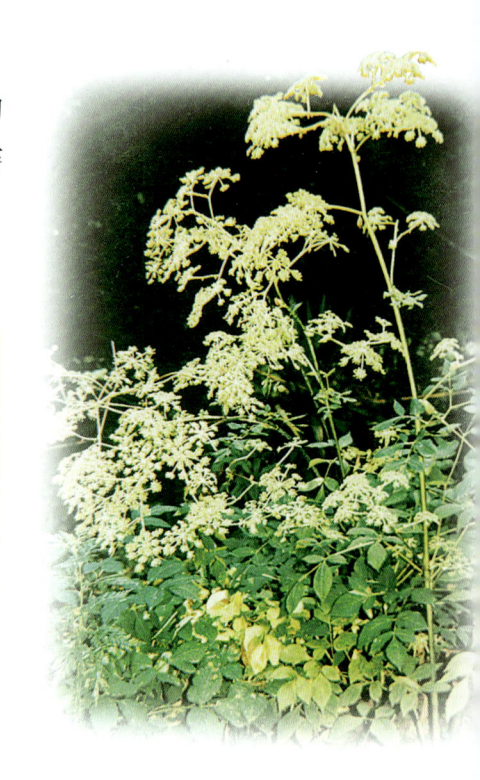

威灵仙
wēi líng xiān

祛风通络利关节,
药力威猛效灵验。
肢体麻木拘挛良,
鱼骨鲠喉用醋煎。

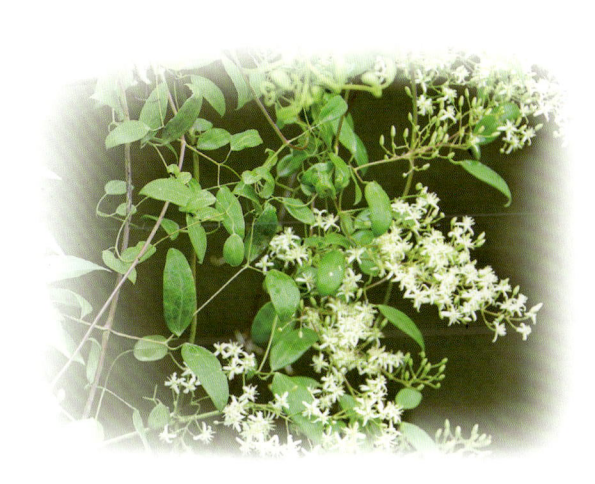

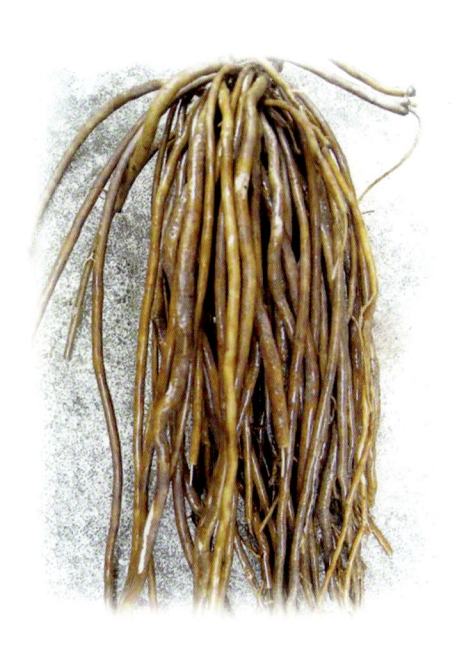

本品为毛茛科植物威灵仙、棉团铁线莲或东北铁线莲的干燥根和根茎。秋季采挖,除去泥沙,晒干。

【性味与归经】辛、咸,温。归膀胱经。

【功能与主治】祛风湿,通经络。用于风湿痹痛,肢体麻木,筋脉拘挛,屈伸不利。

【用法与用量】6~10g。

【贮藏】置干燥处。

木瓜 mù guā

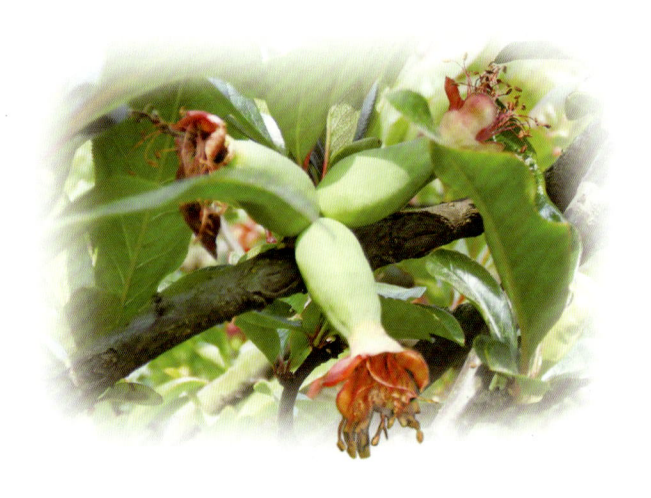

舒筋活络治湿痹，
腰膝关节酸重息。
和胃化湿治吐泻，
暑湿吐泻配薏米。

本品为蔷薇科植物贴梗海棠的干燥近成熟果实。夏、秋二季果实绿黄时采收，置沸水中烫至外皮灰白色，对半纵剖，晒干。

【性味与归经】酸，温。归肝、脾经。
【功能与主治】舒筋活络，和胃化湿。用于湿痹拘挛，腰膝关节酸重疼痛，暑湿吐泻，转筋挛痛，脚气水肿。
【用法与用量】6～9g。
【贮藏】置阴凉干燥处，防潮，防蛀。

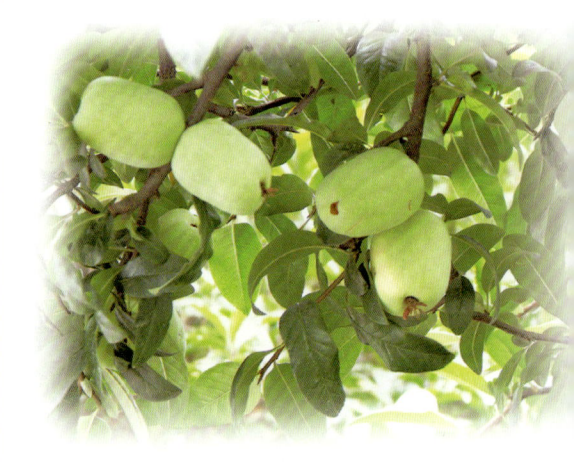

徐长卿

祛风化湿善止痛,
风湿痹痛有奇功。
头痛胃痛与牙痛,
皮肤瘙痒功独崇。
风疹湿疹及皮疹,
内服外洗易建功。

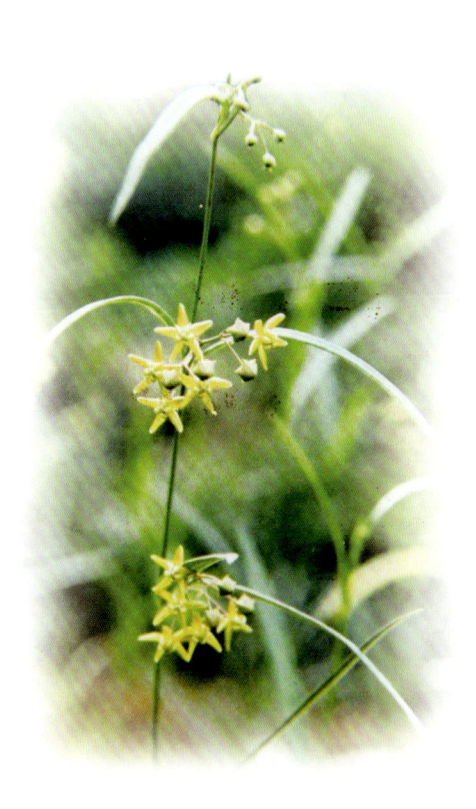

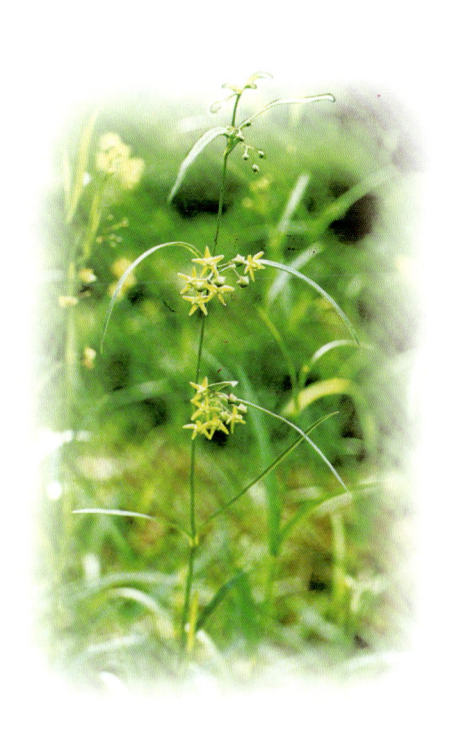

本品为萝藦科植物徐长卿的干燥根和根茎。秋季采挖,除去杂质,阴干。

【性味与归经】辛,温。归肝、胃经。
【功能与主治】祛风,化湿,止痛,止痒。用于风湿痹痛,胃痛胀满,牙痛,腰痛,跌仆伤痛,风疹、湿疹。
【用法与用量】3~12g,后下。
【贮藏】置阴凉干燥处。

第二节 祛风湿散热药（4种）

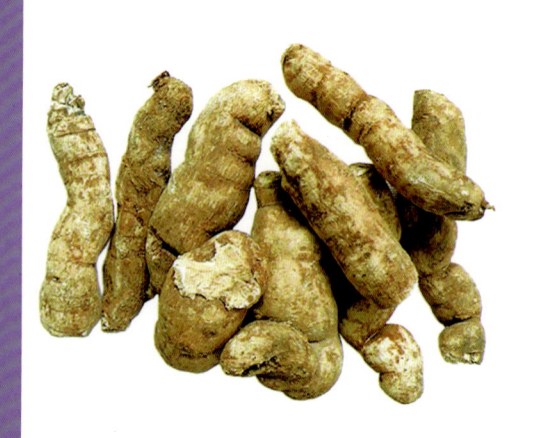

防己 fáng jǐ

祛风止痛又清热，
关节红肿痛且烈。
利水消肿治脚肿，
防己黄芪服之宜。
防己科有粉防己，
马兜铃科广防己，
马兜铃酸毒性强。

本品为防己科植物粉防己的干燥根。秋季采挖，洗净，除去粗皮，晒至半干，切段，个大者再纵切，干燥。

【性味与归经】苦，寒。归膀胱、肺经。

【功能与主治】祛风止痛，利水消肿。用于风湿痹痛，水肿脚气，小便不利，湿疹疮毒。

【用法与用量】5~10g。

【贮藏】置干燥处，防霉，防蛀。

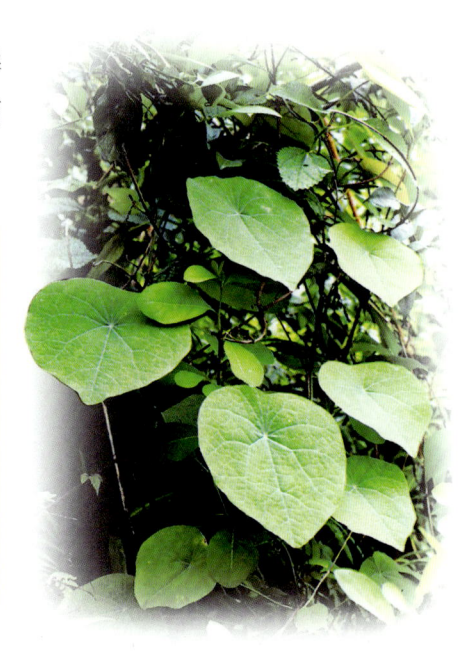

青风藤

qīng fēng téng

祛风除湿通经络,
风湿麻木渐知觉。
利水消肿治痛风,
关节肿胀随之爽。

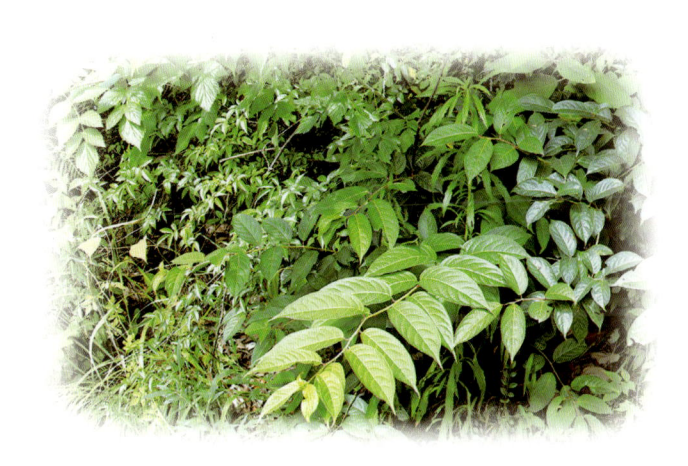

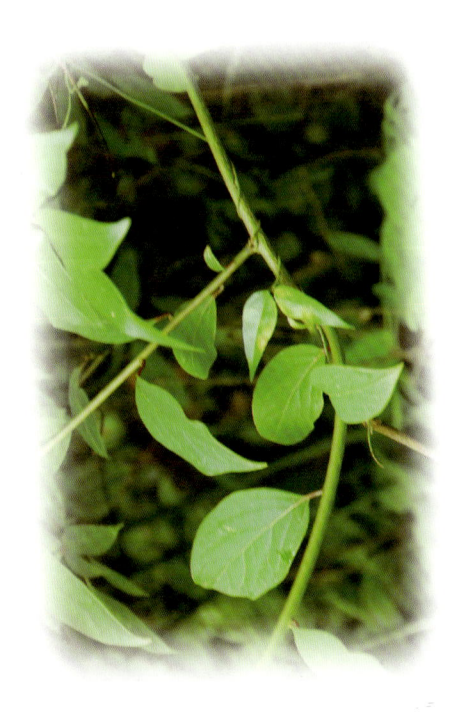

本品为防己科植物青藤和毛青藤的干燥藤茎。秋末冬初采割,扎把或切长段,晒干。

【性味与归经】苦、辛,平。归肝、脾经。

【功能与主治】祛风湿,通经络,利小便。用于风湿痹痛,关节肿胀,麻痹瘙痒。

【用法与用量】6～12g。

【贮藏】置干燥处。

丝瓜络 sī guā luò

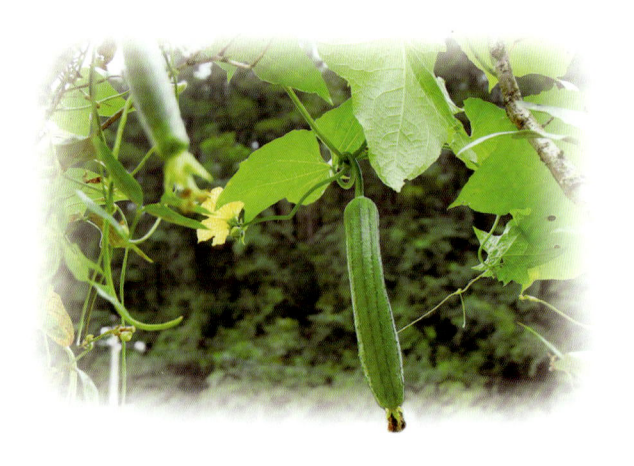

人体经络难以见，
丝瓜老了络相连。
祛风通络又活血，
痹痛拘挛效灵验。
下乳能治乳房胀，
乳痛肿痛效易显。

本品为葫芦科植物丝瓜的干燥成熟果实的维管束。夏、秋二季果实成熟、果皮变黄、内部干枯时采摘，除去外皮和果肉，洗净，晒干，除去种子。

【性味与归经】 甘，平。归肺、胃、肝经。

【功能与主治】 祛风，通络，活血，下乳。用于痹痛拘挛，胸胁胀痛，乳汁不通，乳痈肿痛。

【用法与用量】 5～12g。

【贮藏】 置干燥处。

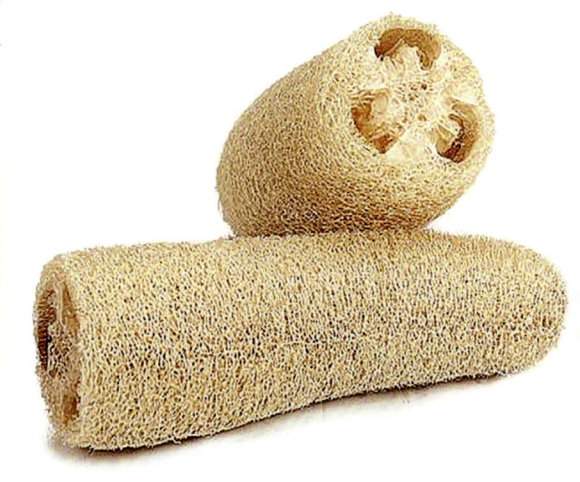

秦艽 qín jiāo

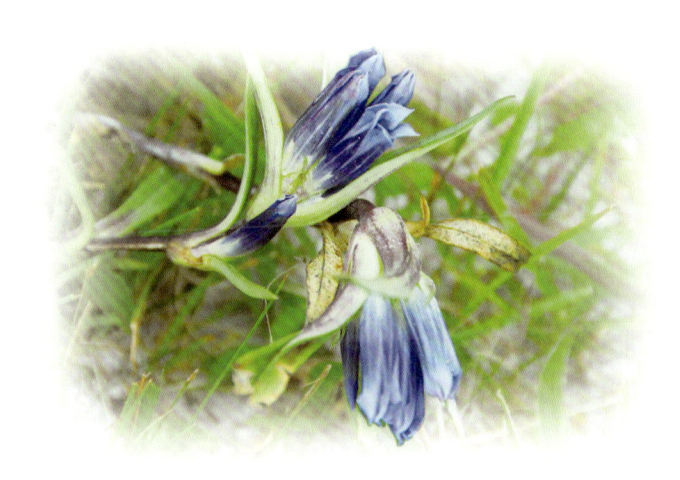

祛风除湿止痹痛，
风湿热痹及中风。
半身不遂且拘挛，
筋脉骨节常疼痛。
湿热黄疸疗效好，
小儿疳积配合用，
骨蒸潮热渐无踪。

  本品为龙胆科植物秦艽、麻花秦艽、粗茎秦艽或小秦艽的干燥根。前三种按性状不同分别习称"秦艽"和"麻花艽"，后一种习称"小秦艽"。春、秋二季采挖，除去泥沙；秦艽和麻花艽晒软，堆置"发汗"至表面呈红黄色或灰黄色时，摊开晒干，或不经"发汗"直接晒干；小秦艽趁鲜时搓去黑皮，晒干。

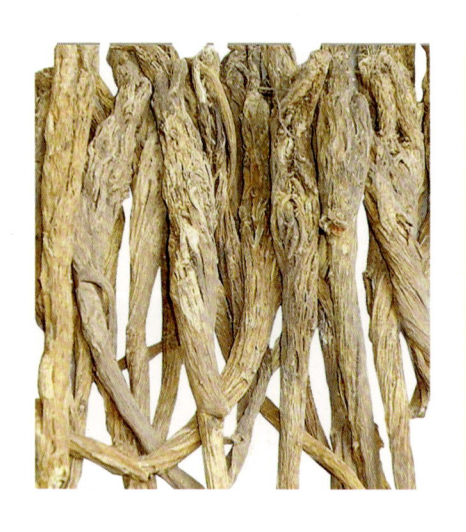

【性味与归经】辛、苦，平。归胃、肝、胆经。

【功能与主治】祛风湿，清湿热，止痹痛，退虚热。用于风湿痹痛，中风半身不遂，筋脉拘挛，骨节酸痛，湿热黄疸，骨蒸潮热，小儿疳积发热。

【用法与用量】3～10g。

【贮藏】置通风干燥处。

第三节 祛风湿活血药（1种）

穿山龙 chuān shān lóng

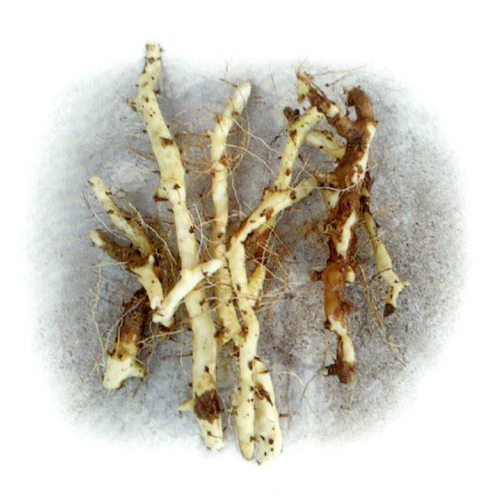

祛风除湿治痹痛，
关节肿痛易见功。
舒筋通络血脉通，
肢体麻木腰腿松。
止咳平喘又化痰，
咳嗽气喘有奇功。

本品为薯蓣科植物穿龙薯蓣的干燥根茎。春、秋二季采挖，洗净，除去须根和外皮，晒干。

【性味与归经】甘、苦，温。归肝、肾、肺经。

【功能与主治】祛风除湿，舒筋通络，活血止痛，止咳平喘。用于风湿痹病，关节肿胀，疼痛麻木，跌仆损伤，闪腰岔气，咳嗽气喘。

【用法与用量】9～15g；也可制成酒剂用。

【注意】粉碎加工时，注意防护，以免发生过敏反应。

【贮藏】置干燥处。

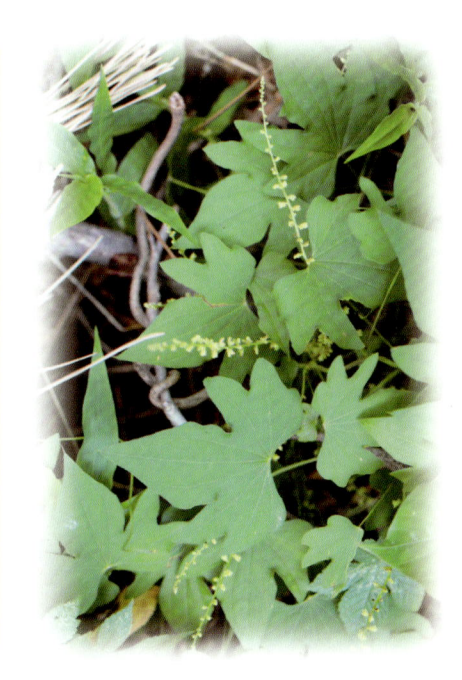

sāng jì shēng
桑寄生

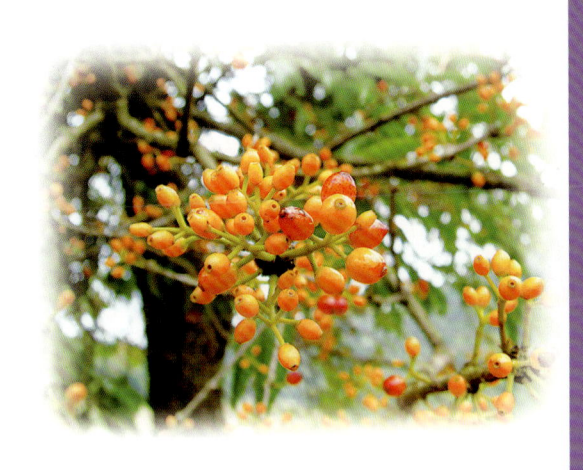

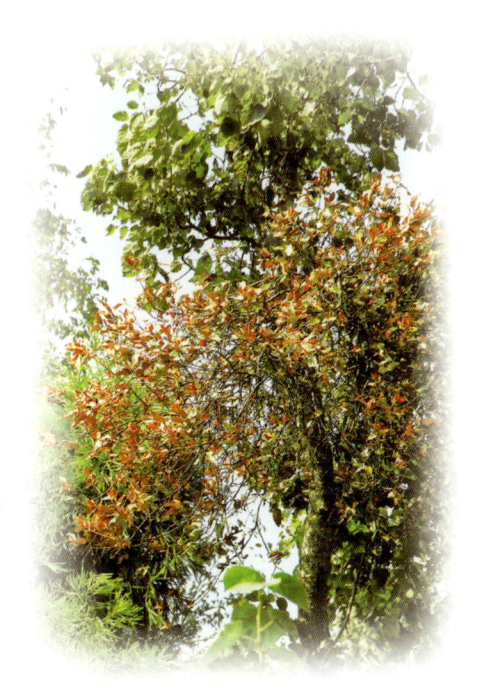

祛风除湿治痹痛,
体虚久痹易建功。
补益肝肾筋骨壮,
腰膝酸软效从容。
胎元不固防胎动,
月经过多或经痛。
头晕目眩或失聪,
扶正祛邪效更宏。

第四节 祛风湿强筋骨药（3种）

本品为桑寄生科植物桑寄生的干燥带叶茎枝。冬季至次春采割，除去粗茎，切段，干燥，或蒸后干燥。

【性味与归经】苦、甘，平。归肝、肾经。

【功能与主治】祛风湿，补肝肾，强筋骨，安胎元。用于风湿痹痛，腰膝酸软，筋骨无力，崩漏经多，妊娠漏血，胎动不安，头晕目眩。

【用法与用量】9～15g。

【贮藏】置干燥处，防蛀。

五加皮 (wǔ jiā pí)

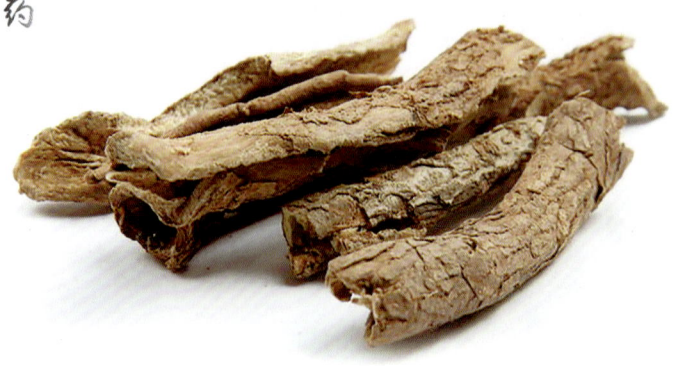

祛风除湿补肝肾,
强筋壮骨利屈伸。
筋骨痿软易有效,
小儿行迟效可信。
五加科有南五加,
萝藦科有香五加,
香五加皮毒性大。

本品为五加科植物细柱五加的干燥根皮。夏、秋二季采挖根部,洗净,剥取根皮,晒干。

【性味与归经】辛、苦,温。归肝、肾经。

【功能与主治】祛风除湿,补益肝肾,强筋壮骨,利水消肿。用于风湿痹病,筋骨痿软,小儿行迟,体虚乏力,水肿,脚气。

【用法与用量】5～10g。

【贮藏】置干燥处,防霉,防蛀。

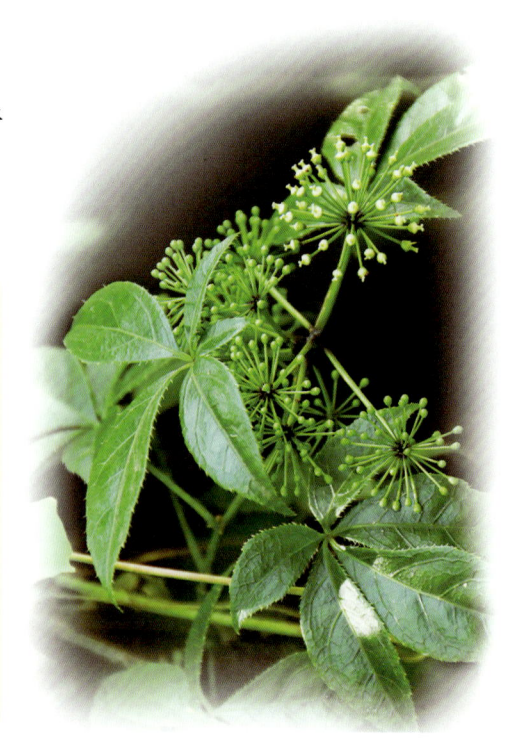

狗脊
gǒu jǐ

祛风除湿补肝肾,
风湿痹痛效可信。
强腰健膝增体能,
腰膝酸软渐减轻。

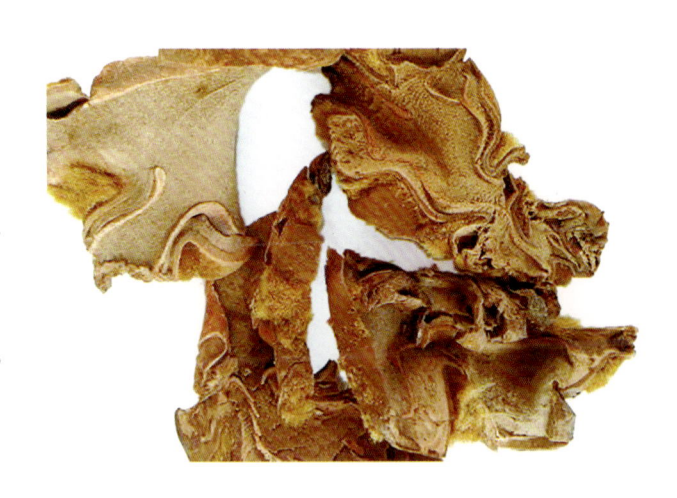

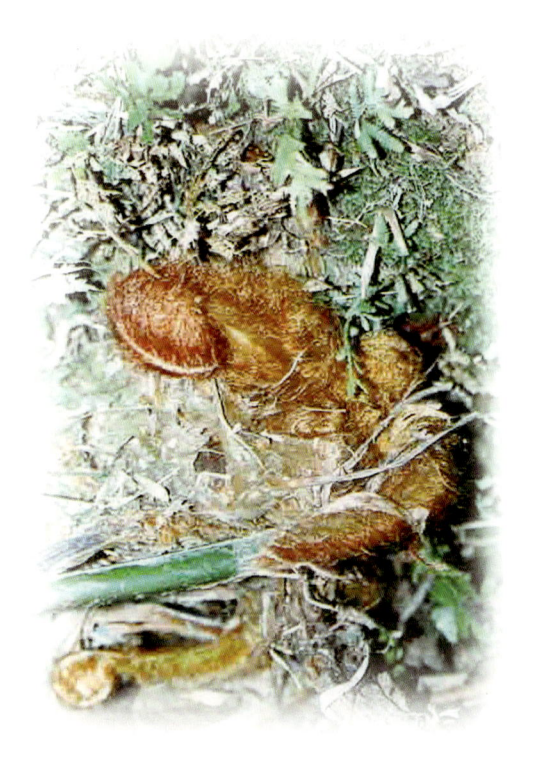

本品为蚌壳蕨科植物金毛狗脊的干燥根茎。秋、冬二季采挖,除去泥沙,干燥;或去硬根、叶柄及金黄色绒毛,切厚片,干燥,为"生狗脊片";蒸后晒至六七成干,切厚片,干燥,为"熟狗脊片"。

【性味与归经】苦、甘,温。归肝、肾经。

【功能与主治】祛风湿,补肝肾,强腰膝。用于风湿痹痛,腰膝酸软,下肢无力。

【用法与用量】6～12g。

【贮藏】置通风干燥处,防潮。

第五章 化湿药（6种）

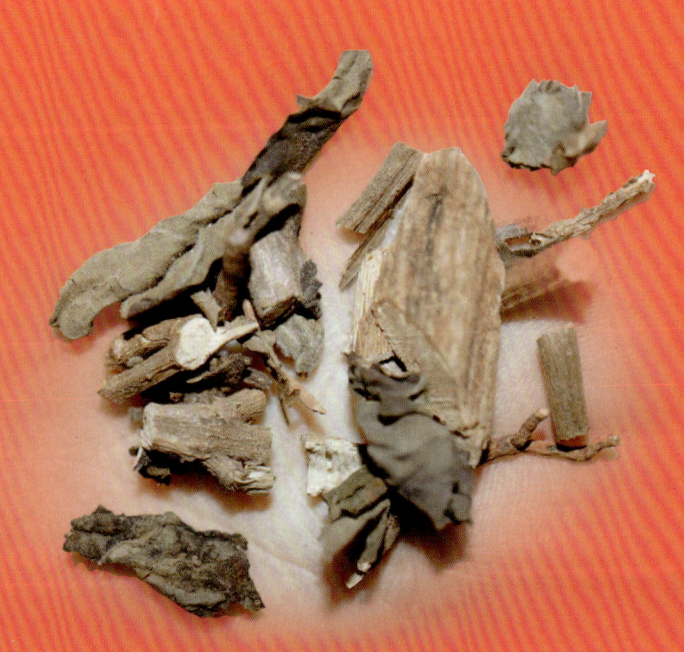

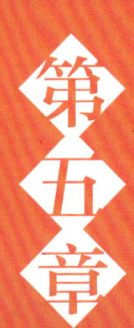

广藿香
guǎng huò xiāng

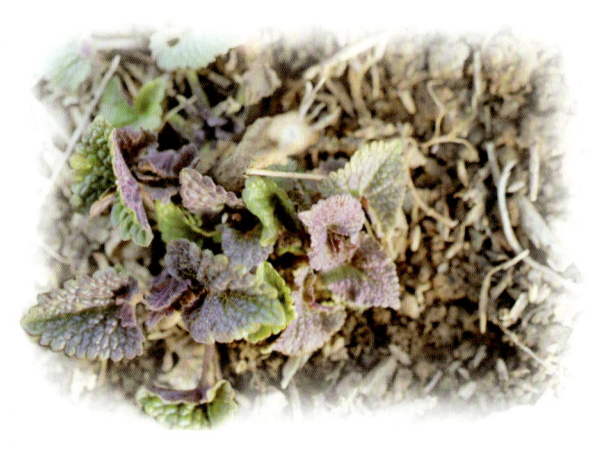

芳香化湿胃脘舒，
和胃止呕治呕吐。
发表解暑发热去，
配上佩兰功效殊。
暑湿感冒胃不舒，
头痛腹痛吐泻除。
藿香正气为名方，
风寒湿浊一起驱。

本品为唇形科植物广藿香的干燥地上部分。枝叶茂盛时采割，日晒夜闷，反复至干。

【性味与归经】辛，微温。归脾、胃、肺经。

【功能与主治】芳香化湿，和中止呕，发表解暑。用于湿浊中阻，脘痞呕吐，暑湿表证，湿温初起，发热倦怠，胸闷不舒，寒湿闭暑，腹痛吐泻，鼻渊头痛。

【用法与用量】3～10g。

【贮藏】置阴凉干燥处，防潮。

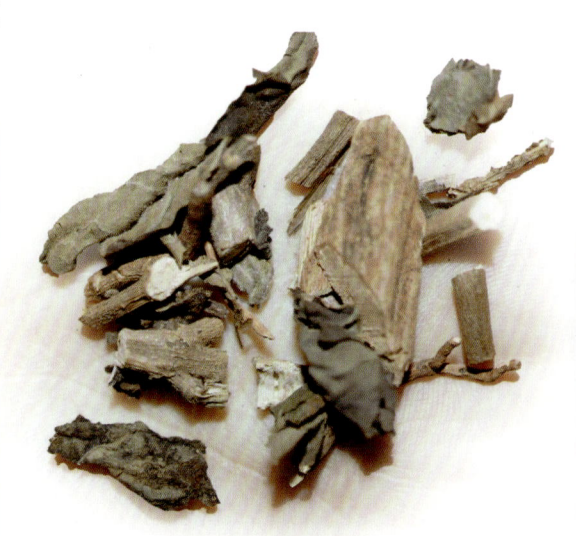

佩兰 pèi lán

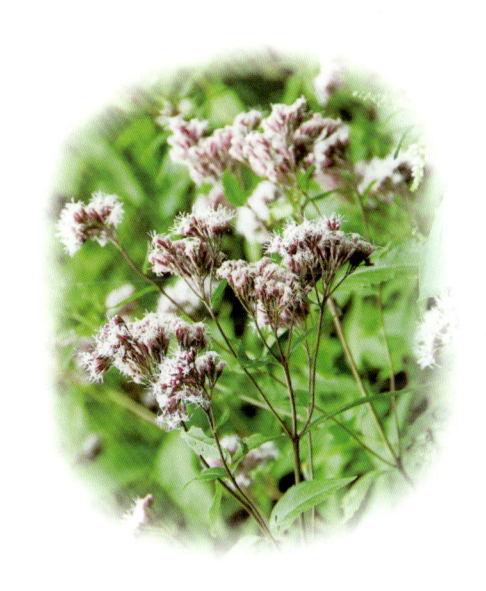

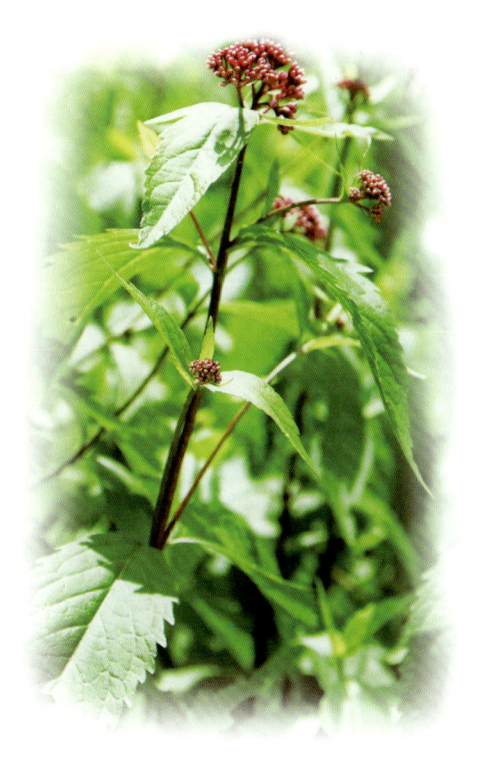

芳香化湿脘痞舒，
醒脾开胃口臭除。
发表解暑湿浊去，
发热倦怠胸闷驱。
佩兰富含挥发油，
鲜品佩兰效更殊。

本品为菊科植物佩兰的干燥地上部分。夏、秋二季分两次采割，除去杂质，晒干。

【性味与归经】辛，平。归脾、胃、肺经。

【功能与主治】芳香化湿，醒脾开胃，发表解暑。用于湿浊中阻，脘痞呕恶，口中甜腻，口臭，多涎，暑湿表证，湿温初起，发热倦怠，胸闷不舒。

【用法与用量】3～10g。

【贮藏】置阴凉干燥处。

第五章 化湿药（6种）

cāng zhú
苍 术

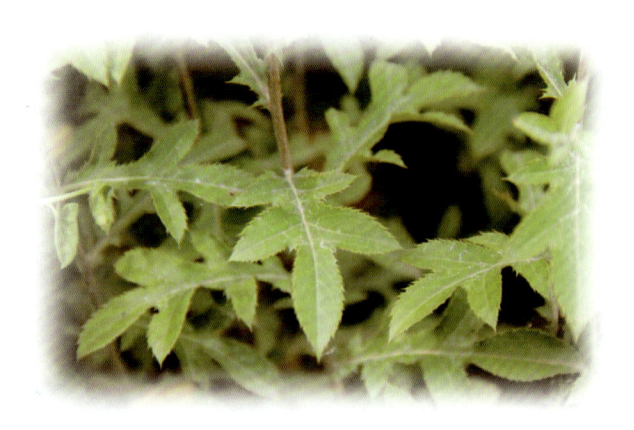

燥湿健脾脘腹舒，
祛风散寒表邪驱。
辛香燥烈湿阻除，
风寒感冒效尤殊。
明目能治夜盲症，
眼目昏涩渐觉舒。

本品为菊科植物茅苍术或北苍术的干燥根茎。春、秋二季采挖，除去泥沙，晒干，撞去须根。

【性味与归经】辛、苦，温。归脾、胃、肝经。

【功能与主治】燥湿健脾，祛风散寒，明目。用于湿阻中焦，脘腹胀满，泄泻，水肿，脚气痿躄，风湿痹痛，风寒感冒，夜盲，眼目昏涩。

【用法与用量】3～9g。

【贮藏】置阴凉干燥处。

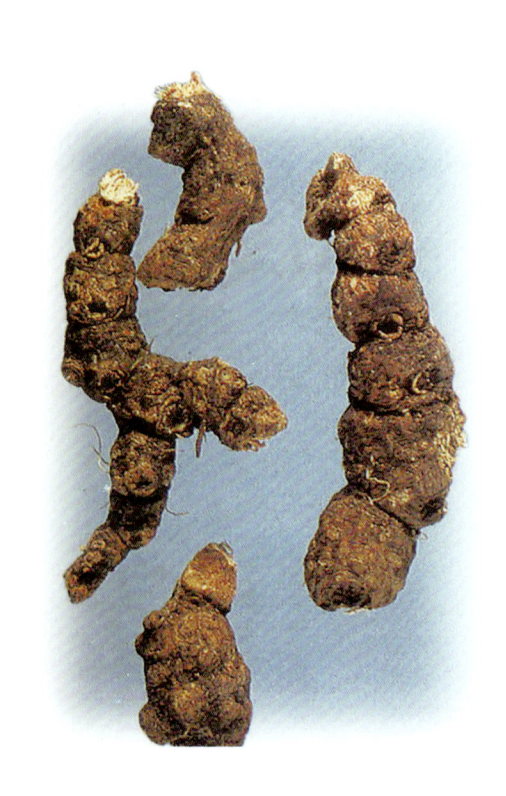

厚朴
hòu pò

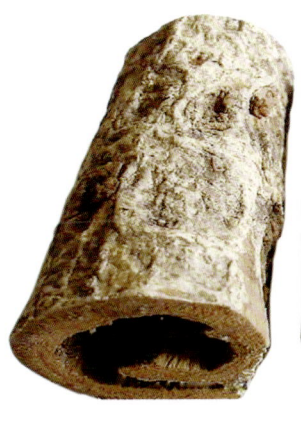

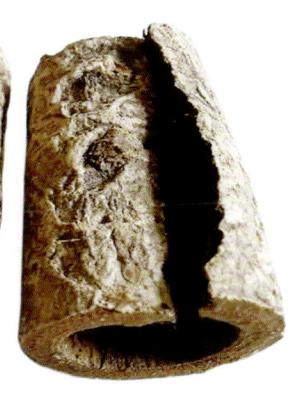

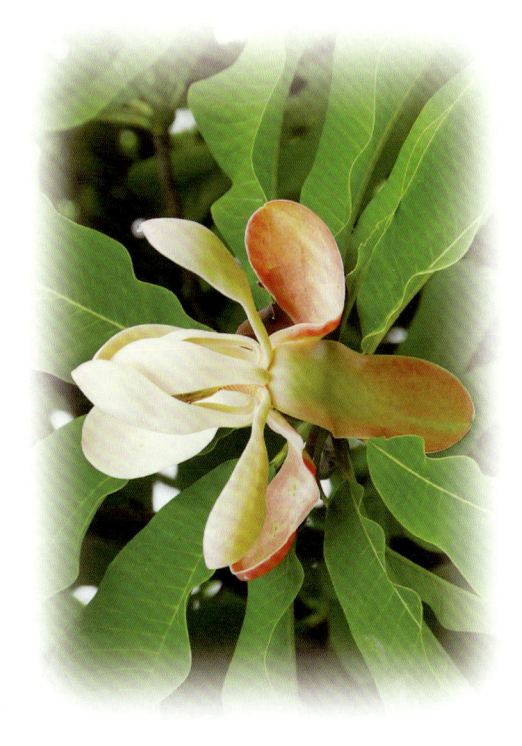

燥湿消痰痞满舒，
下气除满积滞除。
理气平喘治喘咳，
降逆开郁气自舒。
痰气互结梅核气，
半夏厚朴汤能驱。

本品为木兰科植物厚朴或凹叶厚朴的干燥干皮、根皮及枝皮。4～6月剥取，根皮和枝皮直接阴干；干皮置沸水中微煮后，堆置阴湿处，"发汗"至内表面变紫褐色或棕褐色时，蒸软，取出，卷成筒状，干燥。

【性味与归经】苦、辛，温。归脾、胃、肺、大肠经。

【功能与主治】燥湿消痰，下气除满。用于湿滞伤中，脘痞吐泻，食积气滞，腹胀便秘，痰饮喘咳。

【用法与用量】3～10g。

【贮藏】置通风干燥处。

砂仁 shā rén

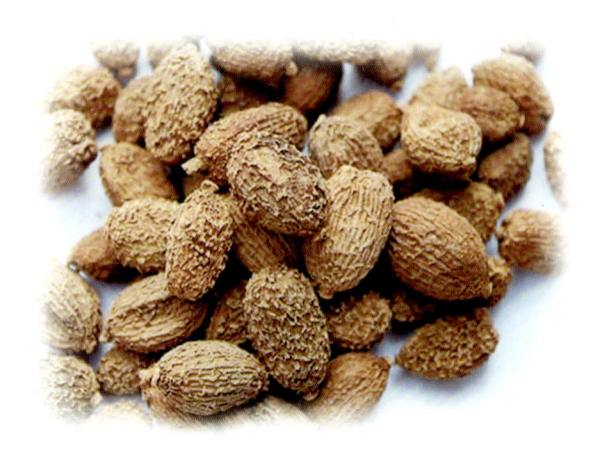

芳香化湿开胃强,
湿浊中阻脘痞畅。
温中止泻治泄泻,
理气安胎美名扬。
妊娠恶阻用之宜,
醒脾解酒效易见。

本品为姜科植物阳春砂、绿壳砂或海南砂的干燥成熟果实。夏、秋二季果实成熟时采收,晒干或低温干燥。

【性味与归经】辛,温。归脾、胃、肾经。

【功能与主治】化湿开胃,温脾止泻,理气安胎。用于湿浊中阻,脘痞不饥,脾胃虚寒,呕吐泄泻,妊娠恶阻,胎动不安。

【用法与用量】3～6g,后下。

【贮藏】置阴凉干燥处。

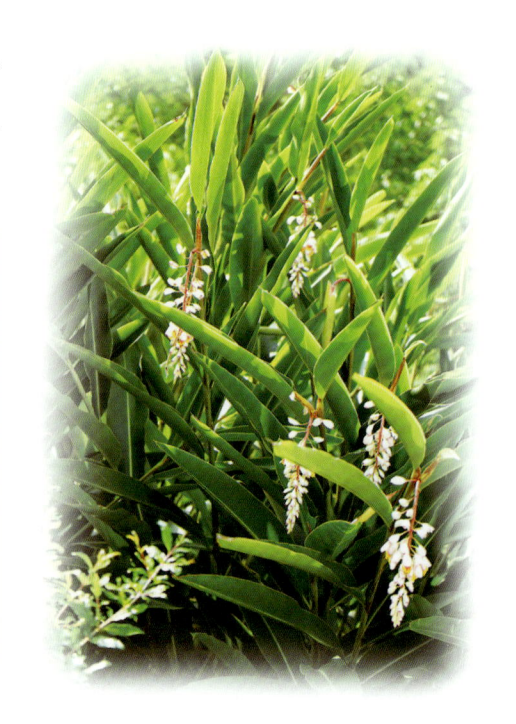

豆蔻 (dòu kòu)

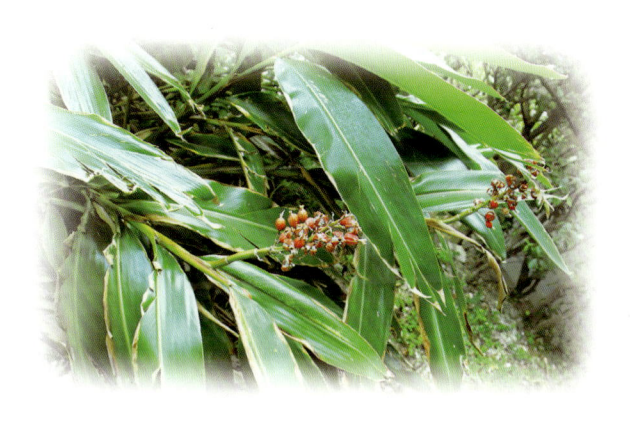

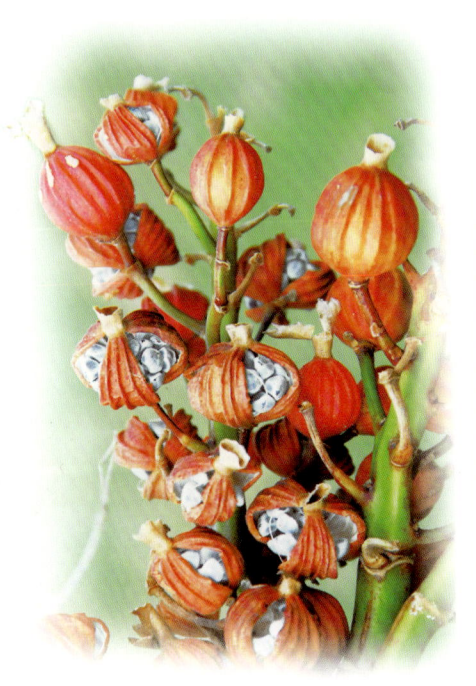

芳香化湿行气好，
湿浊中阻消之妙。
胸闷腹胀常选用，
食积不消疗效高。
温中止呕去呃逆，
寒湿呕吐效可靠。
豆蔻年华真美好，
保护脾胃有功劳。

本品为姜科植物白豆蔻或爪哇白豆蔻的干燥成熟果实。按产地不同分为"原豆蔻"和"印尼白蔻"。

【性味与归经】辛，温。归肺、脾、胃经。

【功能与主治】化湿行气，温中止呕，开胃消食。用于湿浊中阻，不思饮食，湿温初起，胸闷不饥，寒湿呕逆，胸腹胀痛，食积不消。

【用法与用量】3～6g，后下。

【贮藏】密闭，置阴凉干燥处，防蛀。

第六章 利水渗湿药（17种）

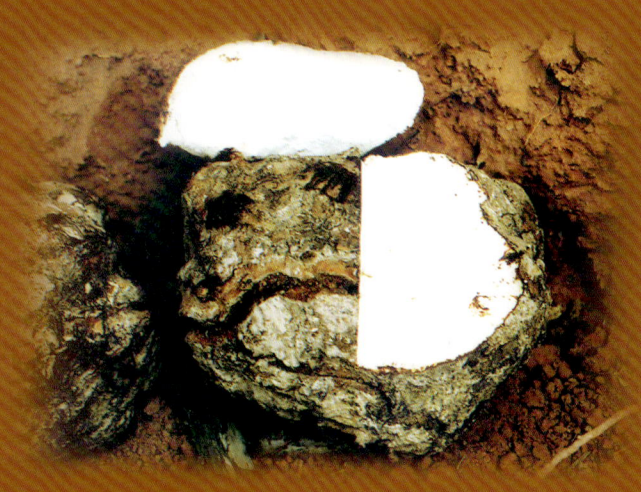

第一节 利水消肿药（6种）

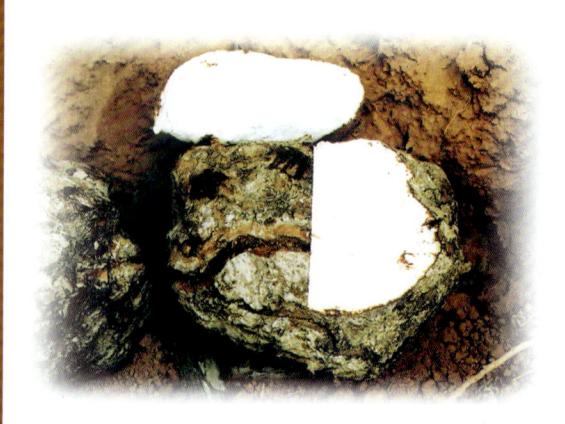

茯苓 (fú líng)

利水渗湿能健脾,
水肿尿少配泽泻。
脾虚食少且便溏,
参苓白术巧调理。
宁心安神治失眠,
安神定志要常备。

本品为多孔菌科真菌茯苓的干燥菌核。多于7~9月采挖，挖出后除去泥沙，堆置"发汗"后，摊开晾至表面干燥，再"发汗"，反复数次至现皱纹、内部水分大部散失后，阴干，称为"茯苓个"；或将鲜茯苓按不同部位切制，阴干，分别称为"茯苓块"和"茯苓片"。

【性味与归经】甘、淡，平。归心、肺、脾、肾经。
【功能与主治】利水渗湿，健脾，宁心。用于水肿尿少，痰饮眩悸，脾虚食少，便溏泄泻，心神不安，惊悸失眠。
【用法与用量】10~15g。
【贮藏】置干燥处，防潮。

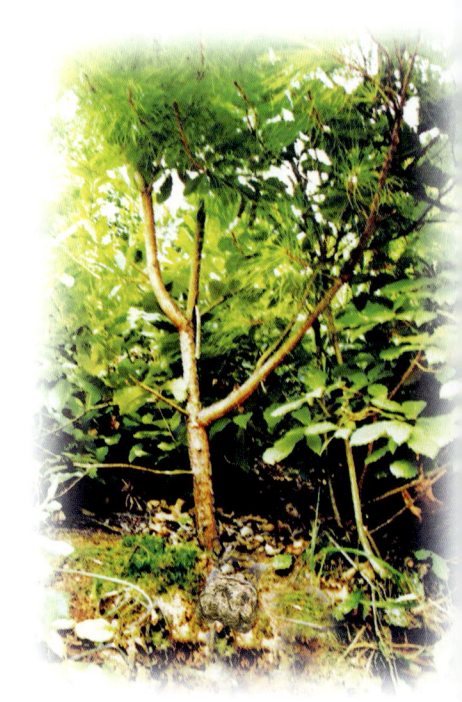

薏苡仁 (yì yǐ rén)

利水渗湿消水肿，
健脾止泻效出众。
舒筋利脉能除痹，
解毒排脓能消痈。
各种肿瘤配合用，
常食防癌效中庸。

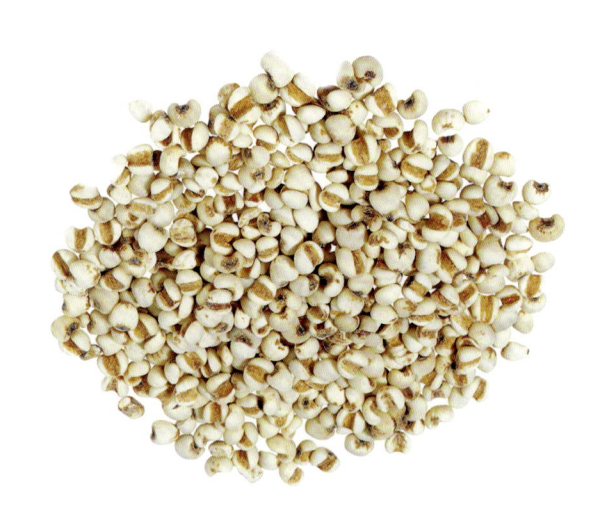

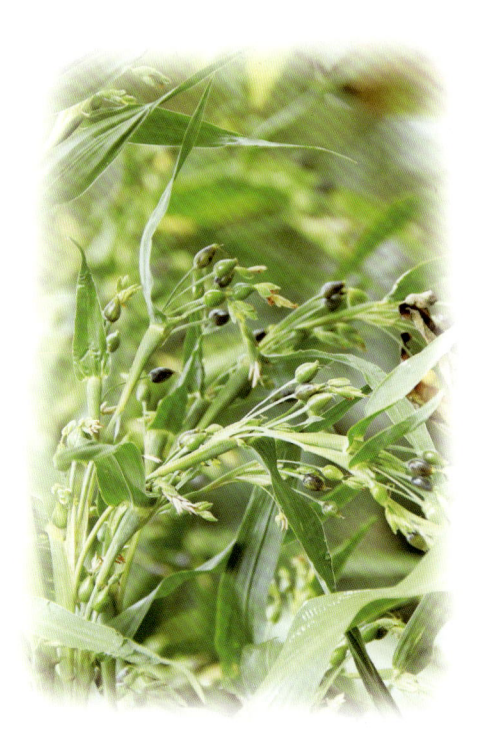

本品为禾本科植物薏苡的干燥成熟种仁。秋季果实成熟时采割植株，晒干，打下果实，再晒干，除去外壳、黄褐色种皮和杂质，收集种仁。

【性味与归经】甘、淡，凉。归脾、胃、肺经。

【功能与主治】利水渗湿，健脾止泻，除痹，排脓，解毒散结。用于水肿，脚气，小便不利，脾虚泄泻，湿痹拘挛，肺痈，肠痈，赘疣，癌肿。

【用法与用量】9～30g。

【注意】孕妇慎用。

【贮藏】置通风干燥处，防蛀。

猪苓 zhū líng

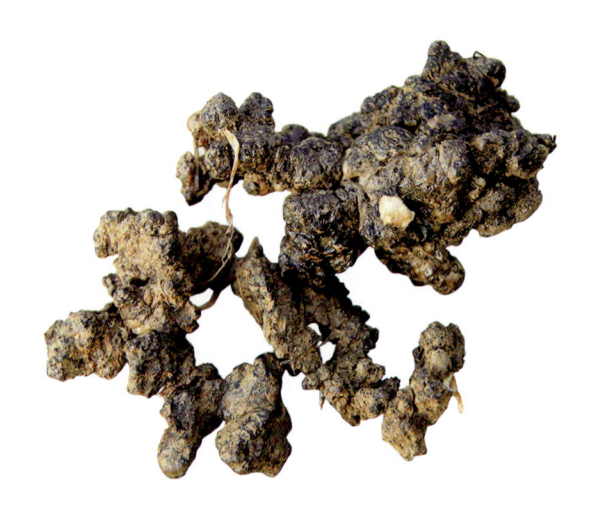

利水渗湿治水肿,
各种水肿配合用。
泄泻淋浊与带下,
水热互结猪苓汤。

本品为多孔菌科真菌猪苓的干燥菌核。春、秋二季采挖,除去泥沙,干燥。

【性味与归经】甘、淡,平。归肾、膀胱经。
【功能与主治】利水渗湿。用于小便不利,水肿,泄泻,淋浊,带下。
【用法与用量】6～12g。
【贮藏】置通风干燥处。

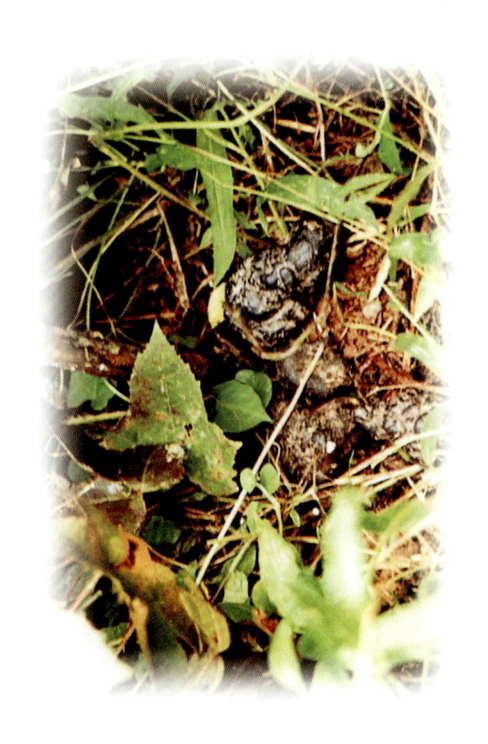

泽泻
zé xiè

利水渗湿泄热好,
化浊降脂疗效高。
热淋涩痛或水肿,
痰饮眩晕服之消。

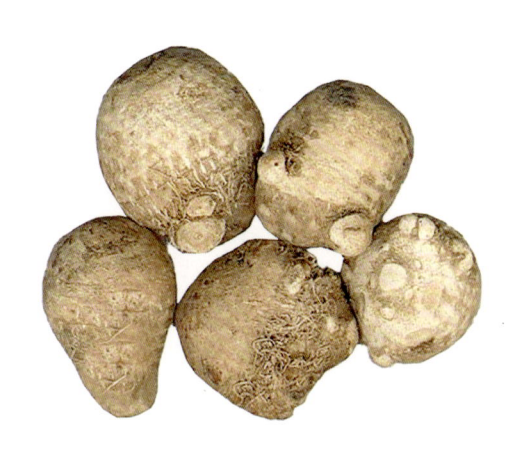

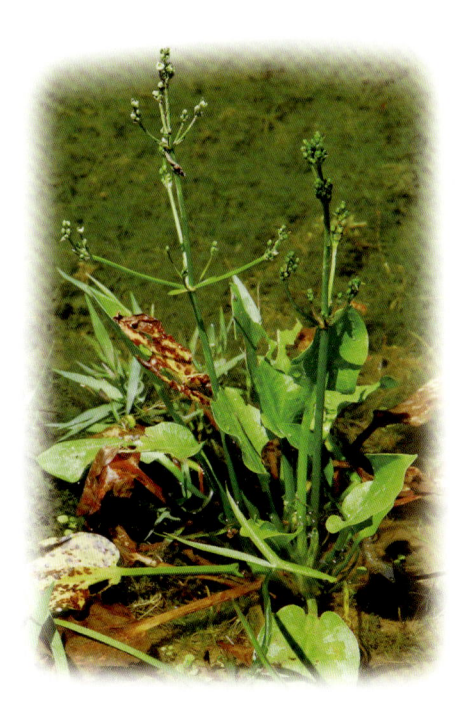

本品为泽泻科植物泽泻的干燥块茎。冬季茎叶开始枯萎时采挖，洗净，干燥，除去须根和粗皮。

【性味与归经】甘、淡，寒。归肾、膀胱经。

【功能与主治】利水渗湿，泄热，化浊降脂。用于小便不利，水肿胀满，泄泻尿少，痰饮眩晕，热淋涩痛，高脂血症。

【用法与用量】6～10g。

【贮藏】置干燥处，防蛀。

枳椇子 zhǐ jǔ zǐ

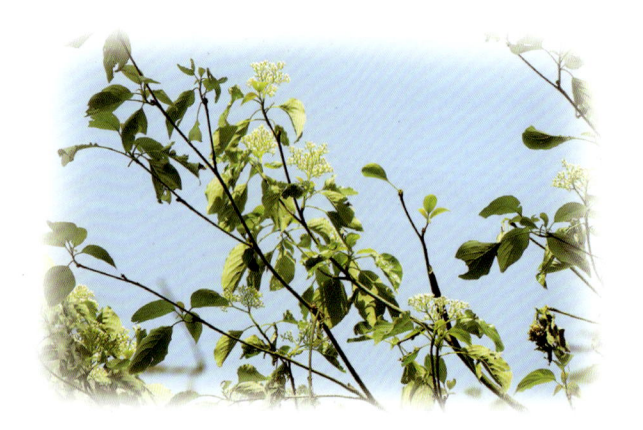

解酒名药枳椇子,
千杯不醉骗白痴。
利尿有助解酒毒,
烦渴呕吐速服之。
解酒亚于熊胆粉,
协同增效配伍施。

本品为鼠李科枳椇属植物北枳椇、枳椇和毛果枳椇的成熟种子。

【性味与归经】甘,平。入胃经。
【功能与主治】解酒毒,止渴除烦,止呕,利大小便。用于醉酒,烦渴,呕吐,二便不利。
【用法与用量】6~15g。
【贮藏】置阴凉干燥处。

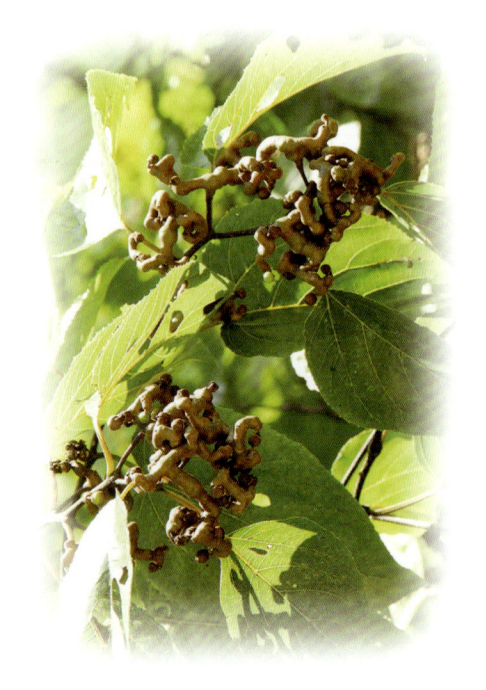

玉米须 yù mǐ xū

玉米花柱玉米须,
甘淡渗湿水下超。
利水消肿治水肿,
小便淋沥尿之舒。
清肝利胆黄疸除,
乳汁不通效尤殊。

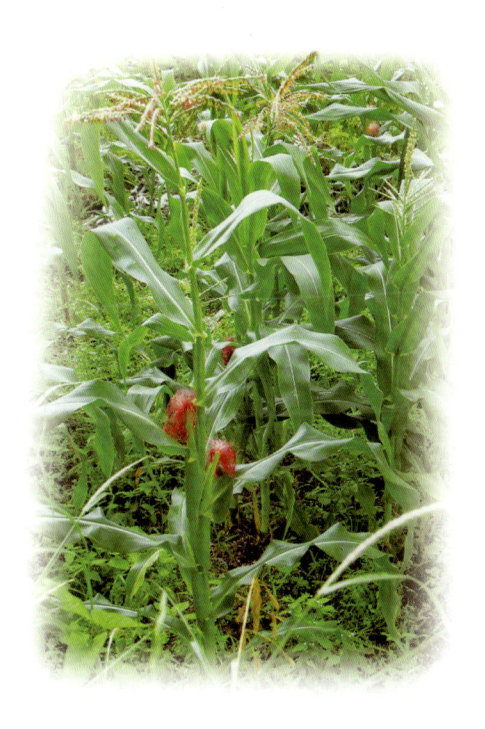

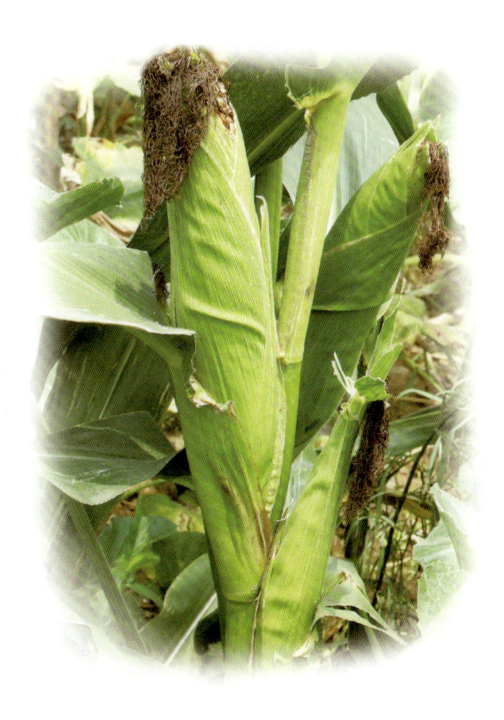

本品为禾本科植物玉蜀黍的花柱和柱头。

【性味与归经】甘、淡,平。归膀胱、肝、胆经。

【功能与主治】利尿消肿,清肝利胆。水肿,小便淋沥,黄疸,乳汁不通。

【用法与用量】30~60g。

【贮藏】置阴凉干燥处。

第二节 利尿通淋药（7种）

车前子 (chē qián zǐ)

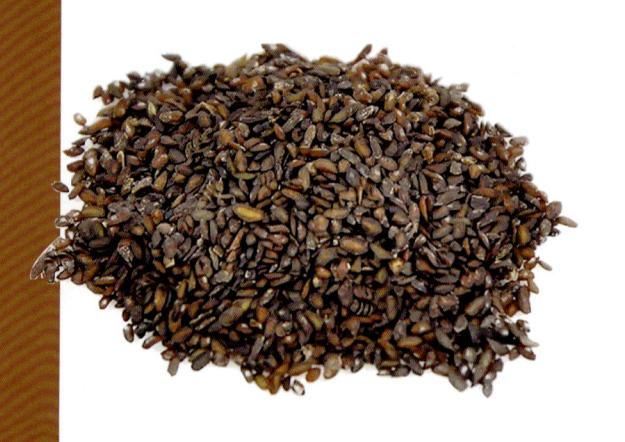

清热利尿且通淋，
热淋涩痛效尤灵。
渗湿止泻治泄泻，
痰热咳嗽痰祛净，
目赤肿痛效亦珍。

本品为车前科植物车前或平车前的干燥成熟种子。夏、秋二季种子成熟时采收果穗，晒干，搓出种子，除去杂质。

【性味与归经】甘，寒。归肝、肾、肺、小肠经。

【功能与主治】清热利尿通淋，渗湿止泻，明目，祛痰。用于热淋涩痛，水肿胀满，暑湿泄泻，目赤肿痛，痰热咳嗽。

【用法与用量】9～15g，包煎。

【贮藏】置通风干燥处，防潮。

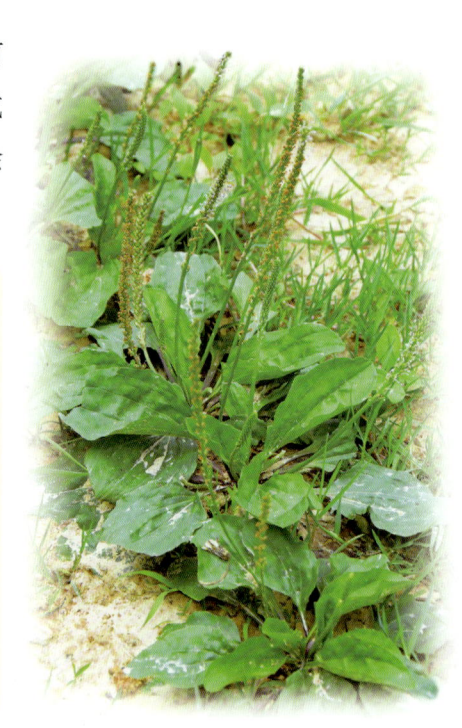

滑石 huá shí

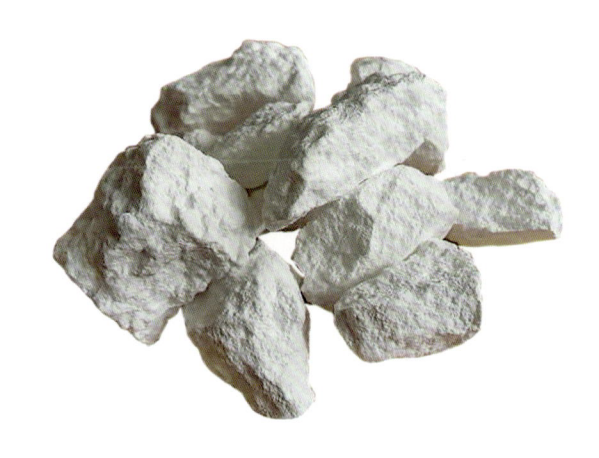

利尿通淋清暑热，
善治湿热膀胱炎。
暑湿烦渴尿不畅，
配上甘草更灵验。
祛湿敛疮为外用，
湿疹痱子有专长。
滑石石棉共生矿，
久用增加癌风险。

本品为硅酸盐类矿物滑石族滑石，主含含水硅酸镁。采挖后，除去泥沙和杂石。

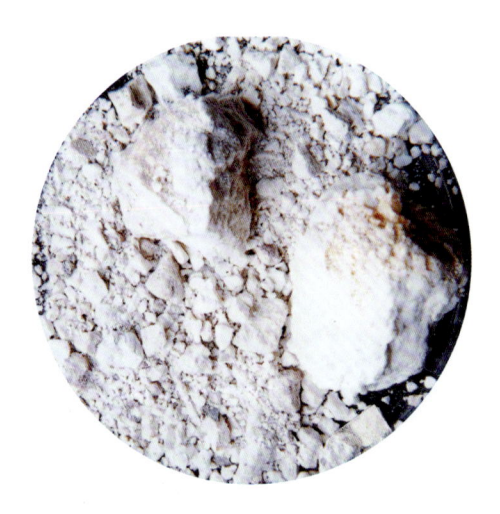

【性味与归经】甘、淡，寒。归膀胱、肺、胃经。

【功能与主治】利尿通淋，清热解暑；外用祛湿敛疮。用于热淋，石淋，尿热涩痛，暑湿烦渴，湿热水泻；外治湿疹，湿疮，痱子。

【用法与用量】10～20g，先煎。外用适量。

【贮藏】置干燥处。

通草 tōng cǎo

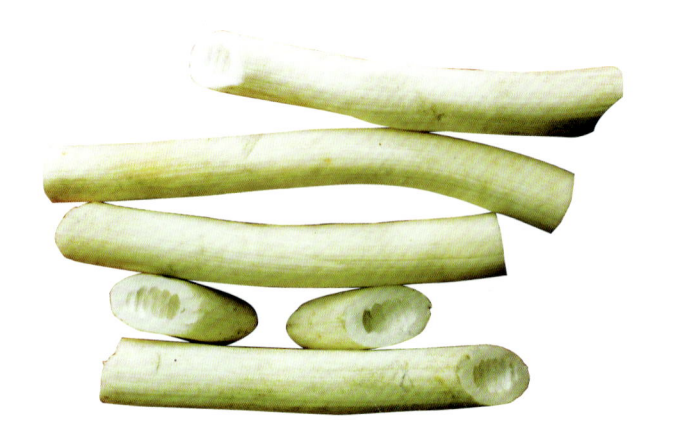

清热利尿治淋证,
小便淋沥心不宁。
热淋血淋及沙淋,
配上石韦效更灵。
通气下乳治少乳,
胃气畅通乳汁临。

本品为五加科植物通脱木的干燥茎髓。秋季割取茎,截成段,趁鲜取出髓部,理直,晒干。

【性味与归经】甘、淡,微寒。归肺、胃经。

【功能与主治】清热利尿,通气下乳。用于湿热淋证,水肿尿少,乳汁不下。

【用法与用量】3～5g。

【注意】孕妇慎用。

【贮藏】置干燥处。

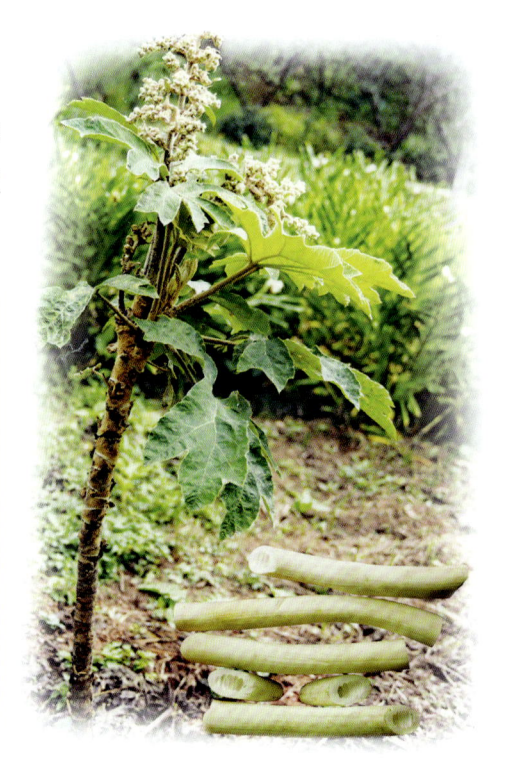

萹蓄 biān xù

利尿通淋治淋证,
热淋涩痛无踪影。
杀虫止痒治阴痒,
皮肤湿疹用之灵。

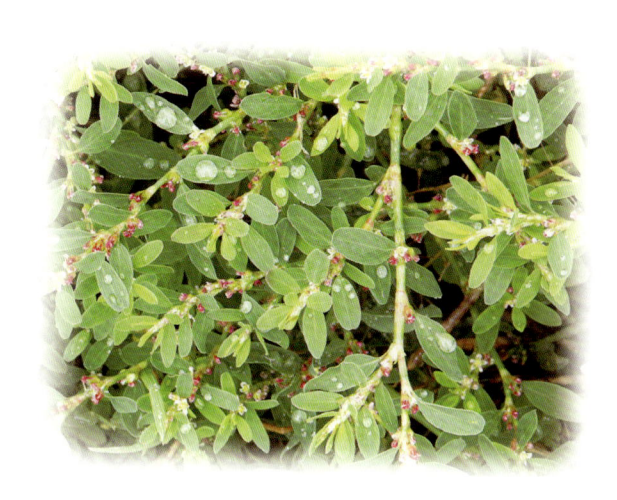

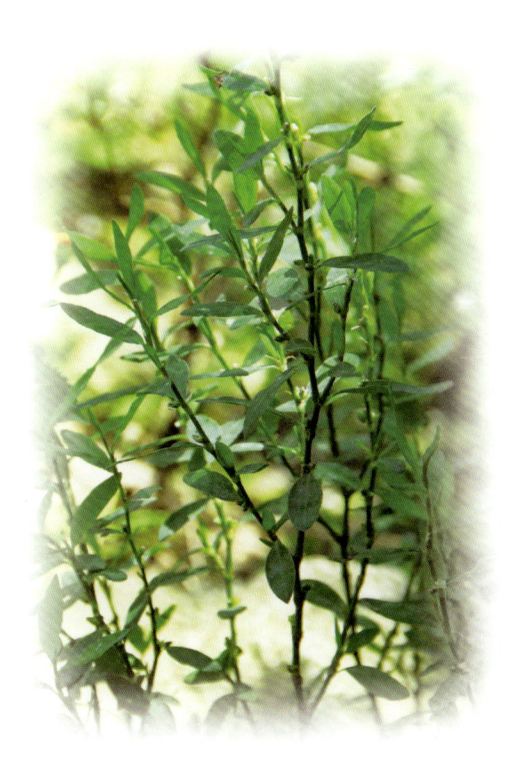

本品为蓼科植物萹蓄的干燥地上部分。夏季叶茂盛时采收,除去根和杂质,晒干。

【性味与归经】苦,微寒。归膀胱经。

【功能与主治】利尿通淋,杀虫,止痒。用于热淋涩痛,小便短赤,虫积腹痛,皮肤湿疹,阴痒带下。

【用法与用量】9～15g。

【贮藏】置阴凉干燥处。

地肤子
（dì fū zǐ）

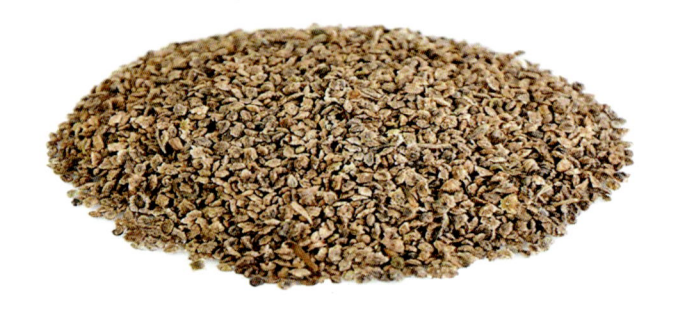

清热利湿治热淋，
尿频尿急随之停。
祛风止痒治阴痒，
风疹湿疹服之灵。

本品为藜科植物地肤的干燥成熟果实。秋季果实成熟时采收植株，晒干，打下果实，除去杂质。

【性味与归经】辛、苦，寒。归肾、膀胱经。

【功能与主治】清热利湿，祛风止痒。用于小便涩痛，阴痒带下，风疹，湿疹，皮肤瘙痒。

【用法与用量】9～15g。外用适量，煎汤熏洗。

【贮藏】置通风干燥处，防蛀。

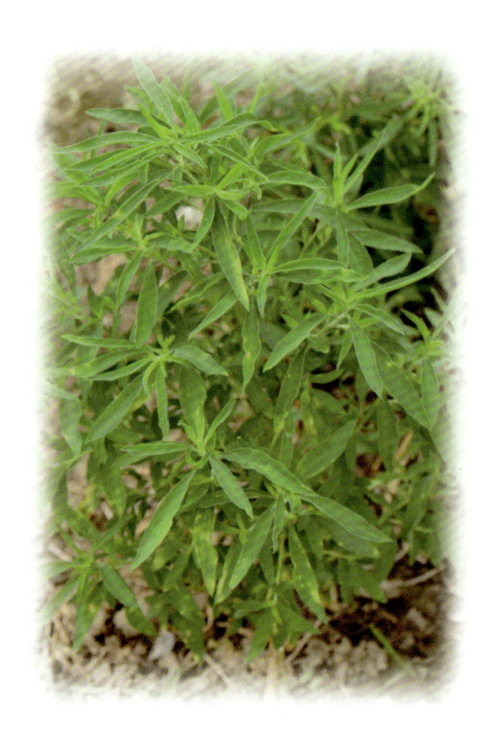

海金沙

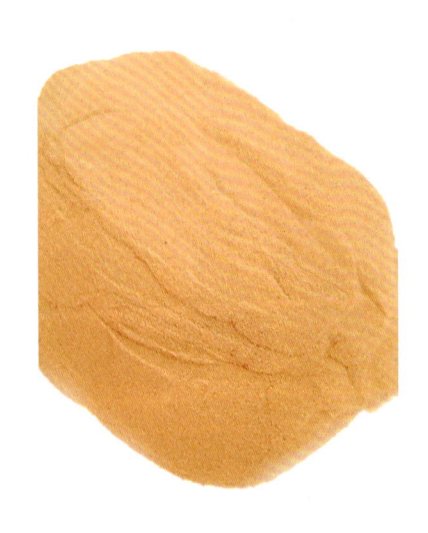

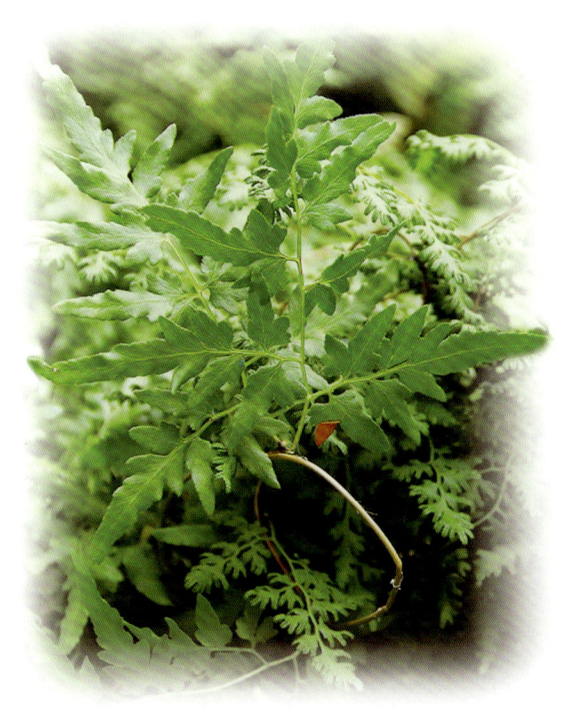

清热利湿又通淋，
尿道涩痛尿淋沥。
西医淋病淋球菌，
中医淋证有五淋。
热淋血淋沙石淋，
再加膏淋五种淋。
淋证淋病两类病，
青红皂白要分清。

本品为海金沙科植物海金沙的干燥成熟孢子。秋季孢子未脱落时采割藤叶，晒干，搓揉或打下孢子，除去藤叶。

【性味与归经】甘、咸，寒。归膀胱、小肠经。
【功能与主治】清利湿热，通淋止痛。用于热淋，石淋，血淋，膏淋，尿道涩痛。
【用法与用量】6～15g，包煎。
【贮藏】置干燥处。

萆薢
bì xiè

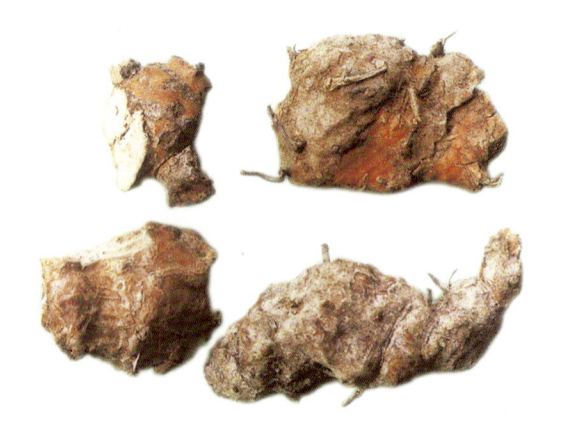

利湿去浊治膏淋,
白浊白带消之灵。
祛风除痹治痹痛,
痛风肿痛消之净。

本品为薯蓣科植物绵萆薢和薯蓣科植物粉背薯蓣的干燥根茎。秋、冬二季采挖,除去须根,洗净,切片,晒干。

【性味与归经】苦,平。归肾、胃经。
【功能与主治】利湿去浊,祛风除痹。用于膏淋,白浊,白带过多,风湿痹痛,关节不利,腰膝疼痛。
【用法与用量】9～15g。
【贮藏】置阴凉干燥处。

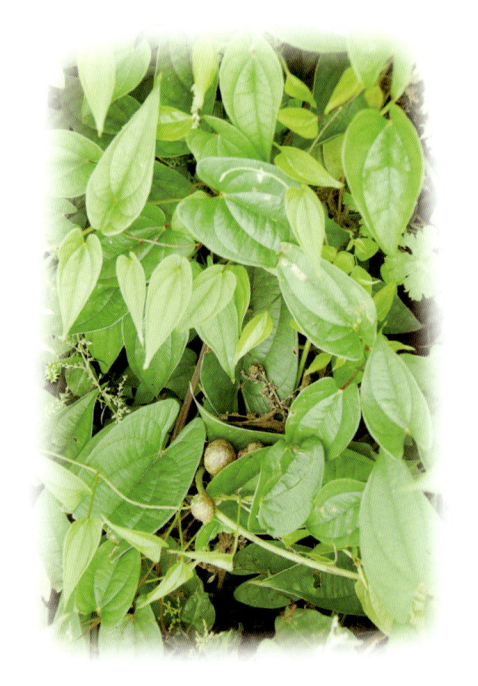

垂盆草
chuí pén cǎo

利湿退黄治黄疸，
肝功恢复不简单。
清热解毒消痈肿，
痈肿疮疡也有效。

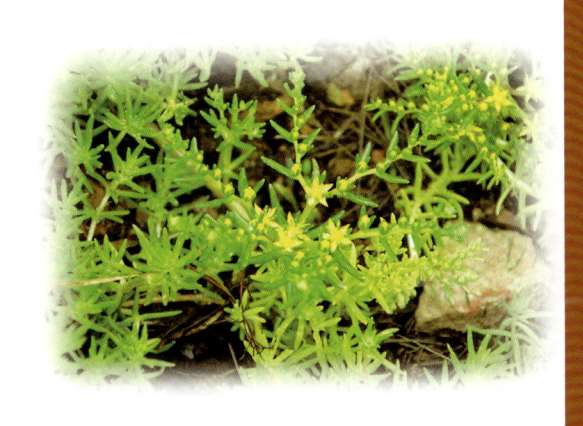

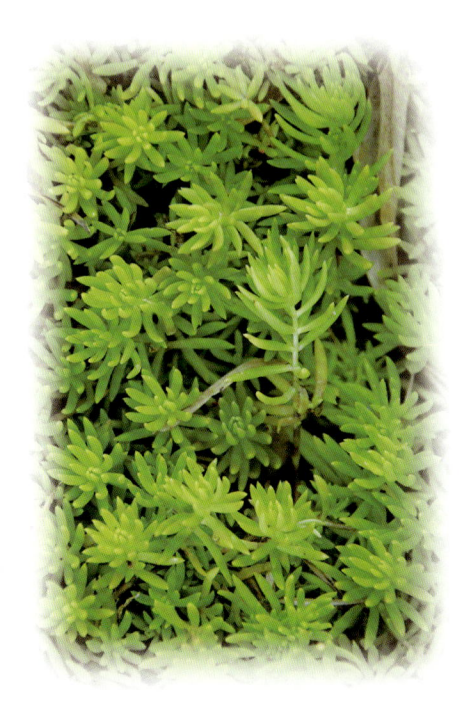

本品为景天科植物垂盆草的干燥全草。夏、秋二季采收，除去杂质，干燥。

【性味与归经】甘、淡，凉。归肝、胆、小肠经。
【功能与主治】利湿退黄，清热解毒。用于湿热黄疸，小便不利，痈肿疮疡。
【用法与用量】15～30g。
【贮藏】置干燥处。

第三节 利湿退黄药（4种）

茵陈 yīn chén

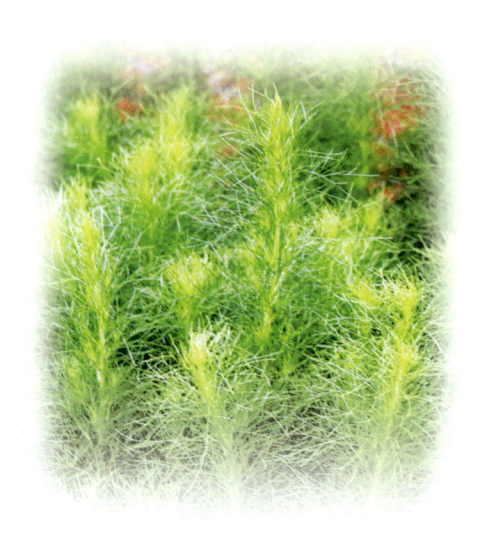

三月茵陈四月蒿，
五月茵陈当柴烧。
清利湿热退黄疸，
湿热黄疸疗效高，
湿疮瘙痒功不凡。

本品为菊科植物滨蒿或茵陈蒿的干燥地上部分。春季幼苗高6～10cm时采收或秋季花蕾长成至花初开时采割，除去杂质和老茎，晒干。春季采收的习称"绵茵陈"，秋季采割的称"花茵陈"。

【性味与归经】苦、辛，微寒。归脾、胃、肝、胆经。

【功能与主治】清利湿热，利胆退黄。用于黄疸尿少，湿温暑湿，湿疮瘙痒。

【用法与用量】6～15g。外用适量，煎汤熏洗。

【贮藏】置阴凉干燥处，防潮。

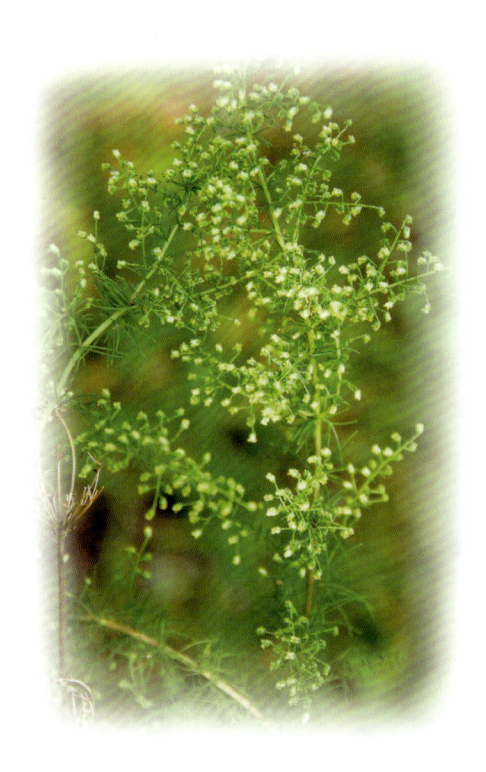

金钱草

利湿退黄治黄疸，
胆胀胁痛敢担当。
利胆排石效果好，
肝胆结石渐排光。
利尿通淋治淋证，
石淋热淋不涩痛。

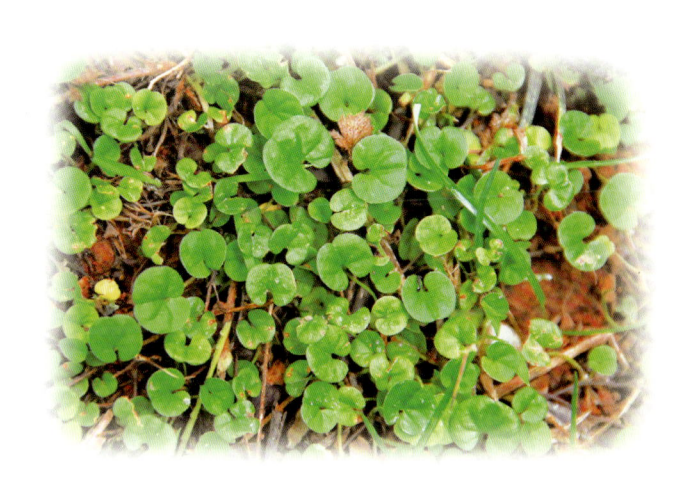

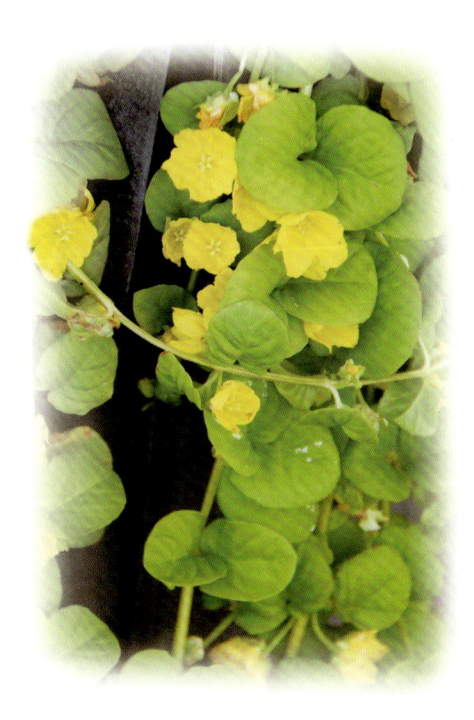

本品为报春花科植物过路黄的干燥全草。夏、秋二季采收，除去杂质，晒干。

【性味与归经】甘、咸，微寒。归肝、胆、肾、膀胱经。

【功能与主治】利湿退黄，利尿通淋，解毒消肿。用于湿热黄疸，胆胀胁痛，石淋，热淋，小便涩痛，痈肿疔疮，蛇虫咬伤。

【用法与用量】15～60g。

【贮藏】置干燥处。

虎杖 hǔ zhàng

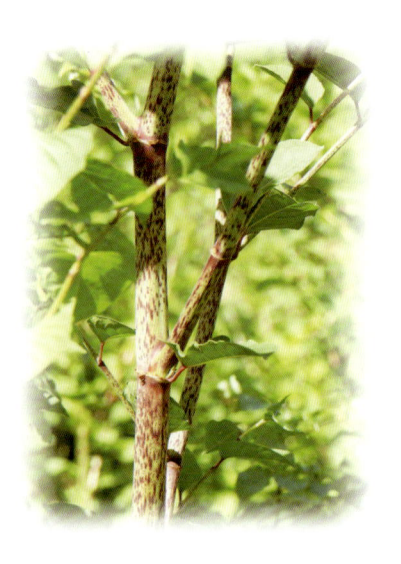

利湿退黄治黄疸,
清热解毒治毒疮。
散瘀止痛治癥瘕,
跌打损伤水火烫。
化痰止咳治热咳,
肺热咳嗽敢担当,
孕妇便溏不用它。

本品为蓼科植物虎杖的干燥根茎和根。春、秋二季采挖,除去须根,洗净,趁鲜切短段或厚片,晒干。

【性味与归经】微苦,微寒。归肝、胆、肺经。

【功能与主治】利湿退黄,清热解毒,散瘀止痛,止咳化痰。用于湿热黄疸,淋浊,带下,风湿痹痛,痈肿疮毒,水火烫伤,经闭,癥瘕,跌打损伤,肺热咳嗽。

【用法与用量】9～15g。外用适量,制成煎液或油膏涂敷。

【注意】孕妇慎用。

【贮藏】置干燥处,防霉,防蛀。

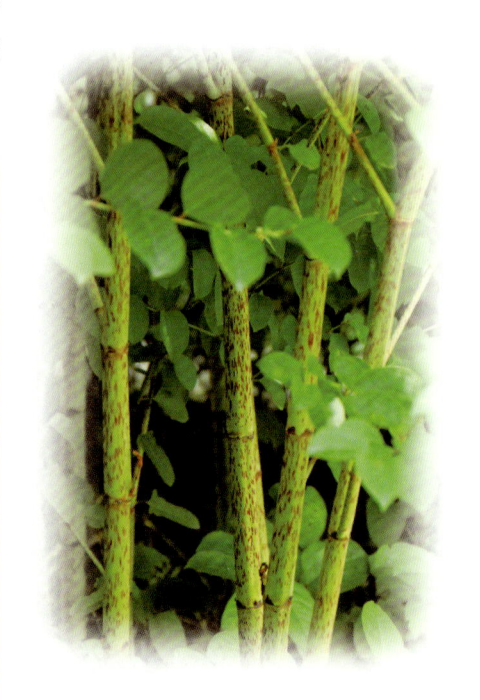

第七章 温里药（8种）

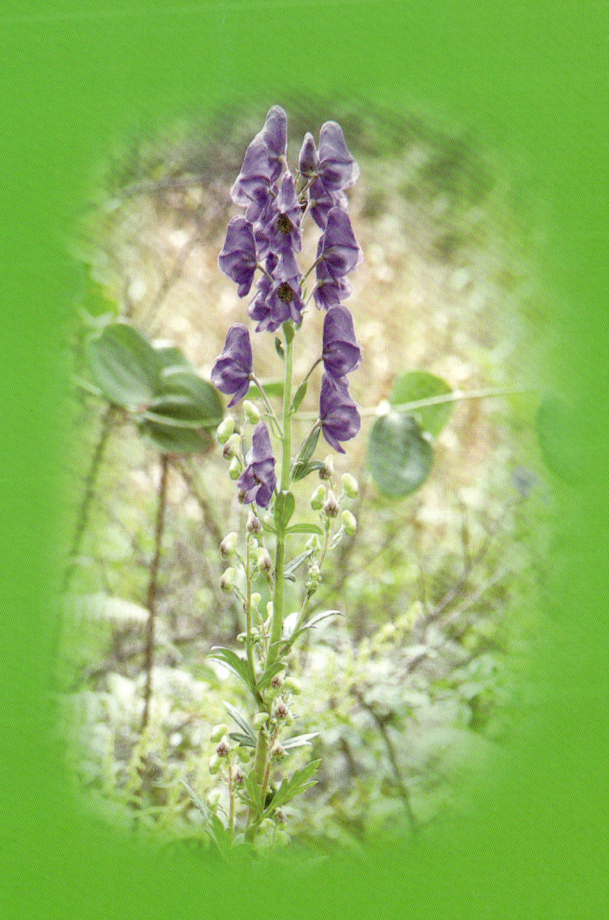

附 子
（fù zǐ）

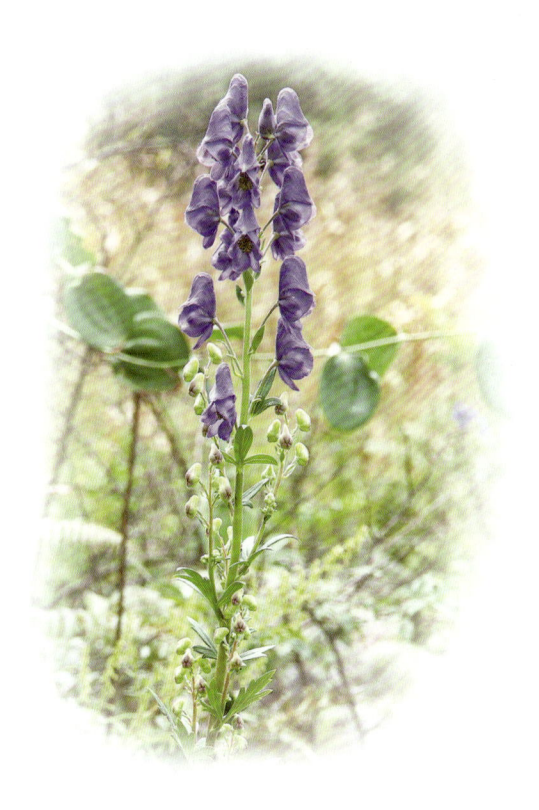

回阳救逆能担纲,
补火助阳响当当。
散寒止痛功效佳,
亡阳虚脱四逆汤。
心阳不振能担当,
脘腹冷痛效尤佳。
阳虚阴寒常选用,
肾阳虚衰服之康。
半蒌贝蔹及攻乌,
阴虚孕妇均避让。

　　本品为毛茛科植物乌头的子根的加工品。6月下旬至8月上旬采挖,除去母根、须根及泥沙,习称"泥附子",加工成下列规格。

　　1. 选择个大、均匀的泥附子,洗净,浸入食用胆巴的水溶液中过夜,再加食盐,继续浸泡,每日取出晒晾,并逐渐延长晒晾时间,直至附子表面出现大量结晶盐粒（盐霜）、体质变硬为止,习称"盐附子"。

　　2. 取泥附子,按大小分别洗净,浸入食用胆巴的水溶液中数日,连同浸液煮至透心,捞出,水漂,纵切成厚约0.5cm的片,再用水浸漂,用调色液使附片染成浓茶色,取出,蒸至出现油面、光泽后,烘至半干,再晒干或继续烘干，习称"黑顺片"。

3. 选择大小均匀的泥附子，洗净，浸入食用胆巴的水溶液中数日，连同浸液煮至透心，捞出，剥去外皮，纵切成厚约 0.3cm 的片，用水浸漂，取出，蒸透，晒干，习称"白附片"。

【炮制】附片（黑顺片、白附片）直接入药。

【性味与归经】辛、甘，大热；有毒。归心、肾、脾经。

【功能与主治】回阳救逆，补火助阳，散寒止痛。用于亡阳虚脱，肢冷脉微，心阳不足，胸痹心痛，虚寒吐泻，脘腹冷痛，肾阳虚衰，阳痿宫冷，阴寒水肿，阳虚外感，寒湿痹痛。

【用法与用量】3～15g，先煎，久煎。

【注意】孕妇慎用；不宜与半夏、瓜蒌、瓜蒌子、瓜蒌皮、天花粉、川贝母、浙贝母、平贝母、伊贝母、湖北贝母、白蔹、白及同用。

【贮藏】盐附子密闭，置阴凉干燥处；黑顺片及白附片置干燥处，防潮。

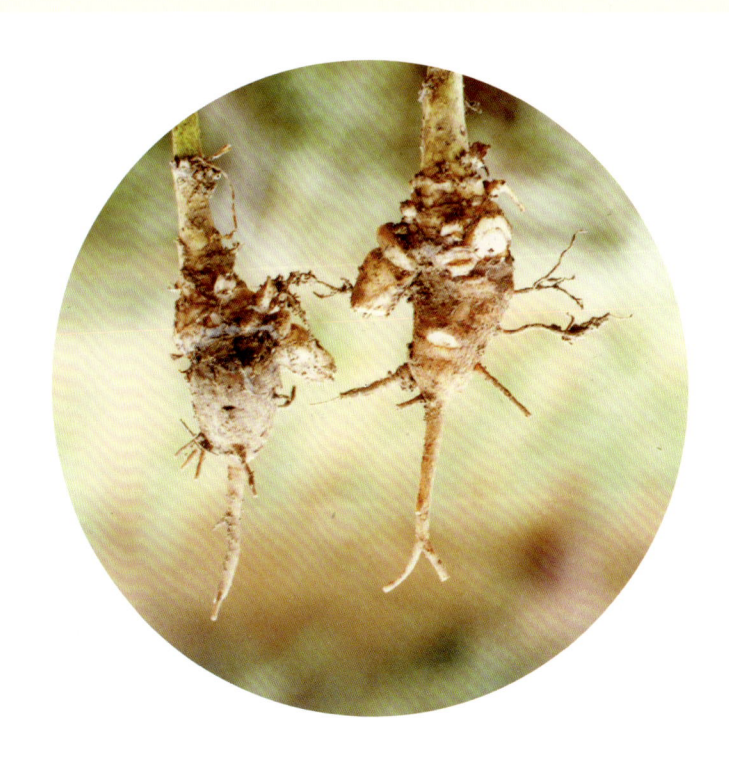

干姜
gān jiāng

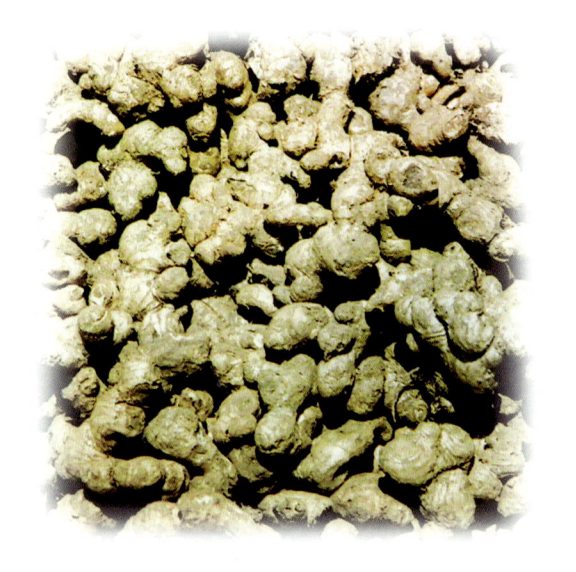

温中散寒治冷痛,
脘腹变得暖融融。
回阳通脉心脉通,
肢冷脉微见暖容。
温肺化饮治寒喘,
寒饮咳喘渐无踪。
干姜辛热药性峻,
生姜性温效从容。

本品为姜科植物姜的干燥根茎。冬季采挖,除去须根和泥沙,晒干或低温干燥。趁鲜切片晒干或低温干燥者称为"干姜片"。

【性味与归经】辛,热。归脾、胃、肾、心、肺经。

【功能与主治】温中散寒,回阳通脉,温肺化饮。用于脘腹冷痛,呕吐泄泻,肢冷脉微,寒饮喘咳。

【用法与用量】3～10g。

【贮藏】置阴凉干燥处,防蛀。

【制剂】姜流浸膏。

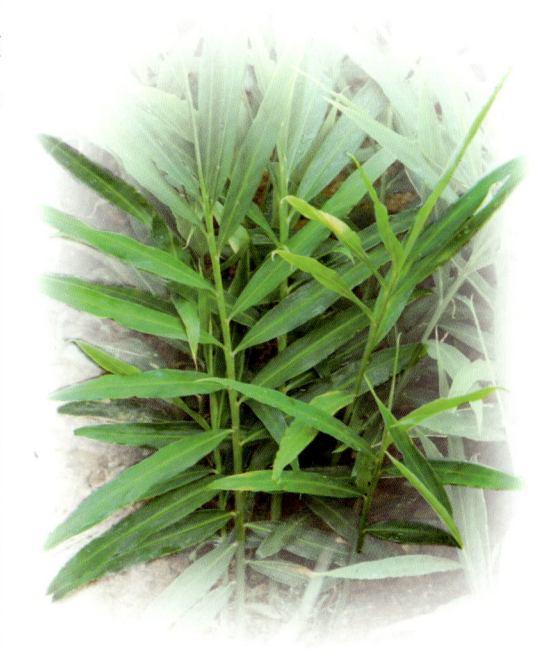

肉桂 ròu guì

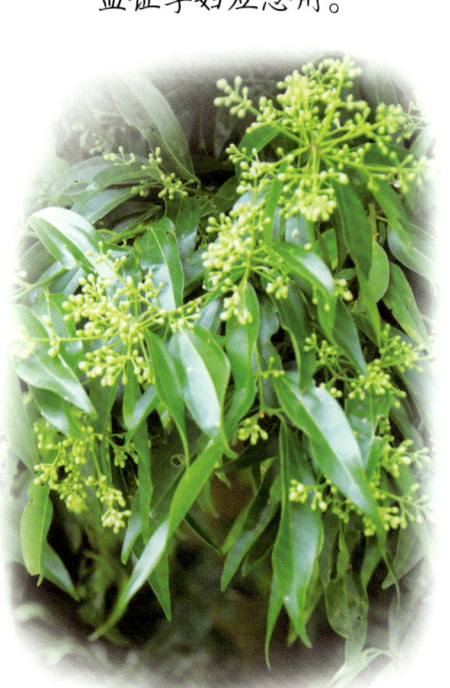

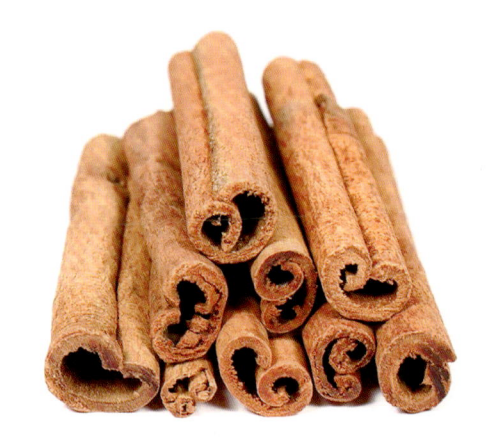

补火助阳显神通，
引火归原有专功。
散寒止痛功独崇，
温经通脉更畅通。
阳痿宫冷腰膝痛，
肾虚作喘难自容。
虚阳上浮面色红，
引火归原色正宗。
肉桂石脂不相逢，
血证孕妇应忌用。

本品为樟科植物肉桂的干燥树皮。多于秋季剥取，阴干。

【性味与归经】 辛、甘，大热。归肾、脾、心、肝经。

【功能与主治】 补火助阳，引火归原，散寒止痛，温通经脉。用于阳痿宫冷，腰膝冷痛，肾虚作喘，虚阳上浮，眩晕目赤，心腹冷痛，虚寒吐泻，寒疝腹痛，痛经经闭。

【用法与用量】 1～5g。

【注意】 有出血倾向者及孕妇慎用；不宜与赤石脂同用。

【贮藏】 置阴凉干燥处。

吴茱萸
wú zhū yú

辛苦燥热难依从，散寒止痛易见功。
降逆止呕治吞酸，助阳止泻腹不痛。
厥阴头痛立见效，寒疝腹痛便无踪。
研粉外敷涌泉穴，降火降压亦从容。
耗气动火伤气津，药有小毒谨慎用。

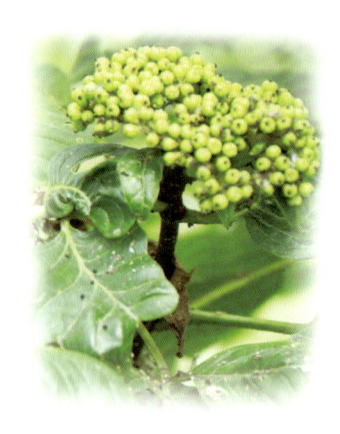

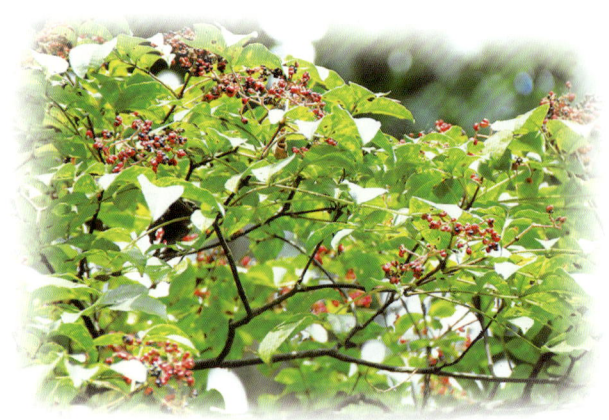

本品为芸香科植物吴茱萸、石虎或疏毛吴茱萸的干燥近成熟果实。8～11月果实尚未开裂时，剪下果枝，晒干或低温干燥，除去枝、叶、果梗等杂质。

【性味与归经】辛、苦，热；有小毒。归肝、脾、胃、肾经。

【功能与主治】散寒止痛，降逆止呕，助阳止泻。用于厥阴头痛，寒疝腹痛，寒湿脚气，经行腹痛，脘腹胀痛，呕吐吞酸，五更泄泻。

【用法与用量】2～5g。外用适量。

【贮藏】置阴凉干燥处。

花椒 huā jiāo

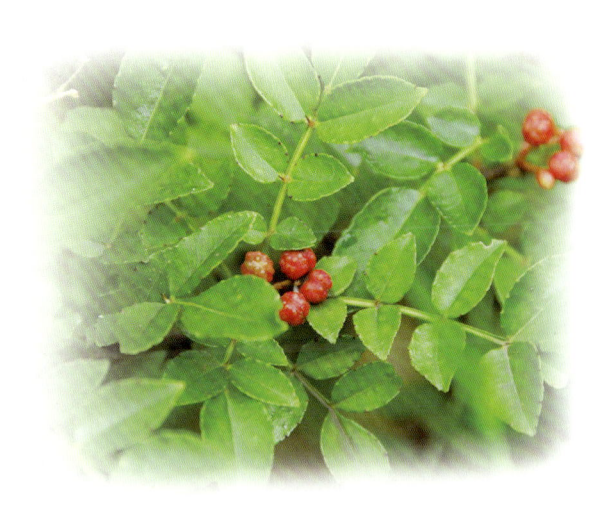

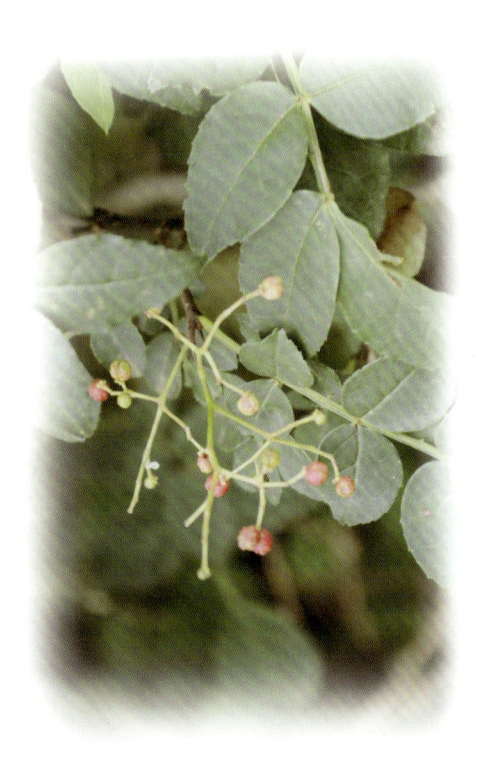

温中散寒能止痛,
脘腹冷痛有专功。
杀虫燥湿又止痒,
虫积腹痛得轻松。
湿疹阴痒煎汤洗,
外用熏洗效从容。

本品为芸香科植物青椒或花椒的干燥成熟果皮。秋季采收成熟果实,晒干,除去种子和杂质。

【性味与归经】辛,温。归脾、胃、肾经。

【功能与主治】温中止痛,杀虫止痒。用于脘腹冷痛,呕吐泄泻,虫积腹痛;外治湿疹,阴痒。

【用法与用量】3～6g。外用适量,煎汤熏洗。

【贮藏】置通风干燥处。

小茴香
xiǎo huí xiāng

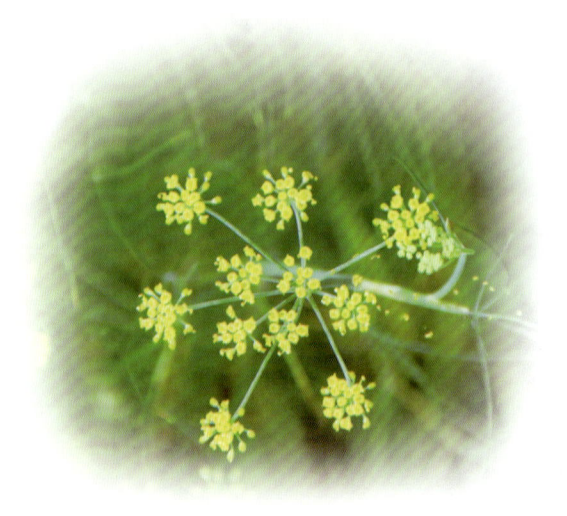

散寒止痛治疝痛，
理气和中暖融融。
寒疝腹痛肝经冷，
睾丸冷痛渐无踪。
暖肝温肾易见功，
阴虚火旺不敢用。

本品为伞形科植物茴香的干燥成熟果实。秋季果实初熟时采割植株，晒干，打下果实，除去杂质。

【性味与归经】辛，温。归肝、肾、脾、胃经。

【功能与主治】散寒止痛，理气和胃。用于寒疝腹痛，睾丸偏坠，痛经，少腹冷痛，脘腹胀痛，食少吐泻。盐小茴香暖肾散寒止痛。用于寒疝腹痛，睾丸偏坠，经寒腹痛。

【用法与用量】3～6g。

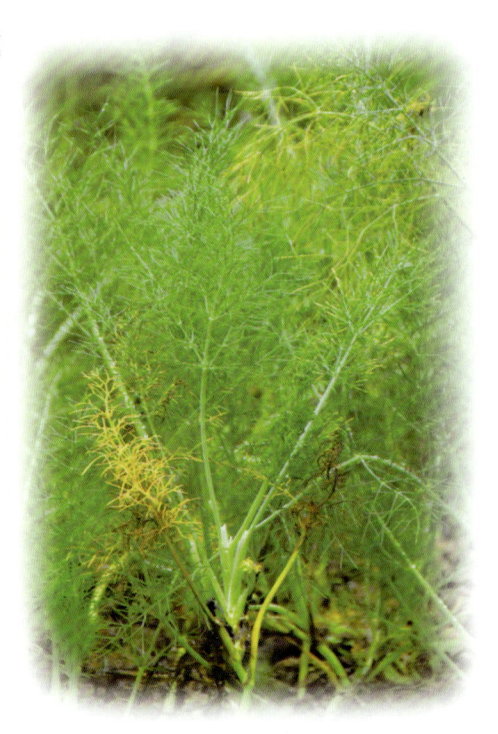

【贮藏】置阴凉干燥处。

丁香 dīng xiāng

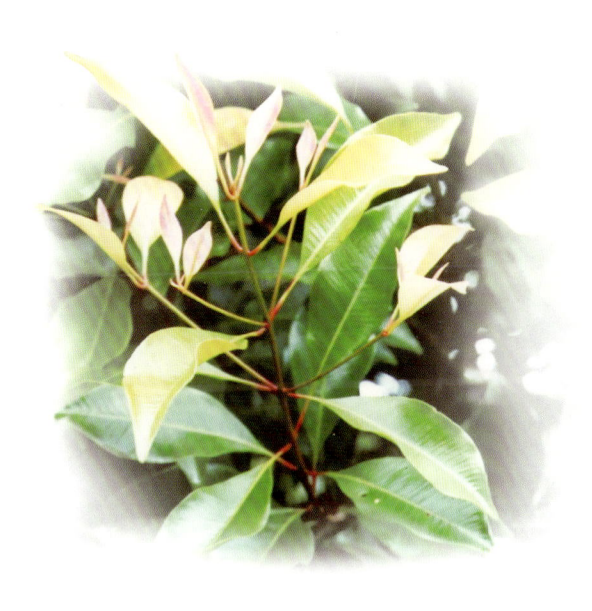

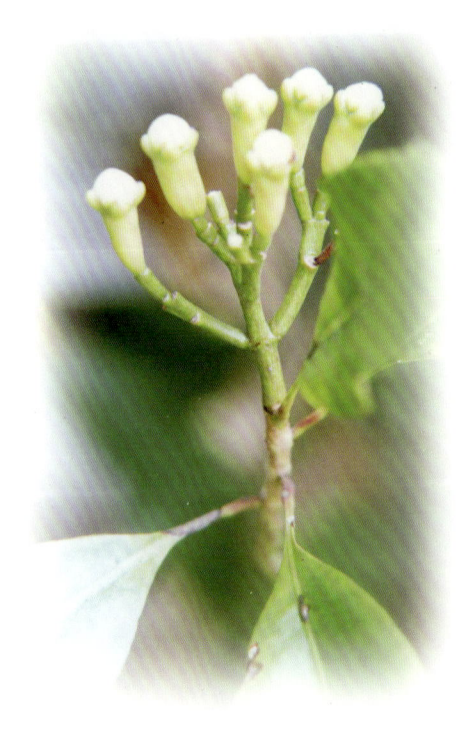

温中降逆胃气安，
脾胃虚寒可转暖。
呃逆呕吐胃虚寒，
食少吐泻不复存。
心腹冷痛渐温暖，
补肾助阳肾气存。
丁香莫与郁金见，
两药相畏效受损。

第七章 温里药（8种）

本品为桃金娘科植物丁香的干燥花蕾。当花蕾由绿色转红时采摘，晒干。

【性味与归经】辛，温。归脾、胃、肺、肾经。

【功能与主治】温中降逆，补肾助阳。用于脾胃虚寒，呃逆呕吐，食少吐泻，心腹冷痛，肾虚阳痿。

【用法与用量】1～3g，内服或研末外敷。

【注意】不宜与郁金同用。

【贮藏】置阴凉干燥处。

高良姜 gāo liáng jiāng

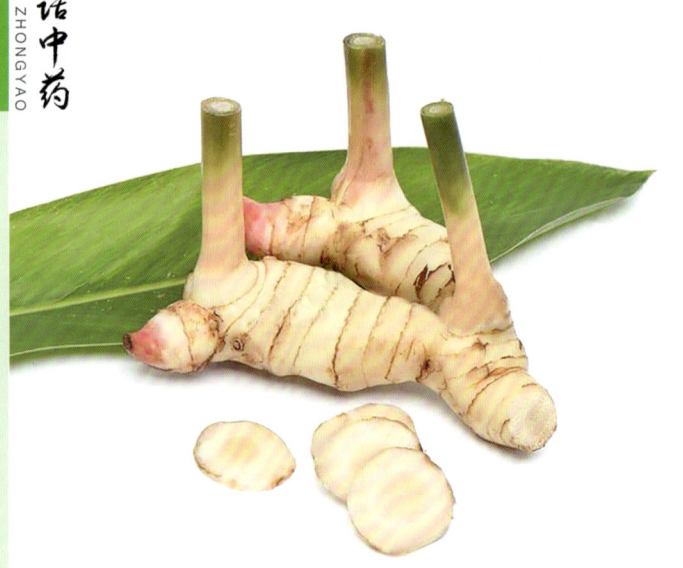

温胃止呕又止痛，
胃暖吐止变从容。
胃寒呕吐易见功，
脘腹冷痛渐无踪。
胃寒肝郁腹胀痛，
配上香附效更宏。

本品为姜科植物高良姜的干燥根茎。夏末秋初采挖，除去须根和残留的鳞片，洗净，切段，晒干。

【性味与归经】辛，热。归脾、胃经。

【功能与主治】温胃止呕，散寒止痛。用于脘腹冷痛，胃寒呕吐，嗳气吞酸。

【用法与用量】3～6g。

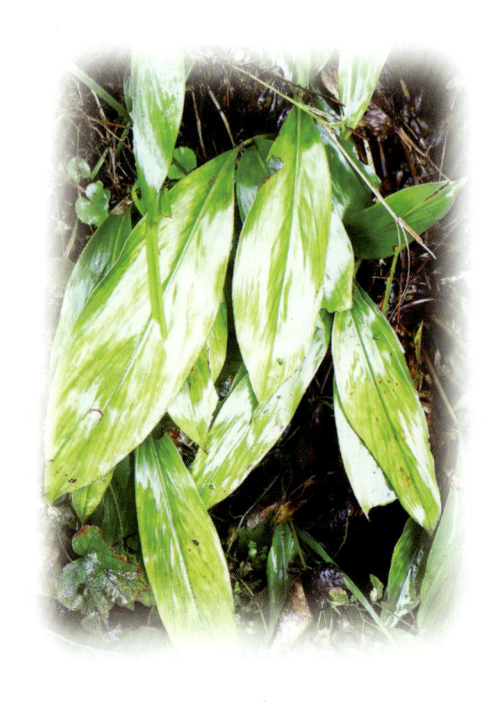

【贮藏】置阴凉干燥处。

第八章 理气药（12种）

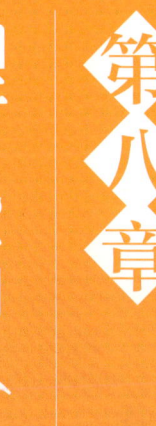

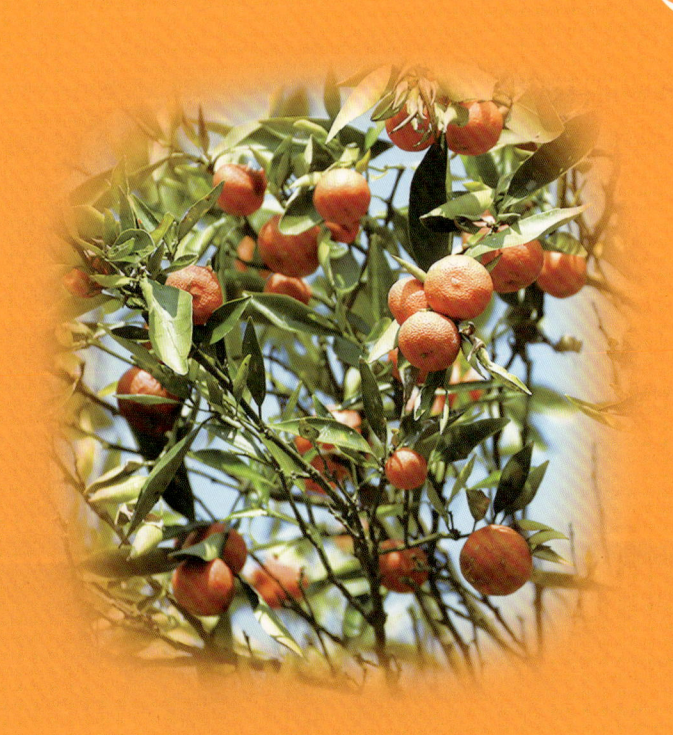

陈皮
chén pí

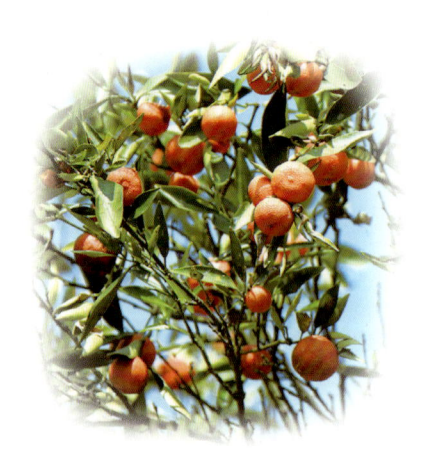

理气健脾首选药,燥湿化痰功不凡。
脘腹胀满疗效好,食少腹泻生姜馊。
咳嗽痰多配半夏,湿痰咳嗽易奏效。
千年名方二陈汤,燥湿化痰基础方。
陈皮越陈越名贵,气味温馨人人夸。
药食两用新会皮,开发产品出新招。

本品为芸香科植物橘及其栽培变种的干燥成熟果皮。药材分为"陈皮"和"广陈皮"。采摘成熟果实,剥取果皮,晒干或低温干燥。

【性味与归经】苦、辛,温。归肺、脾经。

【功能与主治】理气健脾,燥湿化痰。用于脘腹胀满,食少吐泻,咳嗽痰多。

【用法与用量】3～10g。

【贮藏】置阴凉干燥处,防霉,防蛀。

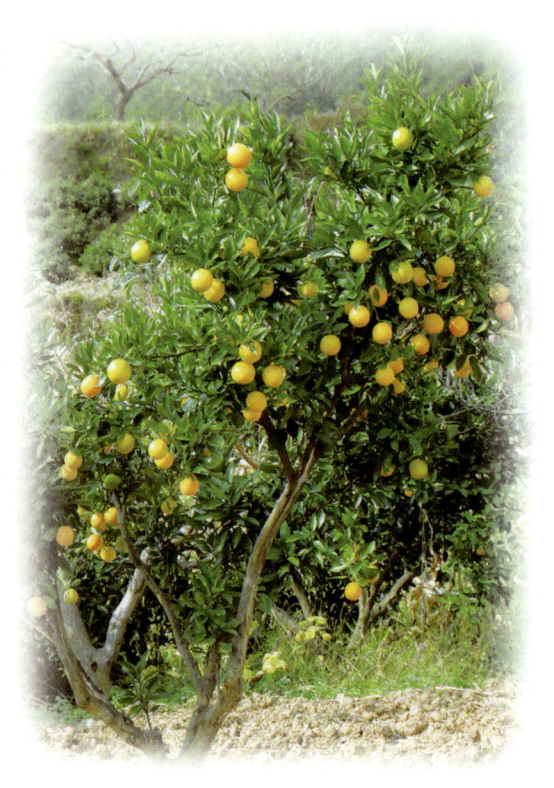

枳实 zhǐ shí

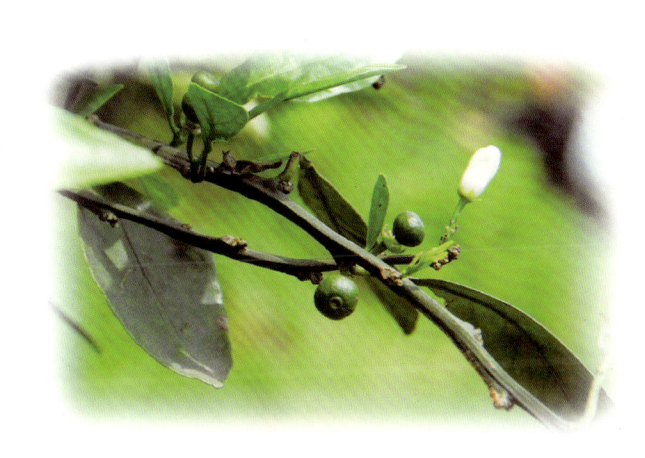

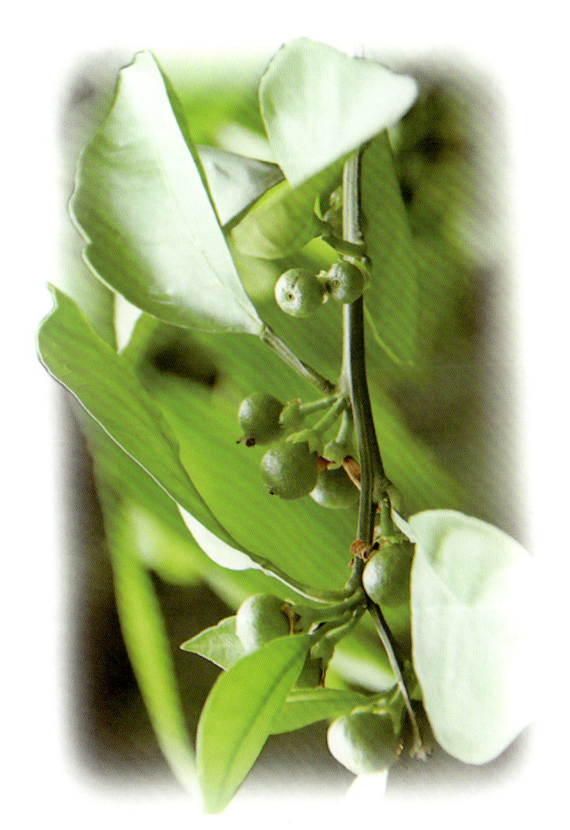

破气消积气势雄，
化痰散痞建奇功。
积滞内停腹胀痛，
一见枳实病无踪。
枳实要比枳壳峻，
体虚孕妇应慎用。

本品为芸香科植物酸橙及其栽培变种或甜橙的干燥幼果。5～6月间收集自落的果实，除去杂质，自中部横切为两半，晒干或低温干燥，较小者直接晒干或低温干燥。

【性味与归经】苦、辛、酸，温。归脾、胃经。

【功能与主治】破气消积，化痰散痞。用于积滞内停，痞满胀痛，泻痢后重，大便不通，痰滞气阻，胸痹，结胸，脏器下垂。

【用法与用量】3～10g。

【注意】孕妇慎用。

【贮藏】置阴凉干燥处，防蛀。

木香 mù xiāng

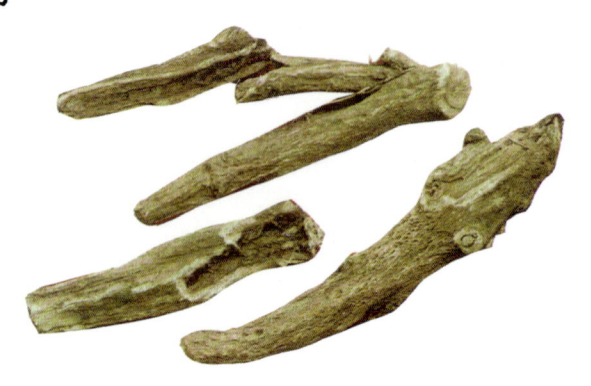

木香行气善止痛,
健脾消食能调中。
香气醒脾增食欲,
配上三仙效更宏。

本品为菊科植物木香的干燥根。秋、冬二季采挖,除去泥沙和须根,切段,大的再纵剖成瓣,干燥后撞去粗皮。

【性味与归经】辛、苦,温。归脾、胃、大肠、三焦、胆经。

【功能与主治】行气止痛,健脾消食。用于胸胁、脘腹胀痛,泻痢后重,食积不消,不思饮食。煨木香实肠止泻,用于泄泻腹痛。

【用法与用量】3～6g。

【贮藏】置干燥处,防潮。

注:三仙指山楂、麦芽、神曲。

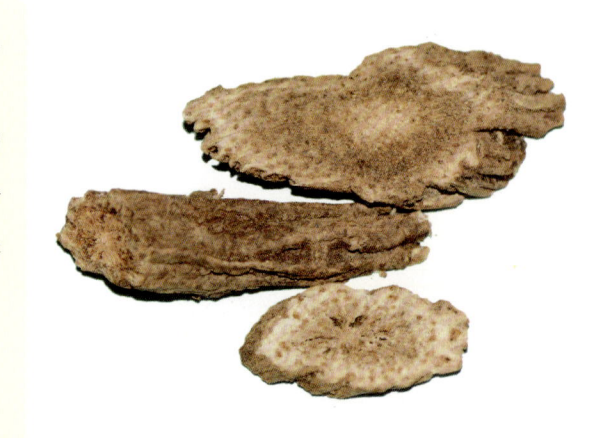

沉香 chén xiāng

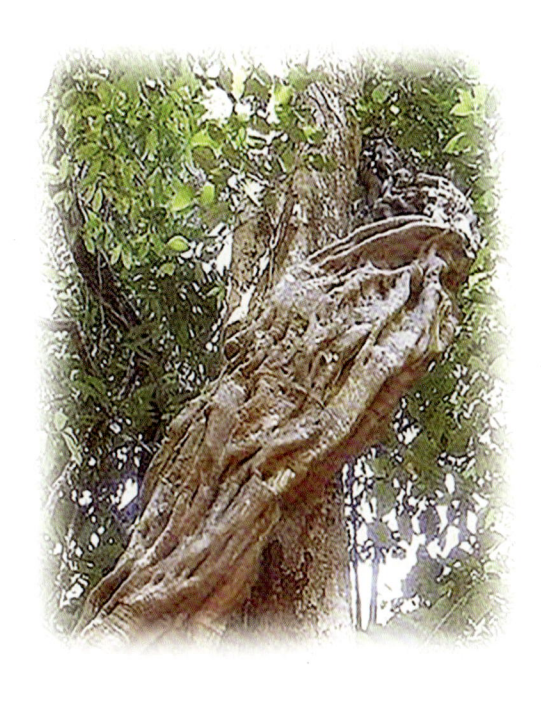

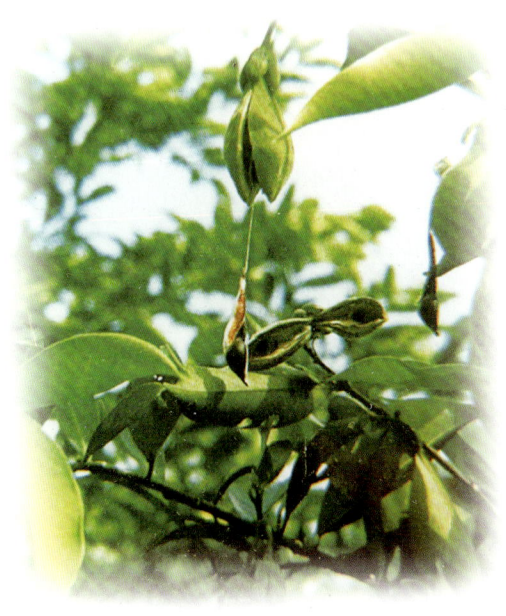

行气止痛又温中,
善治气滞胸腹痛。
胃寒呕吐易奏效,
纳气平喘有专功。
肾虚气逆喘急重,
配上肉桂暖肝功。
下元虚冷变暖容,
沉香精油气味浓。
镇静安定且镇痛,
驱散秽气而美容。

本品为瑞香科植物白木香含有树脂的木材。全年均可采收,割取含树脂的木材,除去不含树脂的部分,阴干。

【性味与归经】辛、苦,微温。归脾、胃、肾经。

【功能与主治】行气止痛,温中止呕,纳气平喘。用于胸腹胀闷疼痛,胃寒呕吐呃逆,肾虚气逆喘急。

【用法与用量】1～5g,后下。

【贮藏】密闭,置阴凉干燥处。

川棟子
chuān liàn zǐ

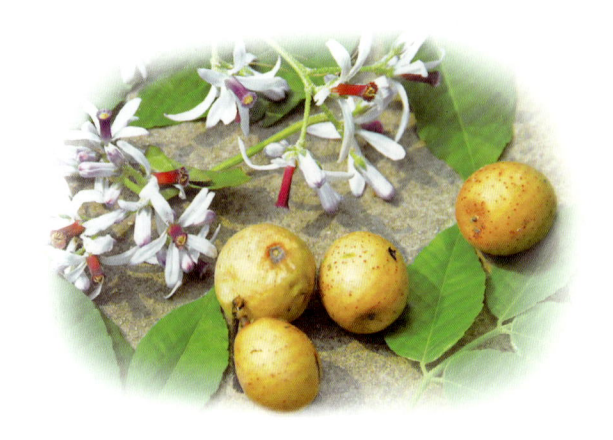

疏肝泄热又止痛,
肝郁化火胸胁疼。
行气杀虫治腹痛,
疝气腹痛配合用。
头癣秃疮熬膏涂,
本品有毒损肝功。

本品为楝科植物川楝的干燥成熟果实。冬季果实成熟时采收,除去杂质,干燥。

【性味与归经】苦,寒;有小毒。归肝、小肠、膀胱经。

【功能与主治】疏肝泄热,行气止痛,杀虫。用于肝郁化火,胸胁、脘腹胀痛,疝气疼痛,虫积腹痛。

【用法与用量】5～10g。外用适量,研末调涂。

【贮藏】置通风干燥处,防蛀。

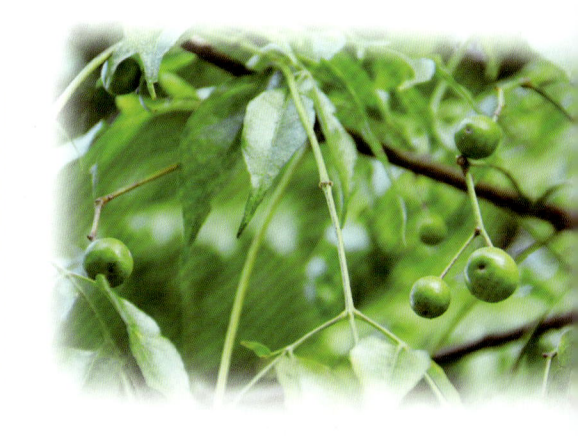

乌药 wū yào

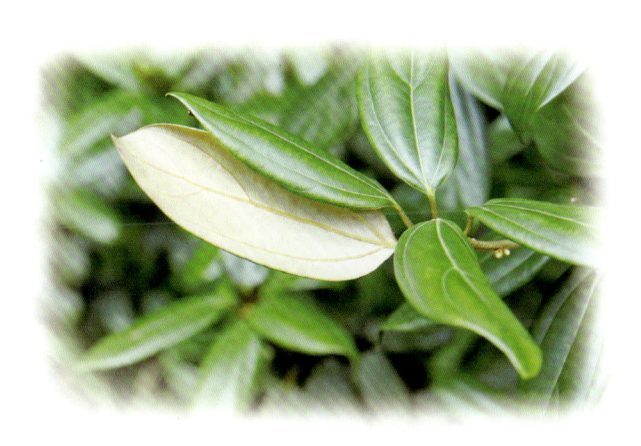

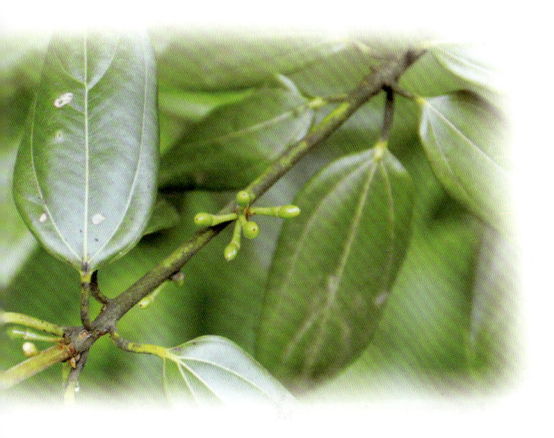

辛温行气能止疼,
寒凝气滞渐轻松。
温肾散寒治喘急,
寒疝痛经渐无踪。
膀胱虚寒尿频数,
遗尿尿频易见功。

本品为樟科植物乌药的干燥块根。全年均可采挖,除去细根,洗净,趁鲜切片晒干,或直接晒干。

【性味与归经】辛,温。归肺、脾、肾、膀胱经。

【功能与主治】行气止痛,温肾散寒。用于寒凝气滞,胸腹胀痛,气逆喘急,膀胱虚冷遗尿尿频,疝气疼痛,经寒腹痛。

【用法与用量】6～10g。

【贮藏】置阴凉干燥处,防蛀。

香附 xiāng fù

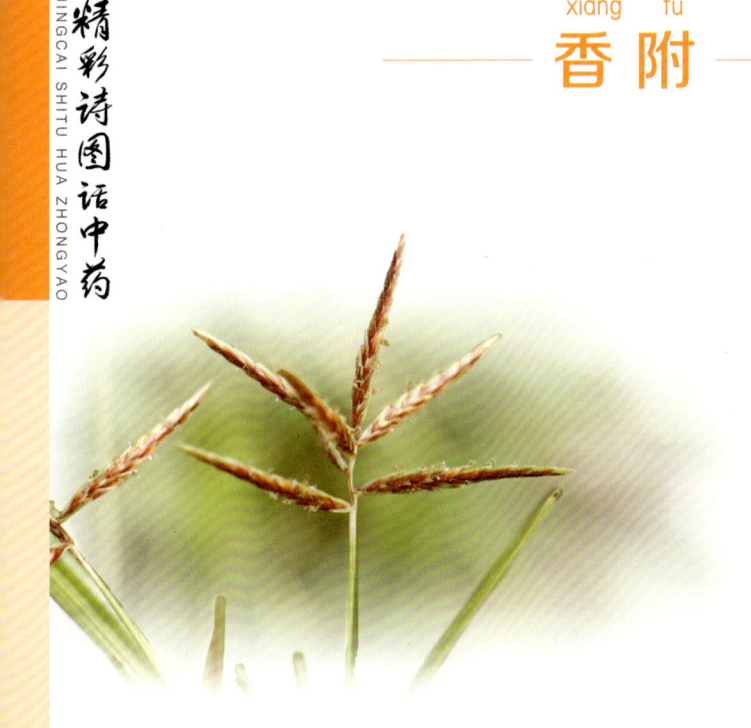

妇科要药制香附，
疏肝解郁胸胁舒。
胸胁乳房渐轻松，
理气宽中胀满除。
脘腹痞闷渐舒服，
调经止痛治痛经，
郁滞经闭通而舒。

本品为莎草科植物莎草的干燥根茎。秋季采挖，燎去毛须，置沸水中略煮或蒸透后晒干，或燎后直接晒干。

【性味与归经】辛、微苦、微甘，平。归肝、脾、三焦经。

【功能与主治】疏肝解郁，理气宽中，调经止痛。用于肝郁气滞，胸胁胀痛，疝气疼痛，乳房胀痛，脾胃气滞，脘腹痞闷，胀满疼痛，月经不调，经闭痛经。

【用法与用量】6～10g。

【贮藏】置阴凉干燥处，防蛀。

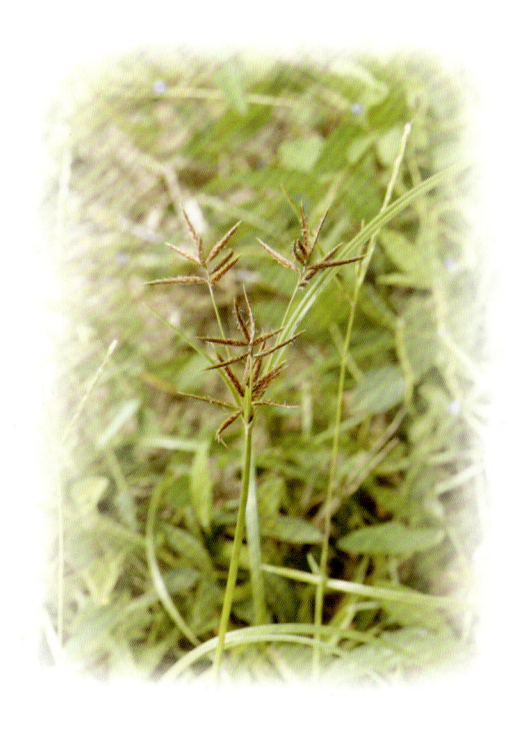

薤白
xiè bái

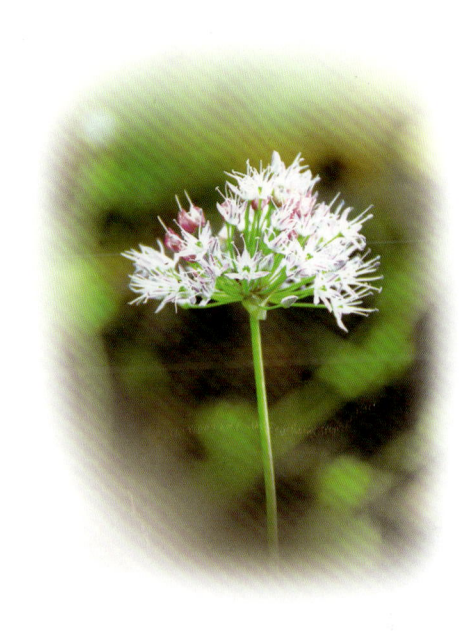

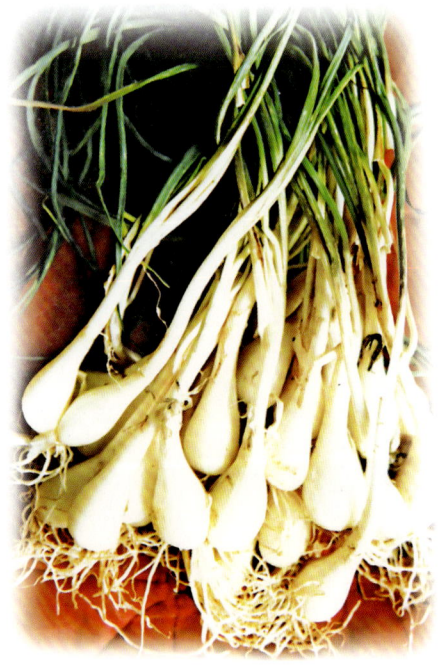

薤白又名小根蒜,
性味辛温似葱蒜。
通阳散结心胸舒,
胸痹心痛效不逊。
行气导滞治胃痛,
药食两用美名存。

本品为百合科植物小根蒜或薤的干燥鳞茎。夏、秋二季采挖,洗净,除去须根,蒸透或置沸水中烫透,晒干。

【性味与归经】辛、苦,温。归肺、胃、大肠经。
【功能与主治】通阳散结,行气导滞。用于胸痹心痛,脘腹痞满胀痛,泻痢后重。
【用法与用量】5～10g。
【贮藏】置干燥处,防蛀。

佛手 fó shǒu

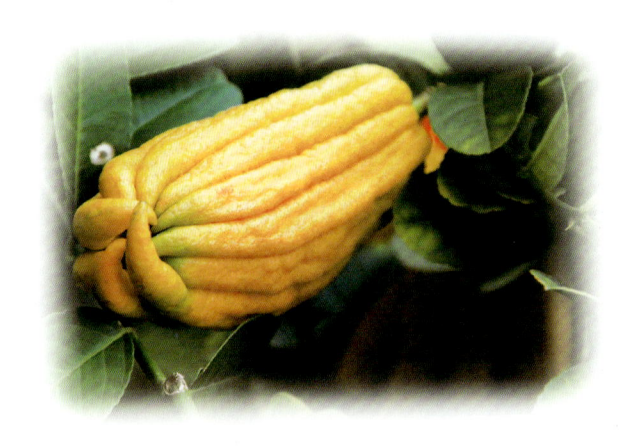

疏肝理气又止痛,
胸胁胀痛得轻松。
肝胃气痛易见功,
食少呕吐功独崇。
燥湿化痰半夏从,
湿痰咳嗽易建功。
气味清香真出众,
药食两用均认同。

本品为芸香科植物佛手的干燥果实。秋季果实尚未变黄或变黄时采收,纵切成薄片,晒干或低温干燥。

【性味与归经】辛、苦、酸,温。归肝、脾、胃、肺经。

【功能与主治】疏肝理气,和胃止痛,燥湿化痰。用于肝胃气滞,胸胁胀痛,胃脘痞满,食少呕吐,咳嗽痰多。

【用法与用量】3～10g。

【贮藏】置阴凉干燥处,防霉,防蛀。

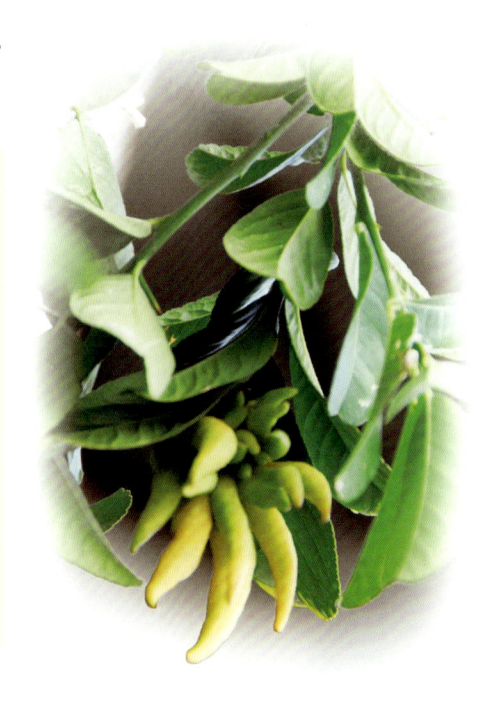

香橼

xiāng yuán

疏肝理气又宽中,
胸胁胀痛功独崇。
肝胃气滞脘腹痛,
配上木香效更宏。
化痰止咳治咳嗽,
胸闷痰多渐轻松。

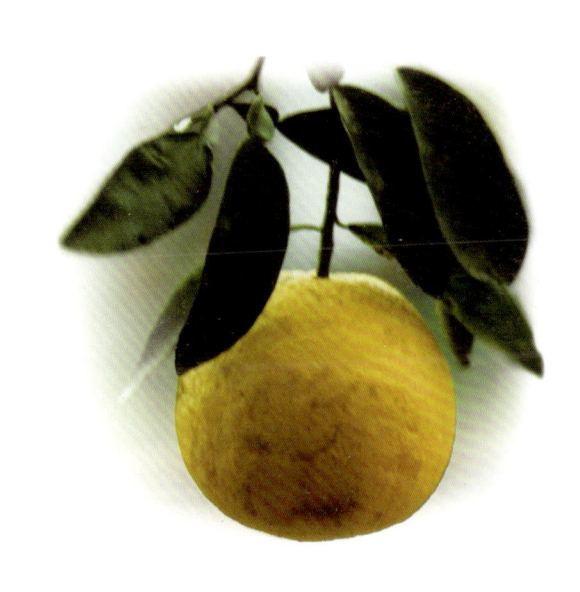

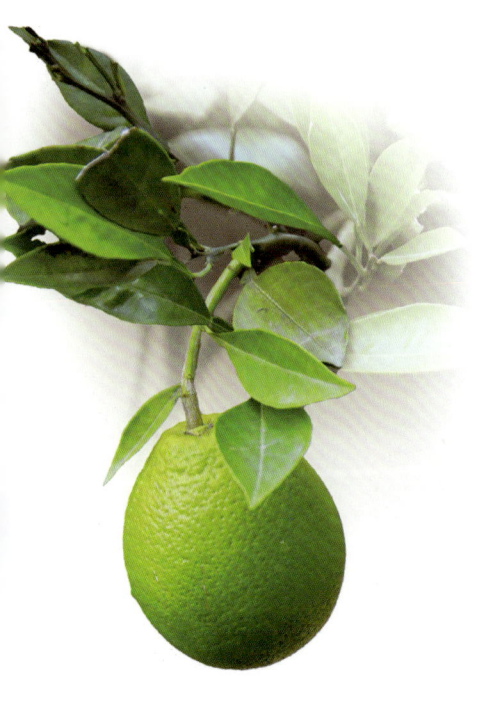

本品为芸香科植物枸橼或香橼的干燥成熟果实。秋季果实成熟时采收,趁鲜切片,晒干或低温干燥。香橼亦可整个或对剖两半后,晒干或低温干燥。

【性味与归经】辛、苦、酸,温。归肝、脾、肺经。
【功能与主治】疏肝理气,宽中,化痰。用于肝胃气滞,胸胁胀痛,脘腹痞满,呕吐噫气,痰多咳嗽。
【用法与用量】3～10g。
【贮藏】置阴凉干燥处,防霉,防蛀。

玫瑰花 méi gui huā

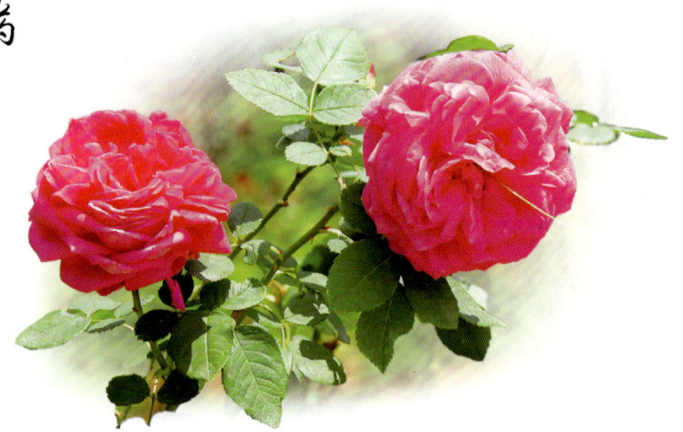

行气解郁又止痛,
善治肝郁胃气疼。
月经不调且痛经,
乳房胀痛渐轻松。
解郁可治抑郁症,
心旷神怡乐融融。

本品为蔷薇科植物玫瑰的干燥花蕾。春末夏初花将开放时分批采摘,及时低温干燥。

【性味与归经】甘、微苦,温。归肝、脾经。
【功能与主治】行气解郁,和血,止痛。用于肝胃气痛,食少呕恶,月经不调,跌仆伤痛。
【用法与用量】3～6g。
【贮藏】密闭,置阴凉干燥处。

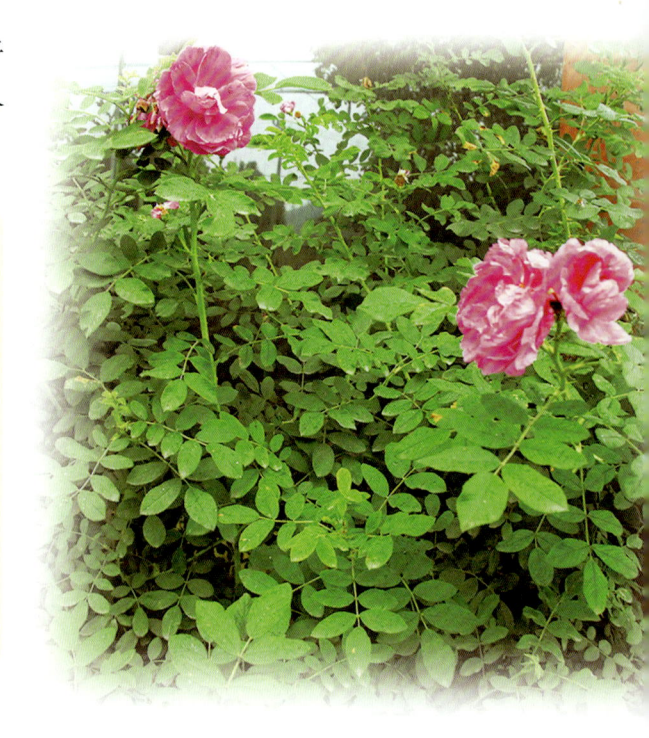

甘松 gān sōng

理气止痛又开郁,
醒脾开胃功效殊。
脘腹胀满得轻松,
祛湿消肿牙痛舒。

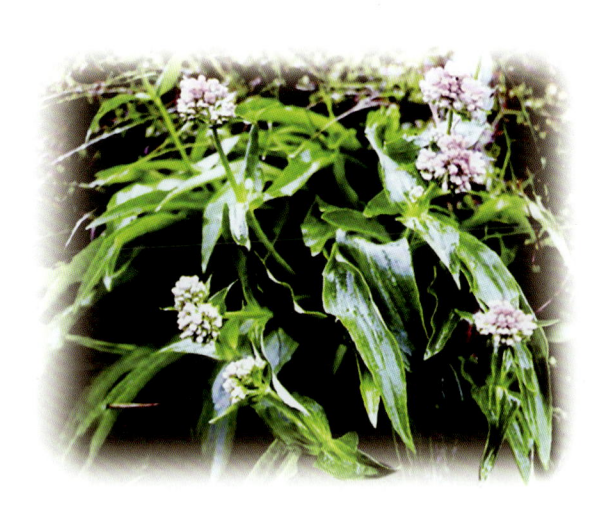

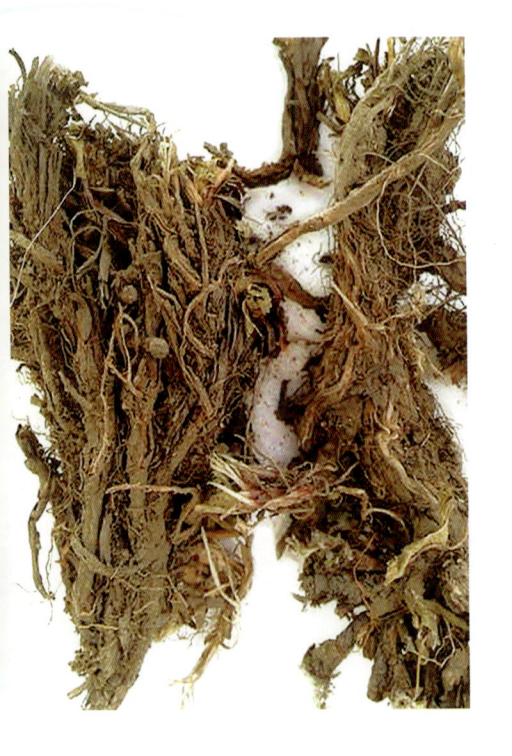

本品为败酱科植物甘松的干燥根及根茎。春、秋二季采挖，除去泥沙和杂质，晒干或阴干。

【性味与归经】辛、甘，温。归脾、胃经。

【功能与主治】理气止痛，开郁醒脾；外用祛湿消肿。用于脘腹胀满，食欲不振，呕吐；可以治牙痛，脚气肿毒。

【用法与用量】3～6g。外用适量，泡汤漱口或煎汤洗脚或研末敷患处。

【贮藏】置阴凉干燥处，防潮，防蛀。

第八章 理气药（12种）

第九章 消食药（4种）

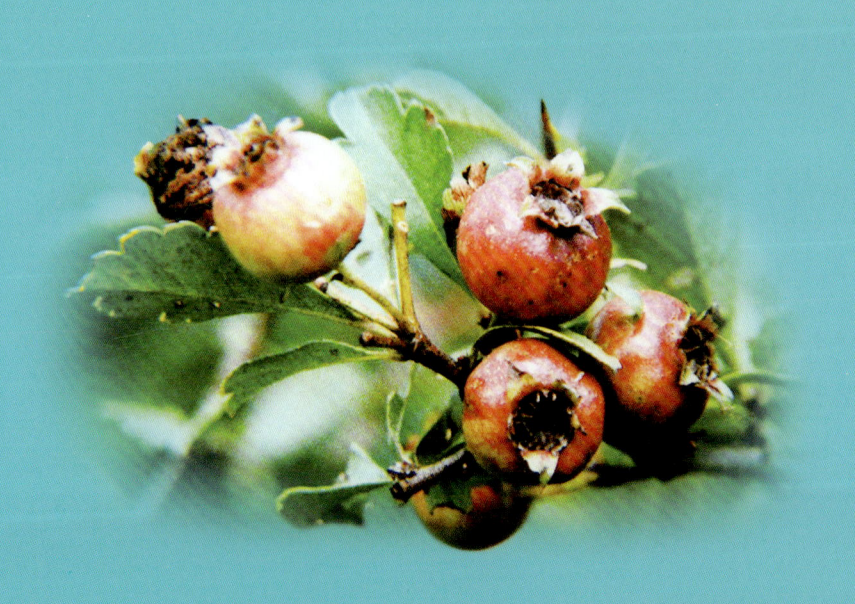

shān zhā
山楂

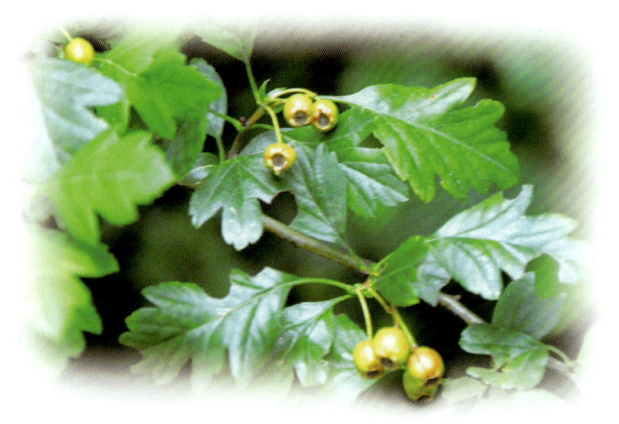

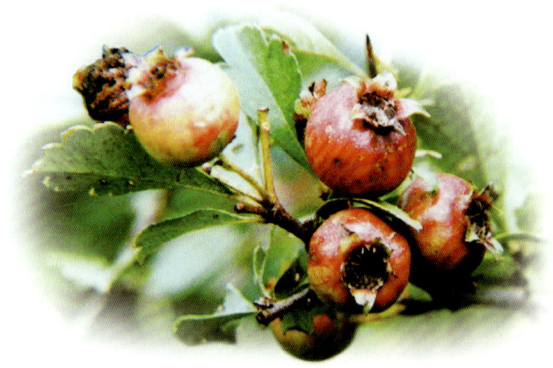

山楂酸甜口感好，
健胃消食功效高。
行气散瘀治腹痛，
化浊降脂有功劳。
酸甜容易伤牙齿，
胃酸过多慎用好。

本品为蔷薇科植物山里红或山楂的干燥成熟果实。秋季果实成熟时采收，切片，干燥。

【性味与归经】酸、甘，微温。归脾、胃、肝经。
【功能与主治】消食健胃，行气散瘀，化浊降脂。用于肉食积滞，胃脘胀满，泻痢腹痛，瘀血经闭，产后瘀阻，心腹刺痛，胸痹心痛，疝气疼痛，高脂血症。焦山楂消食导滞作用增强，用于肉食积滞、泻痢不爽。
【用法与用量】9～12g。
【贮藏】置通风干燥处，防蛀。

麦芽 (mài yá)

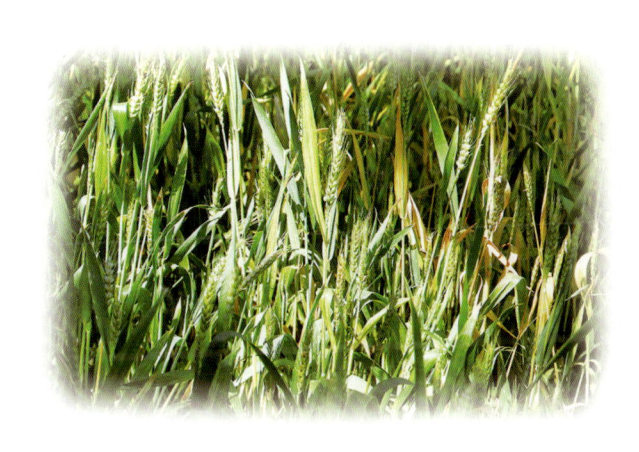

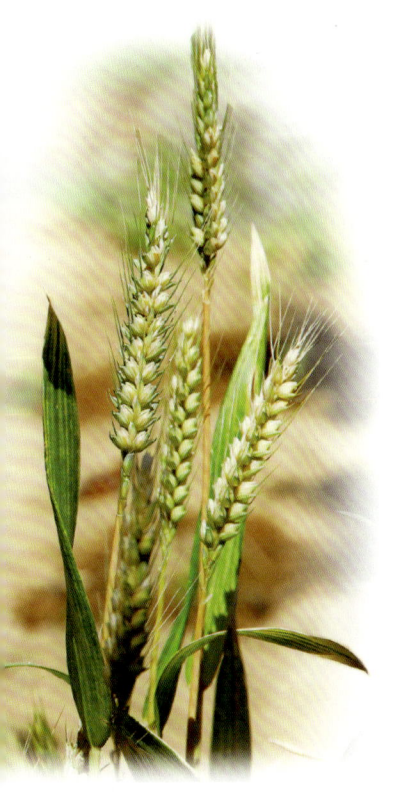

行气消食生麦芽,
开胃消积顶呱呱。
乳汁瘀积乳房痛,
柴胡香附来选择。
回乳消胀炒麦芽,
断乳必须剂量大。

本品为禾本科植物大麦的成熟果实经发芽干燥的炮制加工品。将麦粒用水浸泡后,保持适宜温、湿度,待幼芽长至约5mm时,晒干或低温干燥。

【性味与归经】甘,平。归脾、胃经。

【功能与主治】行气消食,健脾开胃,回乳消胀。用于食积不消,脘腹胀痛,脾虚食少,乳汁瘀积,乳房胀痛,妇女断乳,肝郁胁痛,肝胃气痛。生麦芽健脾和胃、疏肝行气,用于脾虚食少、乳汁淤积;炒麦芽行气消食回乳,用于食积不消、妇女断乳;焦麦芽消食化滞,用于食积不消、脘腹胀痛。

【用法与用量】10～15g;回乳炒用60g。

【贮藏】置通风干燥处,防蛀。

莱菔子
lái fú zǐ

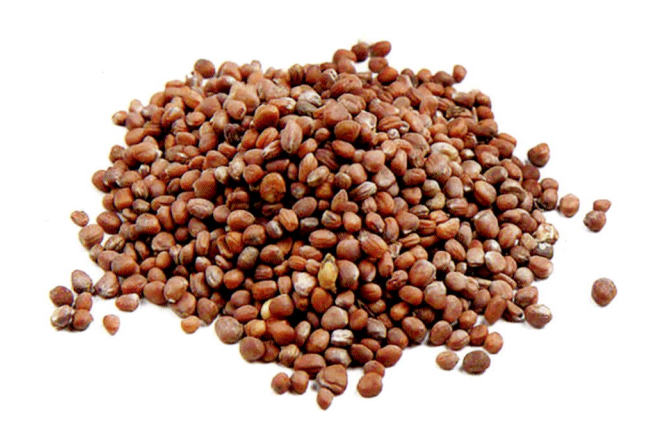

消食除胀又降气，
饮食停滞能开启。
降气化痰治痰咳，
痰壅咳喘消之奇。
降压降脂能辅助，
补虚方中慎入剂。

本品为十字花科植物萝卜的干燥成熟种子。夏季果实成熟时采割植株，晒干，搓出种子，除去杂质，再晒干。

【性味与归经】辛、甘，平。归肺、脾、胃经。

【功能与主治】消食除胀，降气化痰。用于饮食停滞，脘腹胀痛，大便秘结，积滞泻痢，痰壅喘咳。

【用法与用量】5～12g。

【贮藏】置通风干燥处，防蛀。

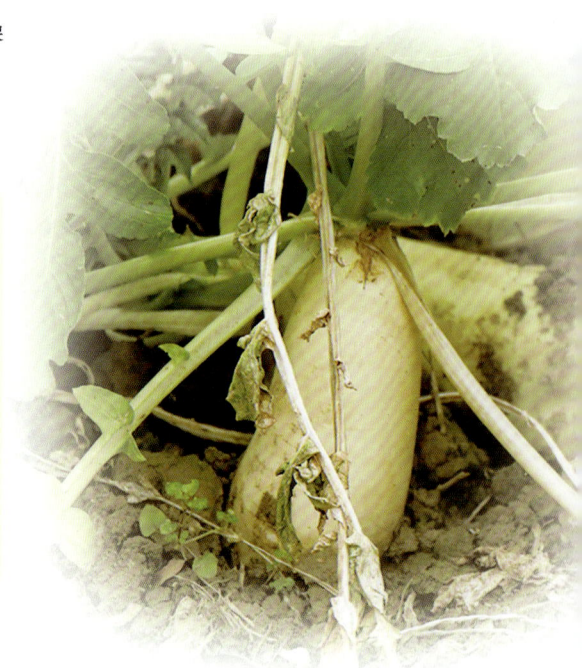

鸡内金 (jī nèi jīn)

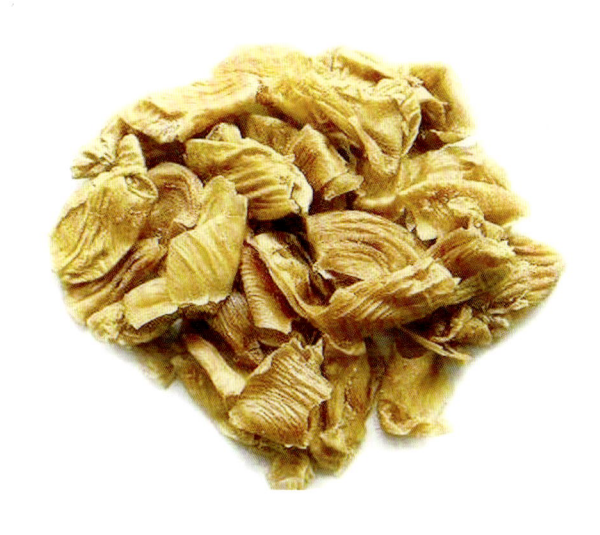

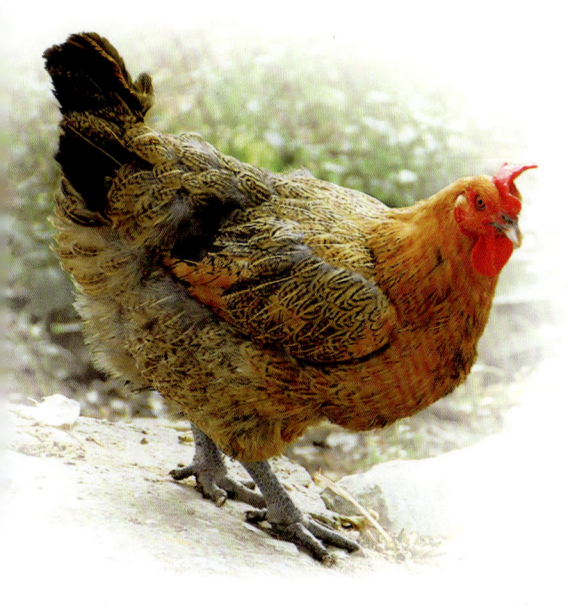

健胃消食治食积，
涩精止遗较得力。
遗精遗尿配合用，
通淋化石治结石。
若作散剂来使用，
微炒研细更合适。

本品为雉科动物家鸡的干燥砂囊内壁。杀鸡后，取出鸡肫，立即剥下内壁，洗净，干燥。

【性味与归经】甘，平。归脾、胃、小肠、膀胱经。

【功能与主治】健胃消食，涩精止遗，通淋化石。用于食积不消，呕吐泻痢，小儿疳积，遗尿，遗精，石淋涩痛，胆胀胁痛。

【用法与用量】3～10g。

【贮藏】置干燥处，防蛀。

第九章 消食药（4种）

第十章 驱虫药（3种）

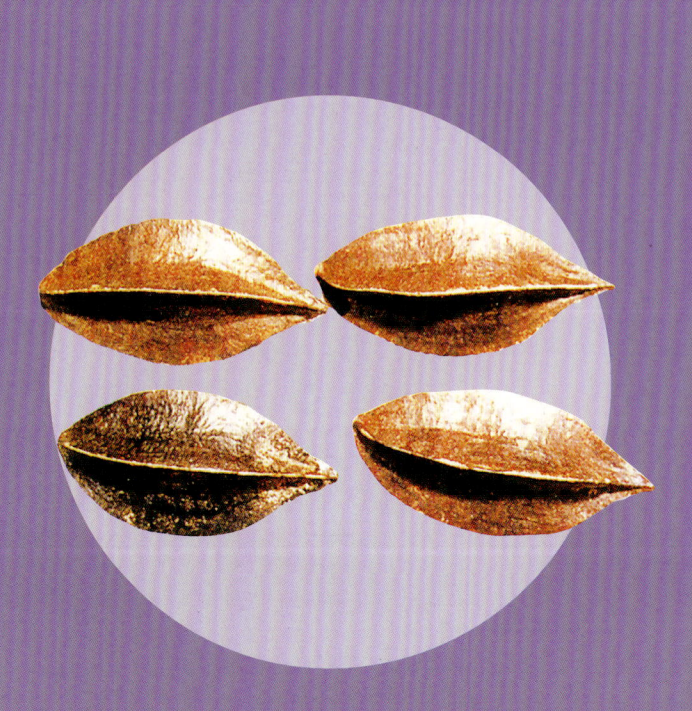

使君子
shǐ jūn zǐ

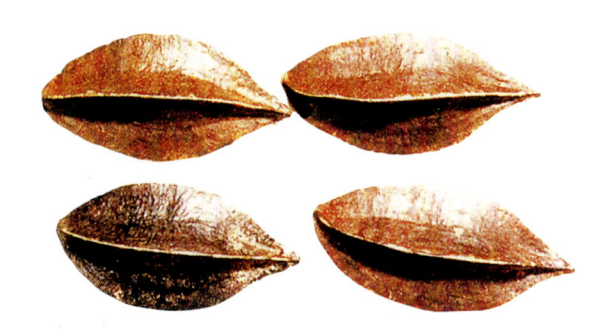

昔日儿童虫病广，
绕脐腹痛蛔虫作。
杀虫消积治疳积，
空腹服药慎喝茶。

本品为使君子科植物使君子的干燥成熟果实。秋季果皮变紫黑色时采收，除去杂质，干燥。

【性味与归经】甘，温。归脾、胃经。

【功能与主治】杀虫消积。用于蛔虫病，蛲虫病，虫积腹痛，小儿疳积。

【用法与用量】使君子9～12g，捣碎入煎剂；使君子仁6～9g，多入丸散或单用，作1～2次分服。小儿每岁1～1.5粒，炒香嚼服，1日总量不超过20粒。

【注意】服药时忌饮浓茶。

【贮藏】置通风干燥处，防霉，防蛀。

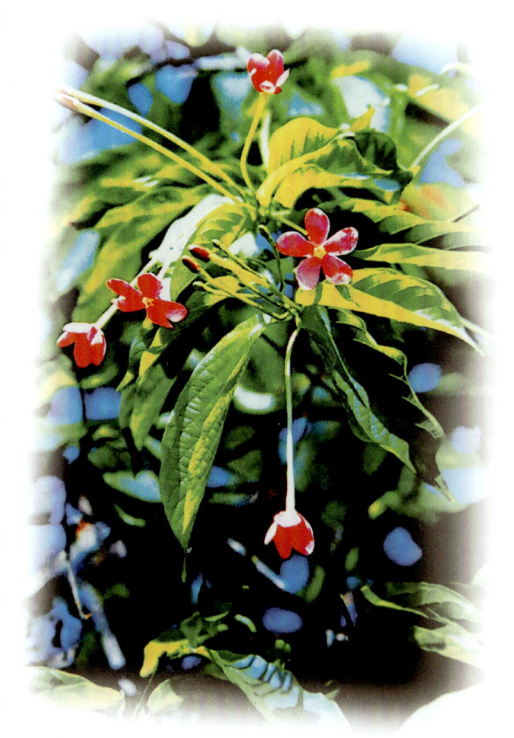

槟榔
bīng · láng

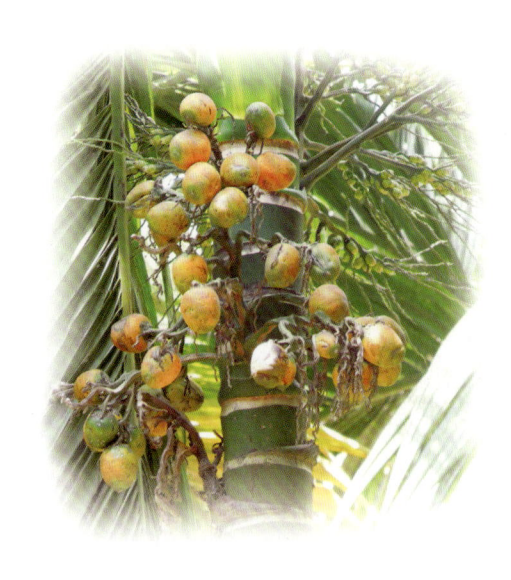

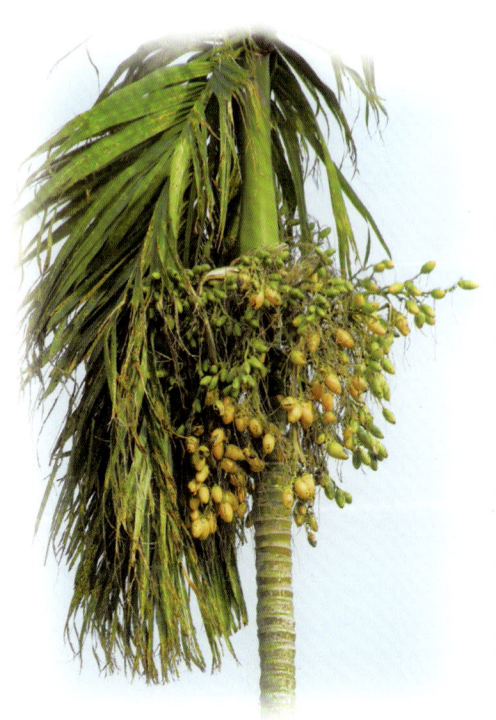

杀虫消积且行气，
驱杀绦虫要牢记。
虫积腹痛或积滞，
利水截疟效可期。
疟疾水肿及脚气，
常咀槟榔肿瘤欺。

本品为棕榈科植物槟榔的干燥成熟种子。春末至秋初采收成熟果实，用水煮后，除去果皮，取出种子，干燥。

【性味与归经】 苦、辛，温。归胃、大肠经。

【功能与主治】 杀虫，消积，行气，利水，截疟。用于绦虫病，蛔虫病，姜片虫病，虫积腹痛，积滞泻痢，里急后重，水肿脚气，疟疾。

【用法与用量】 3～10g；驱绦虫、姜片虫30～60g。

【贮藏】 置通风干燥处，防蛀。

大蒜 dà suàn

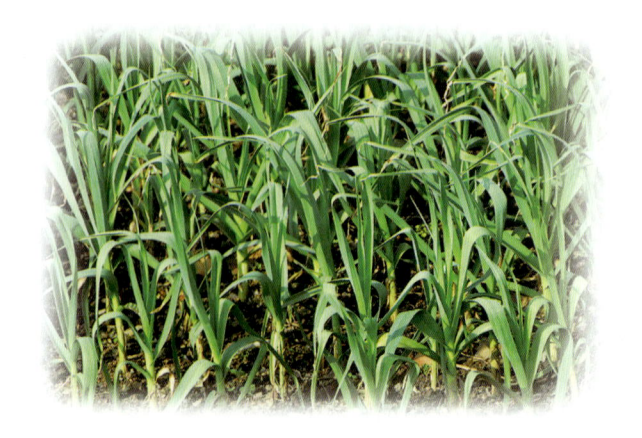

美食佳肴亦药用，
解毒消肿又杀虫。
肺痨咳嗽煮粥食，
肠炎腹泻功独崇。

本品为百合科植物大蒜的鳞茎。夏季叶枯时采挖，除去须根和泥沙，通风晾晒至外皮干燥。

【性味与归经】辛，温。归脾、胃、肺经。

【功能与主治】解毒消肿，杀虫，止痢。用于痈肿疮疡，疥癣，肺痨，顿咳，泄泻，痢疾。

【用法与用量】9～15g。

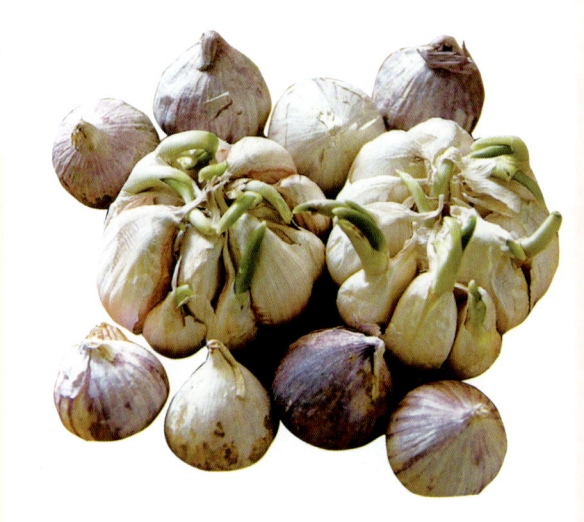

【贮藏】置阴凉干燥处。

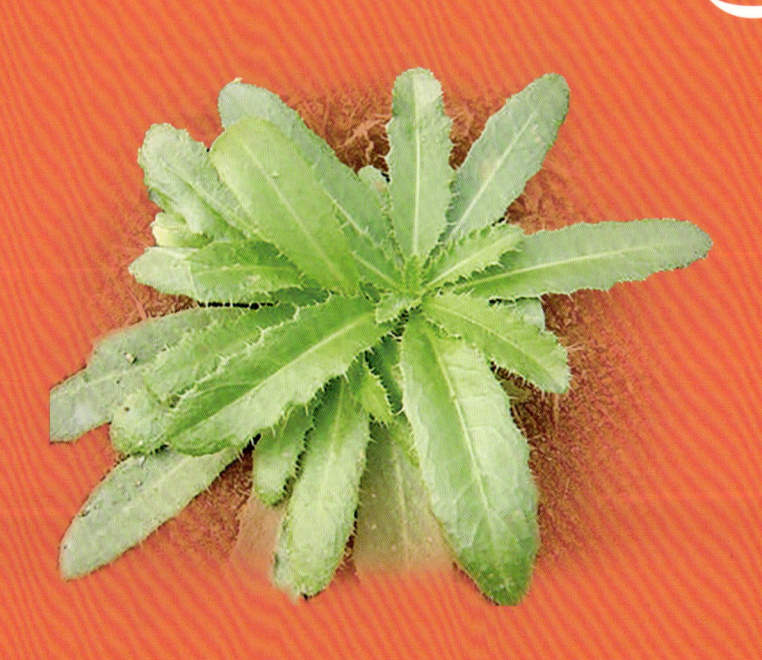

第十一章 止血药（12种）

第一节 凉血止血药（6种）

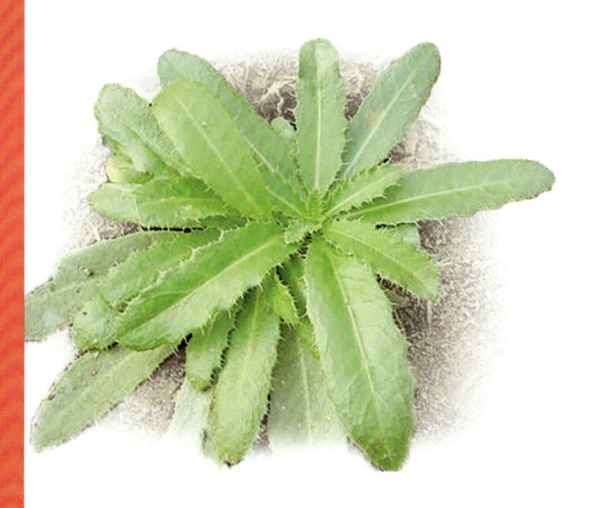

小蓟 xiǎo jì

凉血止血治出血，
吐血衄血及尿血。
散瘀解毒又消痈，
痈肿疮毒效突出。

本品为菊科植物刺儿菜的干燥地上部分。夏、秋二季花开时采割，除去杂质，晒干。

【性味与归经】甘、苦，凉。归心、肝经。

【功能与主治】凉血止血，散瘀解毒消痈。用于衄血，吐血，尿血，血淋，便血，崩漏，外伤出血，痈肿疮毒。

【用法与用量】5～12g。

【贮藏】置通风干燥处。

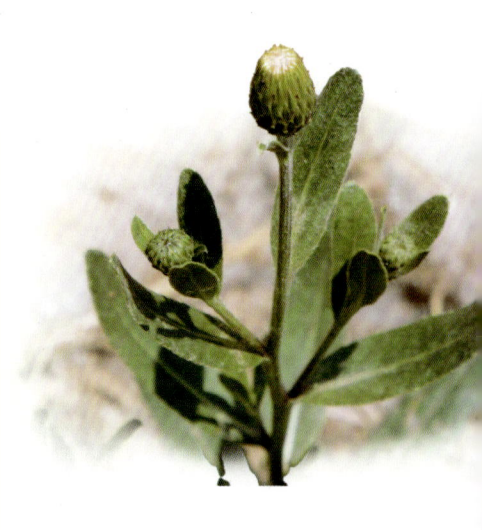

大蓟 (dà jì)

凉血止血治出血,
多种出血不可缺。
解毒消痈功效好,
痈肿疮毒效突出。

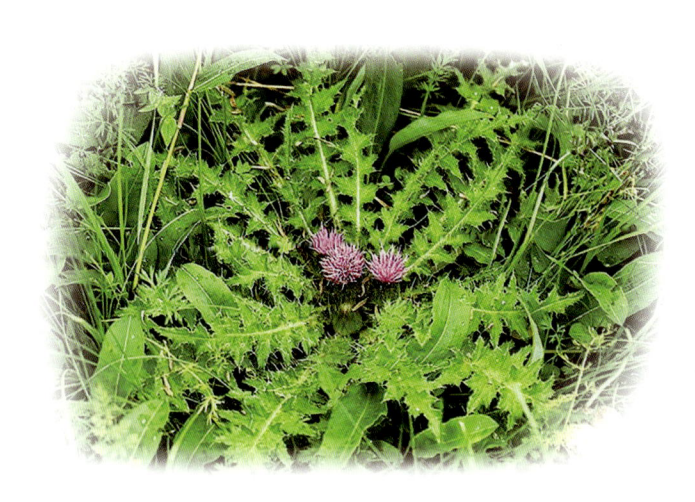

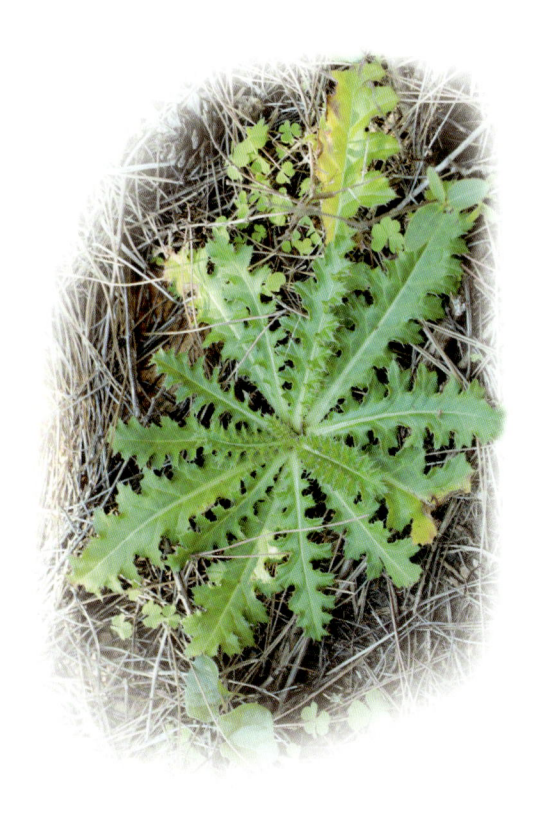

本品为菊科植物蓟的干燥地上部分。夏、秋二季花开时采割地上部分,除去杂质,晒干。

【性味与归经】甘、苦,凉。归心、肝经。

【功能与主治】凉血止血,散瘀解毒消痈。用于衄血,吐血,尿血,便血,崩漏,外伤出血,痈肿疮毒。

【用法与用量】9~15g。

【贮藏】置通风干燥处。

第十一章 止血药(12种)

地榆 (dì yú)

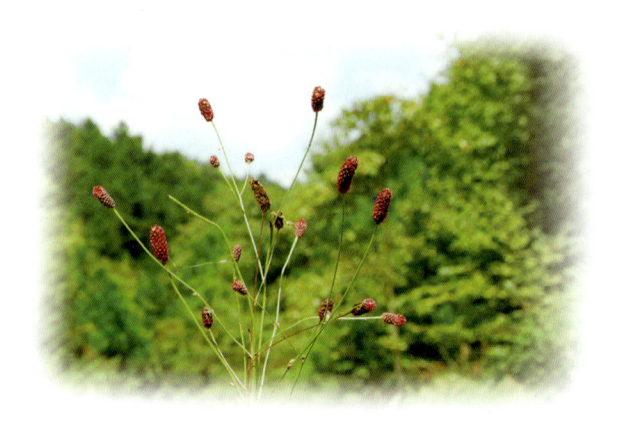

凉血止血疗出血,
便血痔血不可缺。
解毒敛疮治烧烫,
鞣质肝毒不可忽。

本品为蔷薇科植物地榆或长叶地榆的干燥根。后者习称"绵地榆"。春季将发芽时或秋季植株枯萎后采挖,除去须根,洗净,干燥,或趁鲜切片,干燥。

【性味与归经】苦、酸、涩,微寒。归肝、大肠经。

【功能与主治】凉血止血,解毒敛疮。用于便血,痔血,血痢,崩漏,水火烫伤,痈肿疮毒。

【用法与用量】9～15g。外用适量,研末涂敷患处。

【贮藏】置通风干燥处,防蛀。

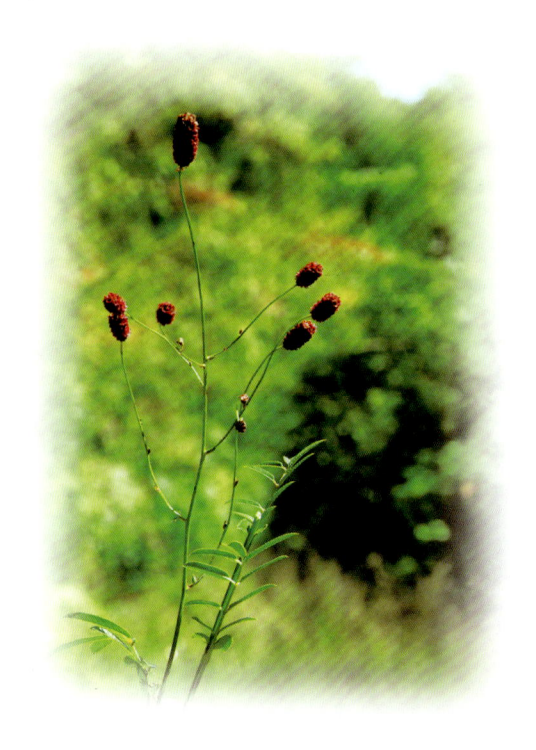

槐花 huái huā

凉血止血肝火清,
便血痔血崩漏停。
吐血衄血配合用,
头痛眩晕服之宁。

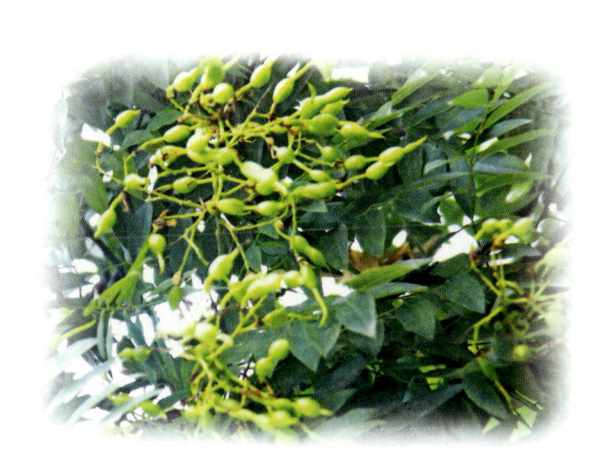

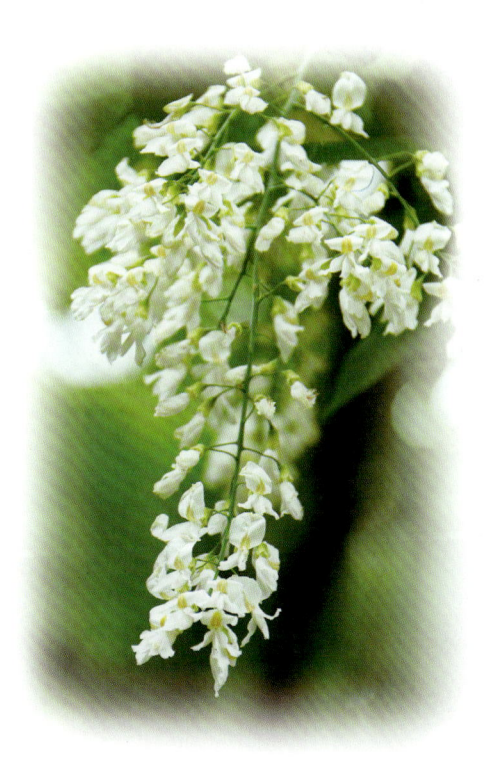

本品为豆科植物槐的干燥花及花蕾。夏季花开放或花蕾形成时采收,及时干燥,除去枝、梗及杂质。前者习称"槐花",后者习称"槐米"。

【性味与归经】苦,微寒。归肝、大肠经。

【功能与主治】凉血止血,清肝泻火。用于便血,痔血,血痢,崩漏,吐血,衄血,肝热目赤,头痛眩晕。

【用法与用量】5～10g。

【贮藏】置干燥处,防潮,防蛀。

第十一章 止血药（12种）

侧柏叶
（cè bǎi yè）

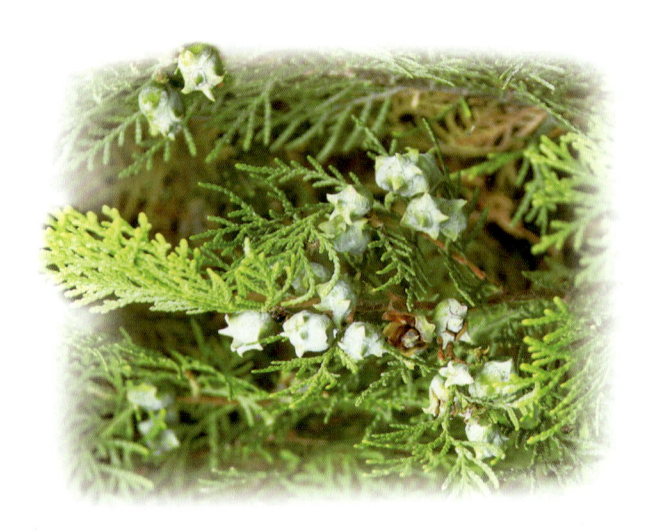

凉血止血治出血，
咳血吐血效突出。
化痰止咳治热咳，
肺热痰稠常首选。
乌发生发又美发，
辨证选药求卓越。

本品为柏科植物侧柏的干燥枝梢和叶。多在夏、秋二季采收，阴干。

【性味与归经】苦、涩，寒。归肺、肝、脾经。

【功能与主治】凉血止血，化痰止咳，生发乌发。用于吐血，衄血，咯血，便血，崩漏下血，肺热咳嗽，血热脱发，须发早白。

【用法与用量】6～12g。外用适量。

【贮藏】置干燥处。

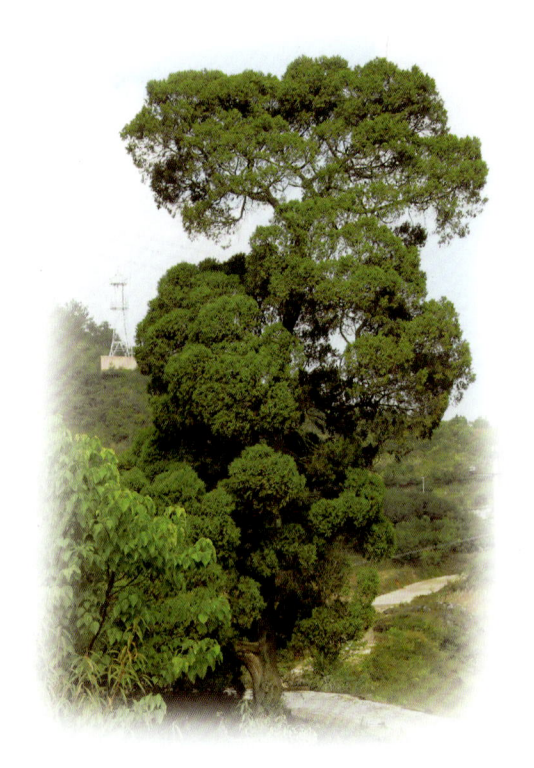

白茅根
bái máo gēn

甘寒凉血能止血,
常治吐衄及尿血。
清热利尿治肾炎,
水肿尿少效突出,
热淋涩痛效卓越。

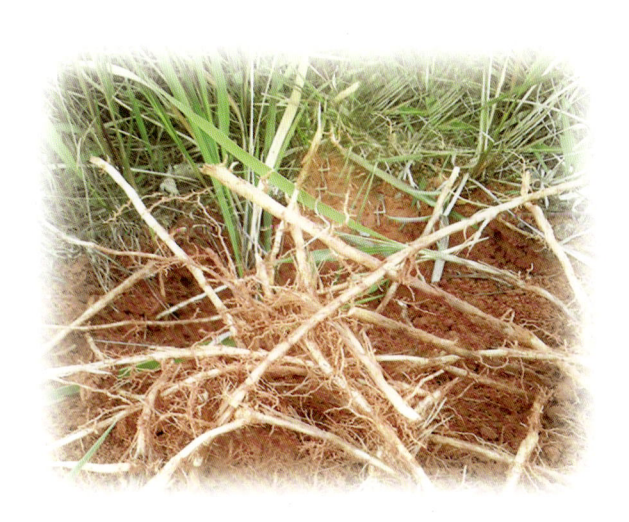

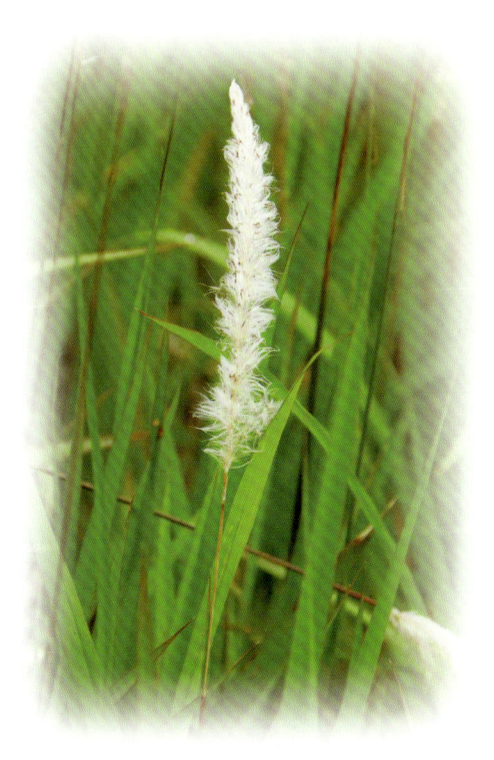

本品为禾本科植物白茅的干燥根茎。春、秋二季采挖,洗净,晒干,除去须根和膜质叶鞘,捆成小把。

【性味与归经】甘,寒。归肺、胃、膀胱经。

【功能与主治】凉血止血,清热利尿。用于血热吐血,衄血,尿血,热病烦渴,湿热黄疸,水肿尿少,热淋涩痛。

【用法与用量】9～30g。

【贮藏】置干燥处。

第二节 化瘀止血药（3种）

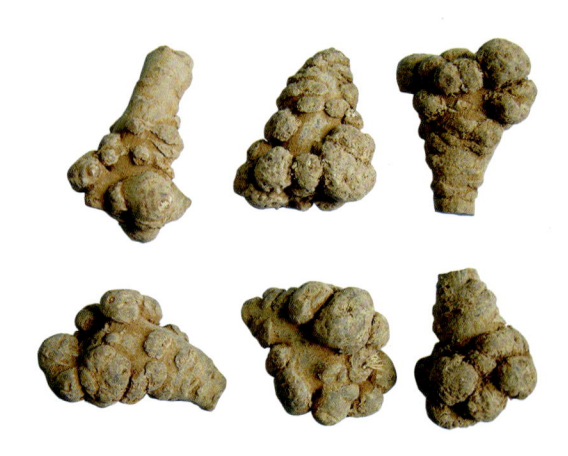

三七 sān qī

不管三七二十一，
凡是血证都获益。
散瘀止血似矛盾，
一药两用可统一。
咳血吐血外出血，
跌打肿痛效突出。
诸多名方为主药，
孕妇慎用为上策。

本品为五加科植物三七的干燥根和根茎。秋季花开前采挖，洗净，分开主根、支根及根茎，干燥。支根习称"筋条"，根茎习称"剪口"。

【性味与归经】甘、微苦，温。归肝、胃经。
【功能与主治】散瘀止血，消肿定痛。用于咯血，吐血，衄血，便血，崩漏，外伤出血，胸腹刺痛，跌扑肿痛。
【用法与用量】3～9g；研粉吞服，一次1～3g。外用适量。
【注意】孕妇慎用。
【贮藏】置阴凉干燥处，防蛀。

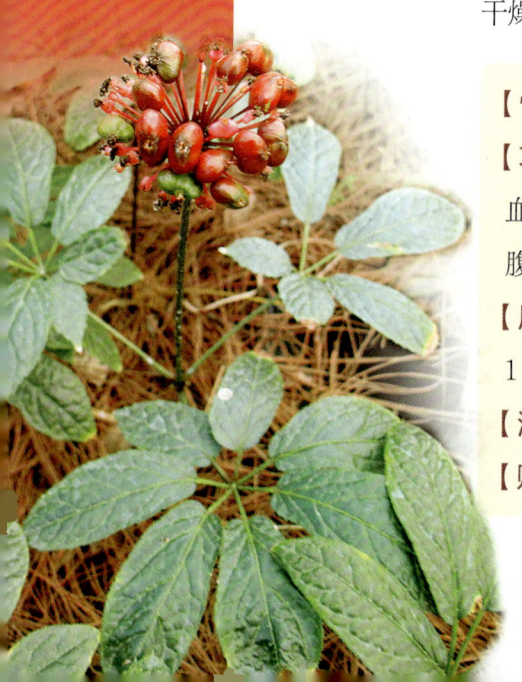

茜草 (qiàn cǎo)

凉血祛瘀又止血，
血热夹瘀效突出。
祛瘀通经治经闭，
跌打肿痛不可缺。

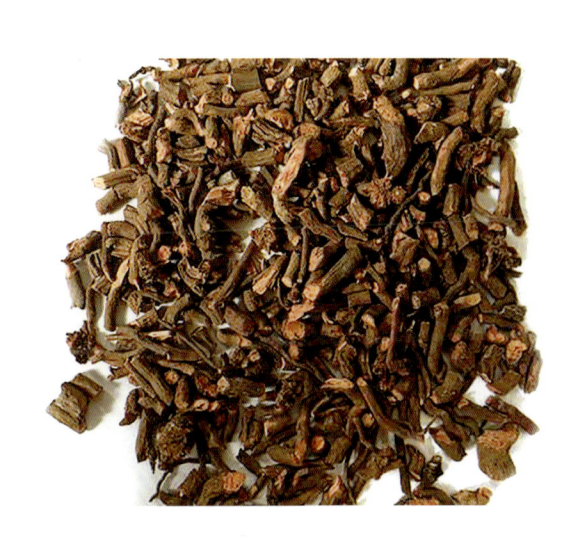

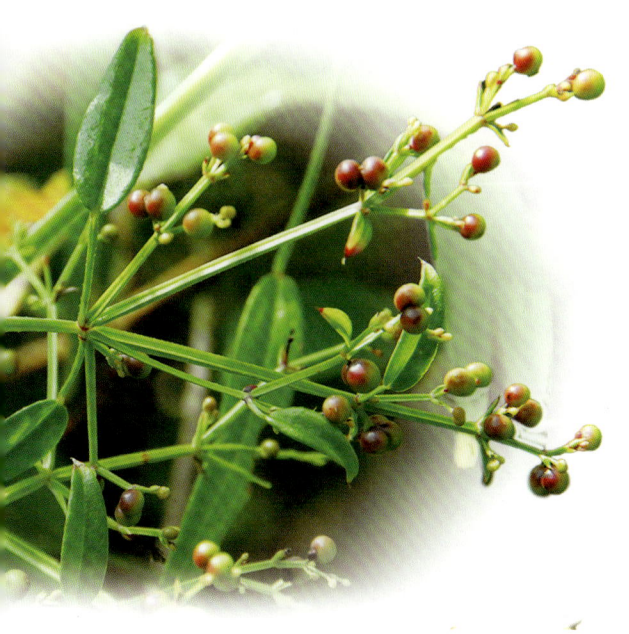

本品为茜草科植物茜草的干燥根和根茎。春、秋二季采挖，除去泥沙，干燥。

【性味与归经】苦，寒。归肝经。

【功能与主治】凉血，祛瘀，止血，通经。用于吐血，衄血，崩漏，外伤出血，瘀阻经闭，关节痹痛，跌仆肿痛。

【用法与用量】6～10g。

【贮藏】置干燥处。

pú huáng
蒲黄

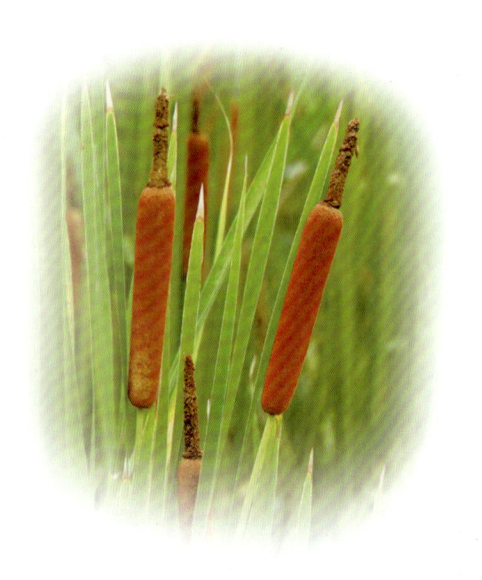

香蒲花粉为蒲黄,
止血化瘀通淋佳。
吐血咯血及崩漏,
血淋涩痛服之康。
痛经闭经敢担当,
胸腹刺痛效尤佳。
蒲黄包煎效果好,
孕妇慎用保安康。

本品为香蒲科植物水烛香蒲、东方香蒲或同属植物的干燥花粉。夏季采收蒲棒上部的黄色雄花序,晒干后碾轧,筛取花粉。剪取雄花后,晒干,成为带有雄花的花粉,即为草蒲黄。

【性味与归经】甘,平。归肝、心包经。

【功能与主治】止血,化瘀,通淋。用于吐血,衄血,咯血,崩漏,外伤出血,经闭痛经,胸腹刺痛,跌仆肿痛,血淋涩痛。

【用法与用量】5～10g,包煎。外用适量,敷患处。

【注意】孕妇慎用。

【贮藏】置通风干燥处,防潮,防蛀。

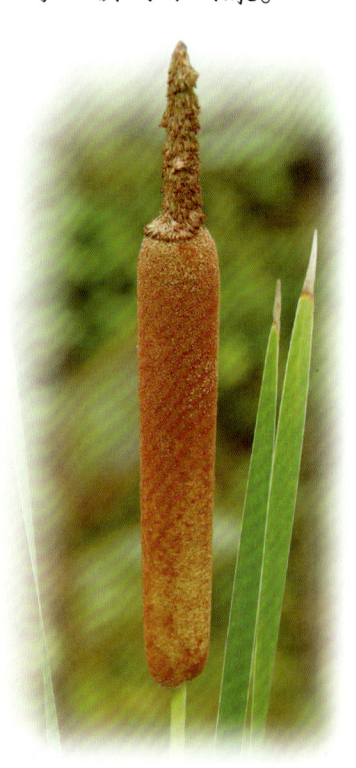

白及 (bái jí)

收敛止血治吐血，
消肿生肌应首选。
皲裂肛裂不可缺，
白及乌头不结缘，
研粉吞服效突出。

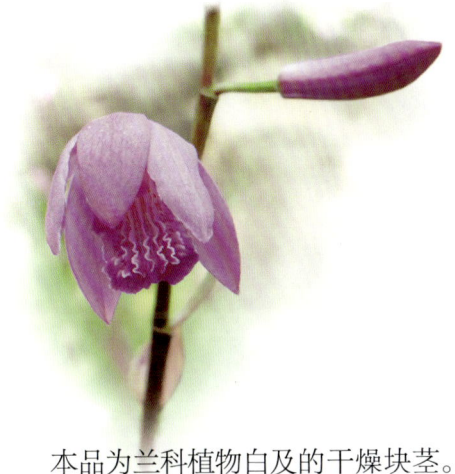

本品为兰科植物白及的干燥块茎。夏、秋二季采挖，除去须根，洗净，置沸水中煮或蒸至无白心，晒至半干，除去外皮，晒干。

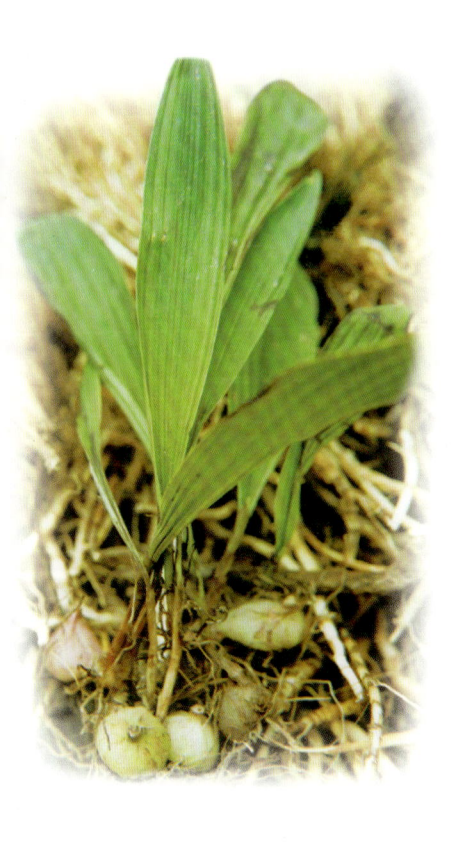

【性味与归经】苦、甘、涩，微寒。归肺、肝、胃经。

【功能与主治】收敛止血，消肿生肌。用于咯血，吐血，外伤出血，疮疡肿毒，皮肤皲裂。

【用法与用量】6～15g；研末吞服3～6g。外用适量。

【注意】不宜与川乌、制川乌、草乌、制草乌、附子同用。

【贮藏】置通风干燥处。

第三节 收敛止血药（2种）

仙鹤草
xiān hè cǎo

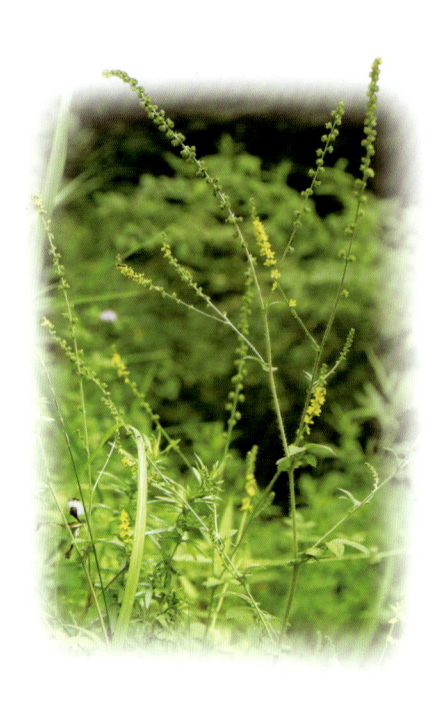

收敛止血止痢好，
咳血崩漏疗效高。
别名又叫脱力草，
脱力劳伤配大枣，
试验证明抗癌好。

本品为蔷薇科植物龙芽草的干燥地上部分。夏、秋二季茎叶茂盛时采割，除去杂质，干燥。

【性味与归经】苦、涩，平。归心、肝经。

【功能与主治】收敛止血，截疟，止痢，解毒，补虚。用于咳血，吐血，崩漏下血，疟疾，血痢，痈肿疮毒，阴痒带下，脱力劳伤。

【用法与用量】6～12g，外用适量。

【贮藏】置通风干燥处。

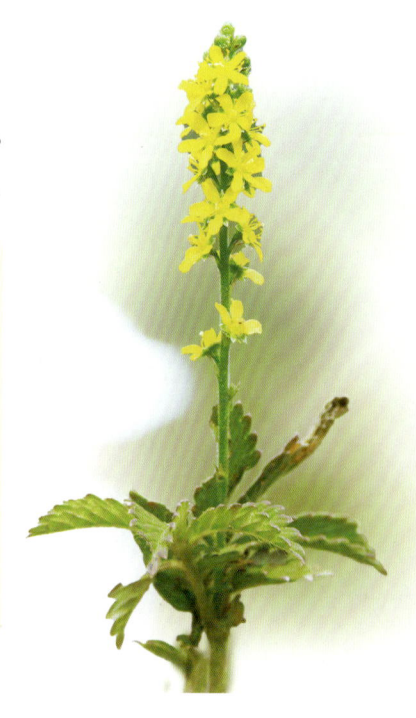

第四节 温经止血药（1种）

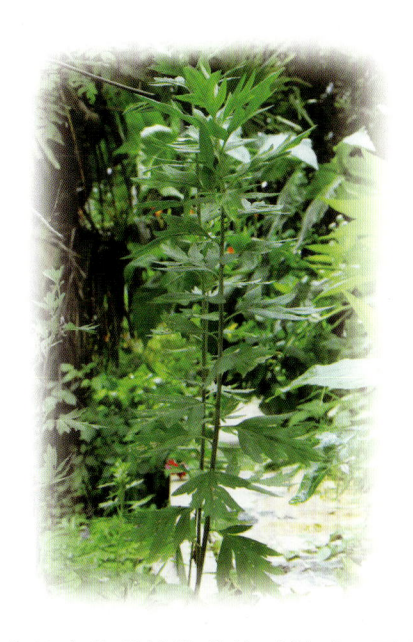

艾叶 (ài yè)

温经止血又止痛，
善治吐衄少腹痛。
散寒暖宫治痛经，
月经过多有专功。
艾叶有毒要防控，
炒艾减毒更适用。
艾灸经穴用途广，
内病外灸显神通。

本品为菊科植物艾的干燥叶。夏季花未开时采摘，除去杂质，晒干。

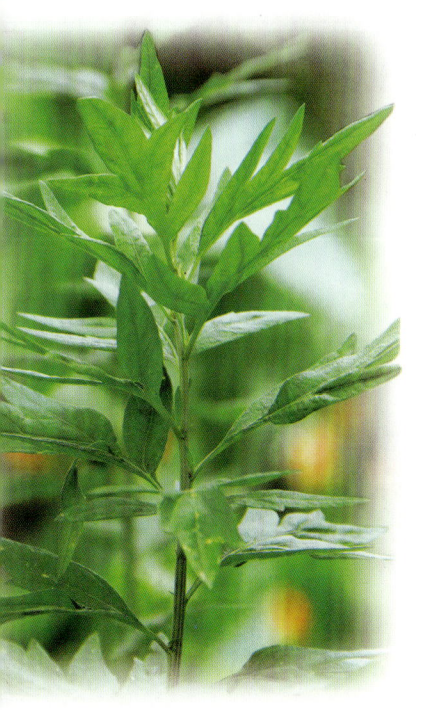

【性味与归经】辛、苦，温；有小毒。归肝、脾、肾经。

【功能与主治】温经止血，散寒止痛；外用祛湿止痒。用于吐血，衄血，崩漏，月经过多，胎漏下血，少腹冷痛，经寒不调，宫冷不孕；外治皮肤瘙痒。醋艾炭温经止血，用于虚寒性出血。

【用法与用量】3～9g。外用适量，供灸治或熏洗用。

【贮藏】置阴凉干燥处。

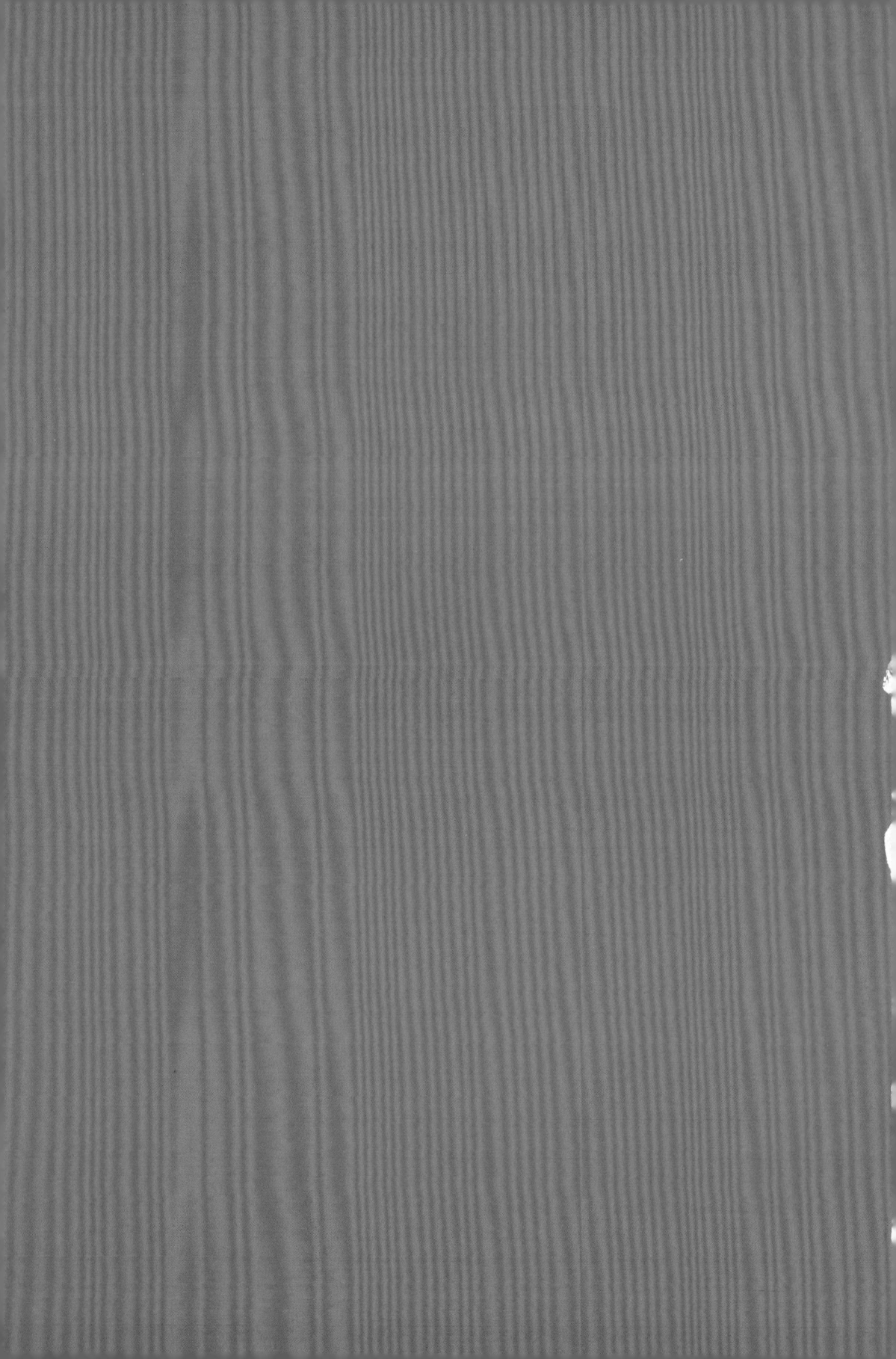

第十二章 活血化瘀药（19种）

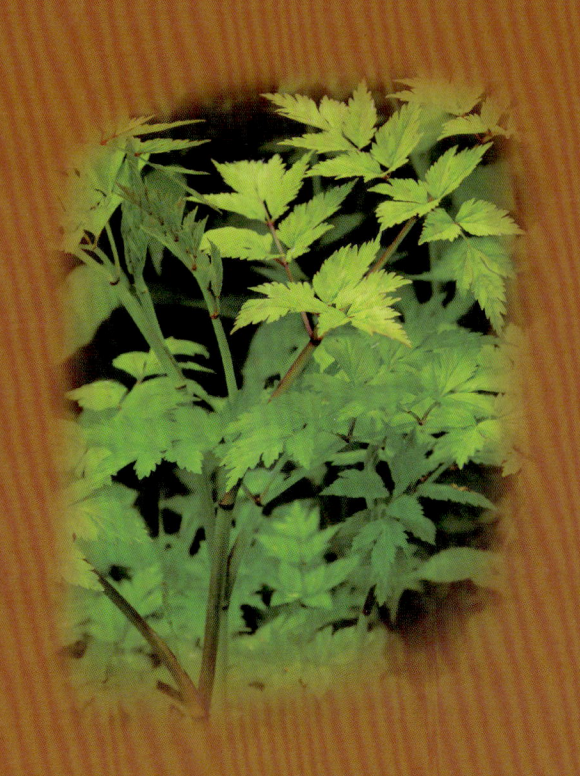

第一节 活血止痛药（6种）

川芎 chuān xiōng

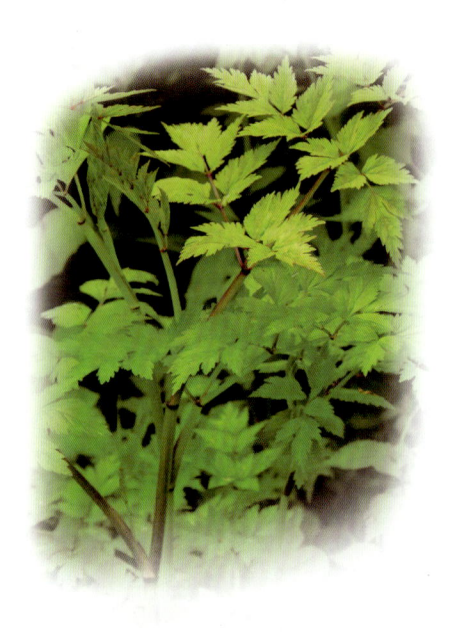

活血行气治胸痛，
胸痹心痛有奇功。
痛经闭经疗效好，
月经过多要慎用。
祛风止痛治头痛，
风湿痹痛得轻松。

本品为伞形科植物川芎的干燥根茎。夏季当茎上的节盘显著突出，并略带紫色时采挖，除去泥沙，晒后烘干，再去须根。

【性味与归经】辛，温。归肝、胆、心包经。

【功能与主治】活血行气，祛风止痛。用于胸痹心痛，胸胁刺痛，跌仆肿痛，月经不调，经闭痛经，癥瘕腹痛，头痛，风湿痹痛。

【用法与用量】3～10g。

【贮藏】置阴凉干燥处，防蛀。

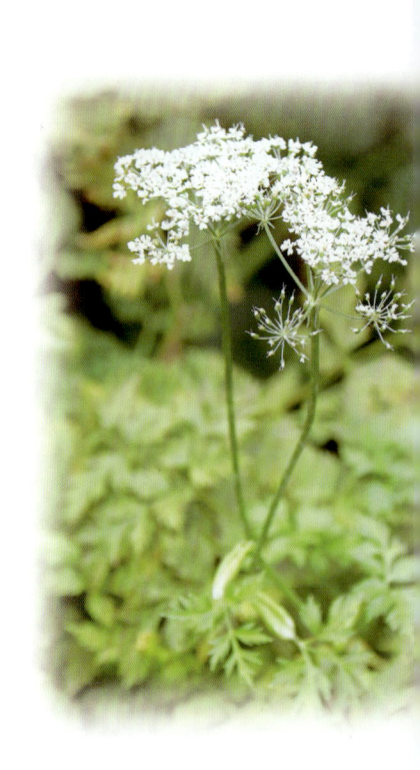

延胡索 (yán hú suǒ)

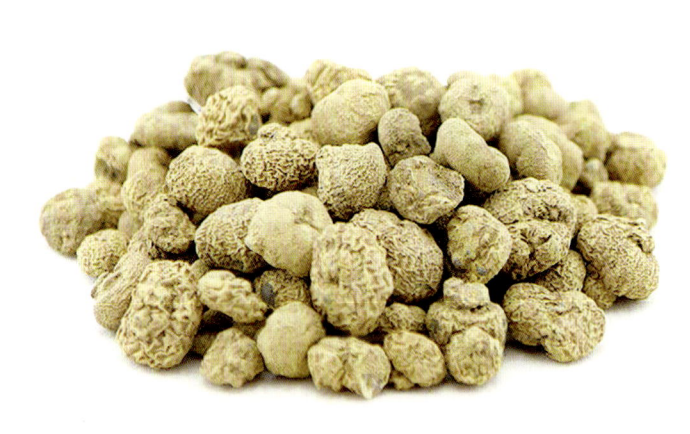

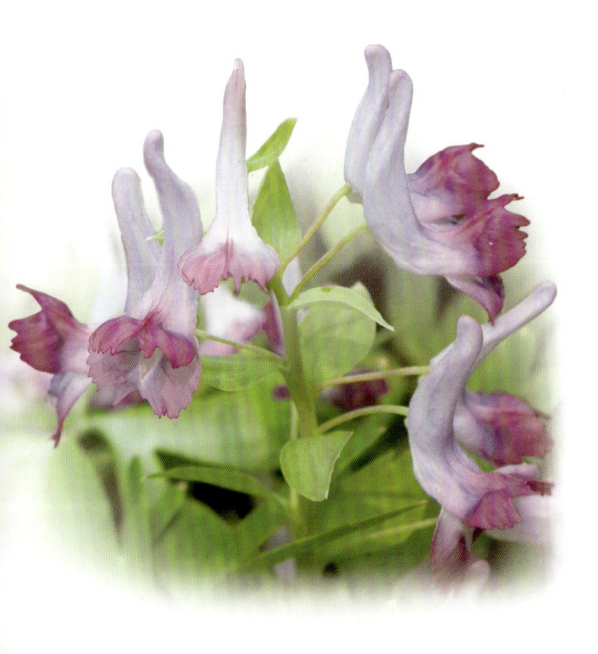

活血行气又止痛，
疏通气血有神功。
善治胸胁脘腹痛，
痛经闭经能畅通。
经闭痛经少腹痛，
跌仆肿痛便无踪，
延胡醋制效更宏。

第十二章 活血化瘀药（19种）

本品为罂粟科植物延胡索的干燥块茎。夏初茎叶枯萎时采挖，除去须根，洗净，置沸水中煮至恰无白心时，取出，晒干。

【性味与归经】辛、苦，温。归肝、脾经。

【功能与主治】活血，行气，止痛。用于胸胁、脘腹疼痛，胸痹心痛，经闭痛经，产后瘀阻，跌仆肿痛。

【用法与用量】3～10g；研末吞服，1次1.5～3g。

【贮藏】置干燥处，防蛀。

郁金
yù jīn

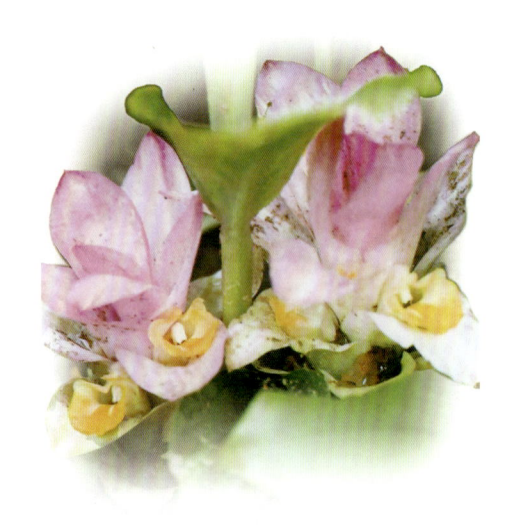

活血化瘀疼痛除,

行气解郁肝气舒。

清心凉血治吐衄,

利胆退黄肝胆疏。

郁金莫与丁香见,

相畏只防药效除。

注：莪术、姜黄辛苦温,只有郁金辛苦寒。

郁金又名温郁金,为姜科植物温郁金、姜黄、广西莪术或蓬莪术的干燥块根。冬季茎叶枯萎后采挖,除去泥沙和细根,蒸或煮至透心,干燥。

【性味与归经】辛、苦,寒。归肝、心经。

【功能与主治】活血止痛,行气解郁,清心凉血,利胆退黄。用于胸胁刺痛,胸痹心痛,经闭痛经,乳房胀痛,热病神昏,癫痫发狂,血热吐衄,黄疸尿赤。

【用法与用量】3～10g。

【注意】不宜与丁香、母丁香同用。

【贮藏】置干燥处,防蛀。

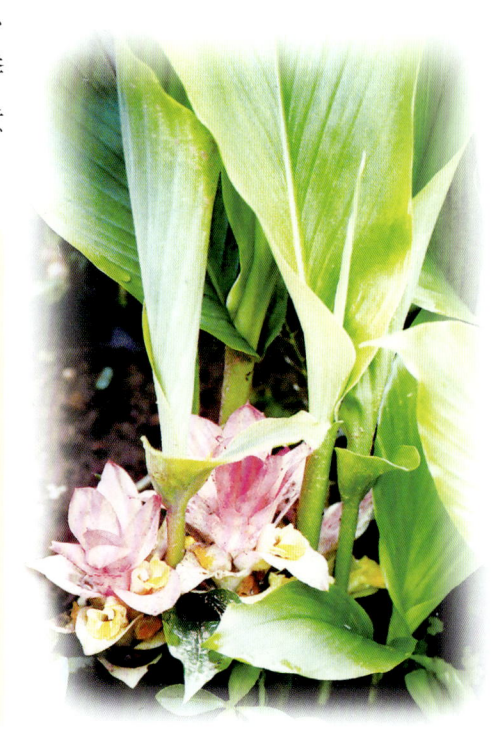

姜黄 jiāng huáng

破血行气止疼痛，
心胸刺痛易见功。
经络不通肩臂痛，
温经通络病无踪。

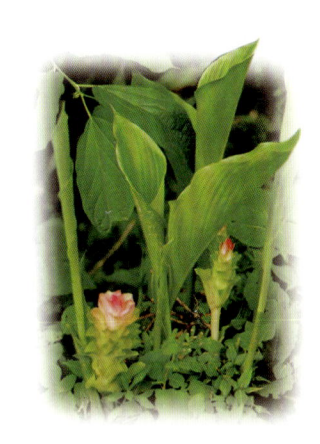

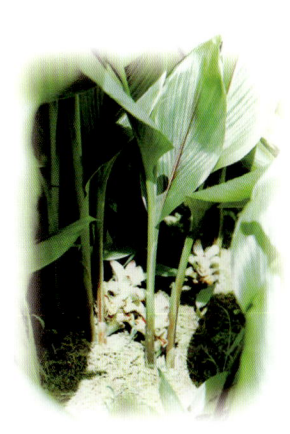

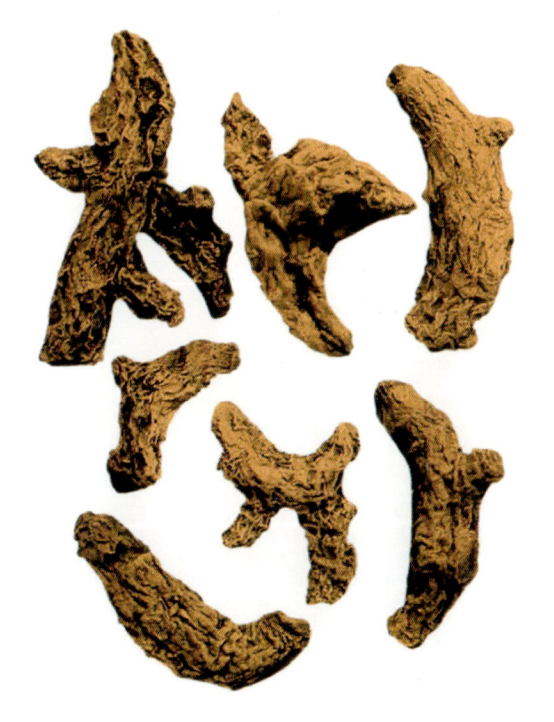

本品为姜科植物姜黄的干燥根茎。冬季茎叶枯萎时采挖，洗净，煮或蒸至透心，晒干，除去须根。

【性味与归经】辛、苦，温。归脾、肝经。

【功能与主治】破血行气，通经止痛。用于胸胁刺痛，胸痹心痛，痛经经闭，癥瘕，风湿肩臂疼痛，跌仆肿痛。

【用法与用量】3～10g。外用适量。

【贮藏】置阴凉干燥处。

乳香 rǔ xiāng

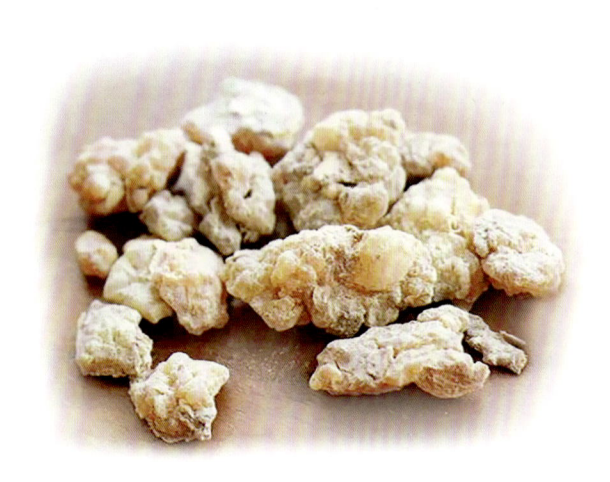

活血定痛又消肿,
心胃疼痛可选用。
痛经闭经筋骨痛,
跌打损伤功独崇。
消肿生肌较常用,
配上白及效更宏。
乳香气味难依从,
胃虚孕妇要慎用。

本品为橄榄科植物乳香树及同属植物树皮渗出的树脂。分为索马里乳香和埃塞俄比亚乳香,每种乳香又分为乳香珠和原乳香。

【性味与归经】辛、苦,温。归心、肝、脾经。

【功能与主治】活血定痛,消肿生肌。用于胸痹心痛,胃脘疼痛,痛经经闭,产后瘀阻,癥瘕腹痛,风湿痹痛,筋脉拘挛,跌仆损伤,痈肿疮疡。

【用法与用量】煎汤或入丸散,3～5g；外用适量,研末调敷。

【注意】孕妇及胃弱者慎用。

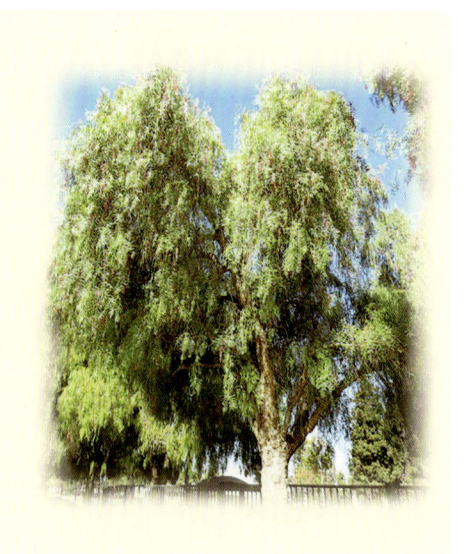

【贮藏】置阴凉干燥处。

没药 mò yào

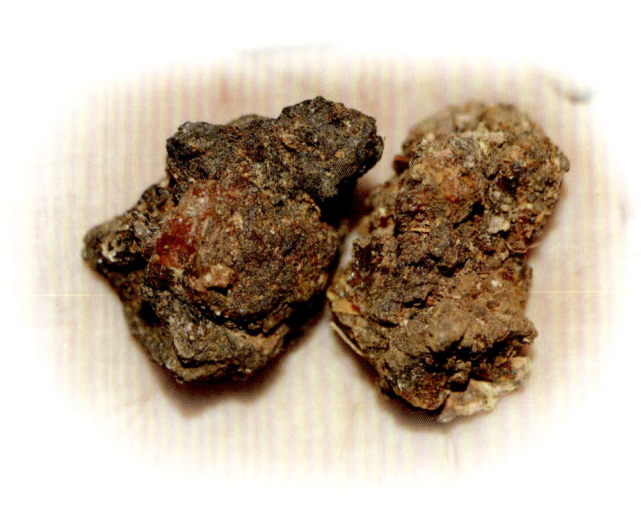

没药散瘀又定痛,
胸痹心痛易见功。
产后瘀阻少腹痛,
血瘀气滞渐消融。
跌打损伤常肿痛,
消肿生肌功亦宏。
没药破瘀功真峻,
孕妇胃弱应慎用。

本品为橄榄科植物地丁树或哈地丁树的干燥树脂。分为天然没药和胶质没药。

【性味与归经】辛、苦,平。归心、肝、脾经。
【功能与主治】散瘀定痛,消肿生肌。用于胸痹心痛,胃脘疼痛,痛经经闭,产后瘀阻,癥瘕腹痛,风湿痹痛,跌打损伤,痈肿疮疡。
【用法与用量】3～5g,炮制去油,多入丸散用。
【注意】孕妇及胃弱者慎用。
【贮藏】置阴凉干燥处。

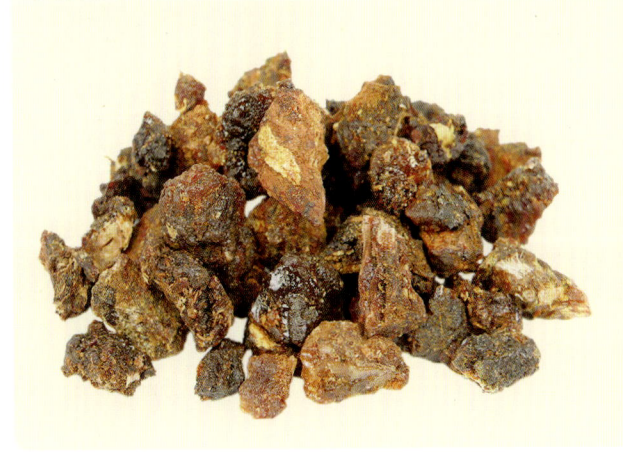

第二节 活血调经药（8种）

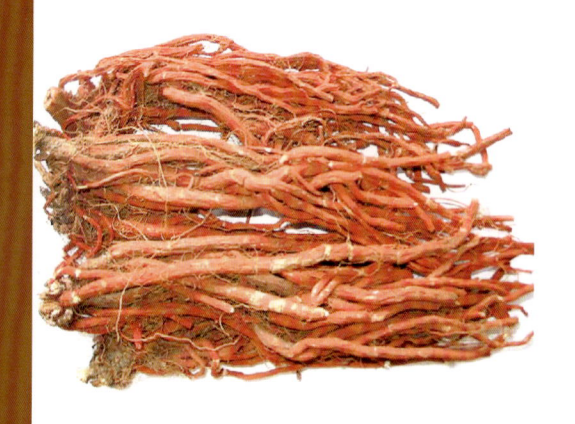

丹参 dān shēn

活血祛瘀胸痹舒，
血脉畅通百病驱。
通经止痛治经闭，
癥瘕积聚渐消除。
清心除烦失眠去，
凉血消痈疮毒壅，
丹参习称反藜芦。

本品为唇形科植物丹参的干燥根和根茎。春、秋二季采挖，除去泥沙，干燥。

【性味与归经】苦，微寒。归心、肝经。

【功能与主治】活血祛瘀，通经止痛，清心除烦，凉血消痈。用于胸痹心痛，脘腹胁痛，癥瘕积聚，热痹疼痛，心烦不眠，月经不调，痛经经闭，疮疡肿痛。

【用法与用量】10～15g。

【注意】不宜与藜芦同用。

【贮藏】置干燥处。

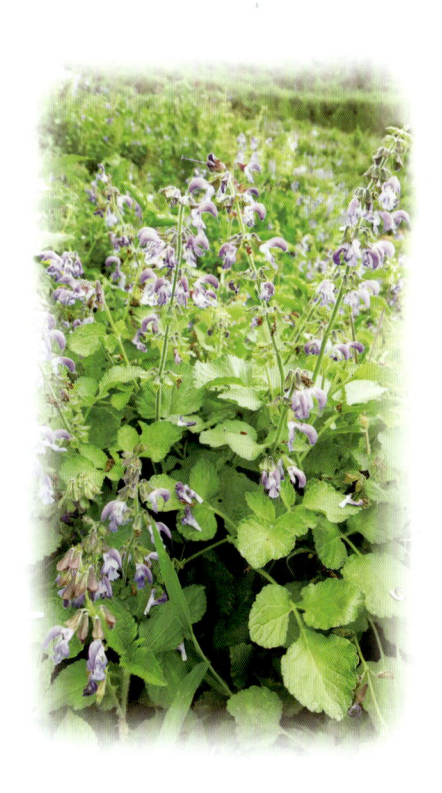

桃仁 táo rén

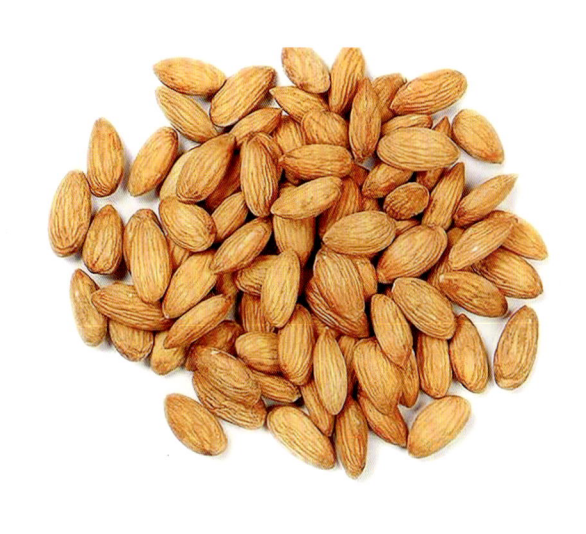

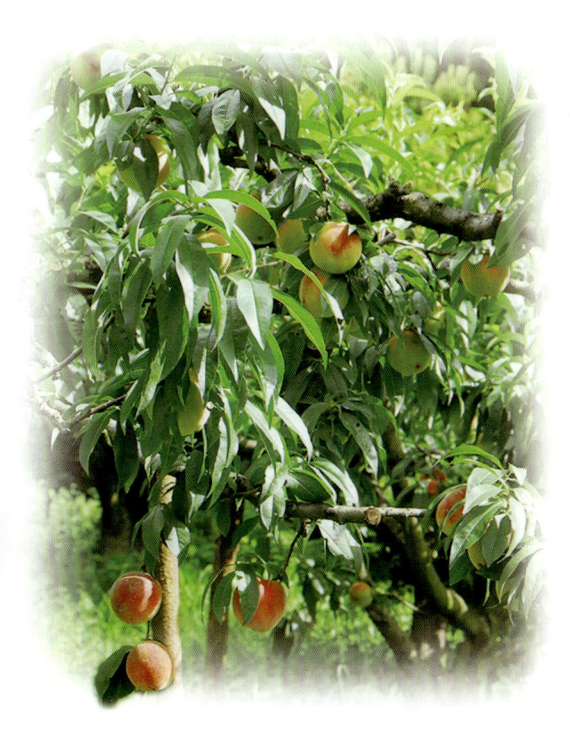

活血祛瘀专瘀滞,
痛经闭经可以治。
癥瘕痞块渐消散,
气血调和百病治。
润肠通便治便秘,
五仁丸中桃仁济。
止咳平喘喘咳止,
痰瘀互结效立致。

本品为蔷薇科植物桃或山桃的干燥成熟种子。果实成熟后采收,除去果肉和核壳,取出种子,晒干。

【性味与归经】苦、甘,平。归心、肝、大肠经。

【功能与主治】活血祛瘀,润肠通便,止咳平喘。用于经闭痛经,癥瘕痞块,肺痈肠痈,跌仆损伤,肠燥便秘,咳嗽气喘。

【用法与用量】5～10g。

【注意】孕妇慎用。

【贮藏】置阴凉干燥处,防蛀。

第十二章 活血化瘀药(19种)

红花 hóng huā

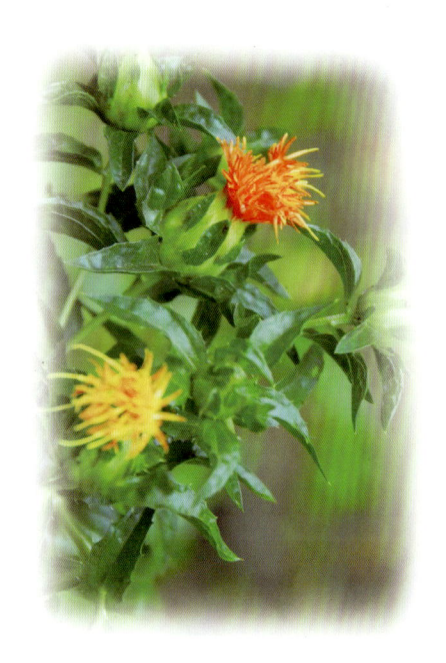

活血通经又止痛,
痛经闭经配川芎。
恶露不行小腹痛,
癥瘕痞块渐消融。
散瘀止痛治胸痛,
胸痹心痛得轻松。

本品为菊科植物红花的干燥花。夏季花由黄变红时采摘,阴干或晒干。

【性味与归经】辛,温。归心、肝经。

【功能与主治】活血通经,散瘀止痛。用于经闭,痛经,恶露不行,癥瘕痞块,胸痹心痛,瘀滞腹痛,胸胁刺痛,跌仆损伤,疮疡肿痛。

【用法与用量】3～10g。

【注意】孕妇慎用。

【贮藏】置阴凉干燥处,防潮,防蛀。

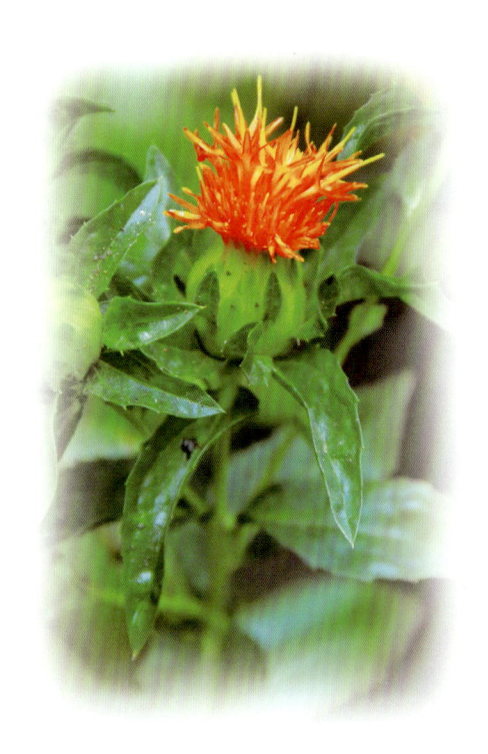

泽兰
zé lán

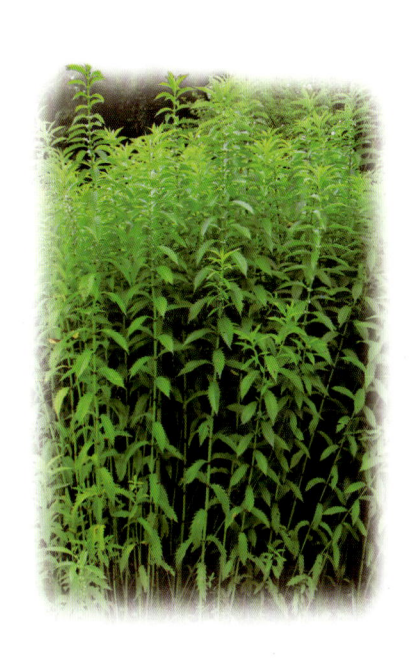

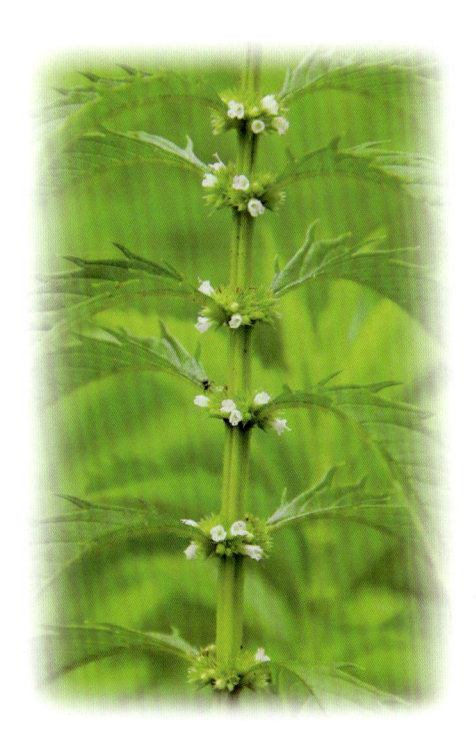

活血调经月经通,
痛经闭经易见功。
祛瘀消痈能止痛,
内服外敷消瘀肿。
利水消肿治腹水,
水瘀互结渐疏通。

本品为唇形科植物毛叶地瓜儿苗的干燥地上部分。夏、秋二季茎叶茂盛时采割,晒干。

【性味与归经】苦、辛,微温。归肝、脾经。

【功能与主治】活血调经,祛瘀消痈,利水消肿。用于月经不调,经闭,痛经,产后瘀血腹痛,疮痈肿毒,水肿腹水。

【用法与用量】6~12g。

【贮藏】置通风干燥处。

益母草 yì mǔ cǎo

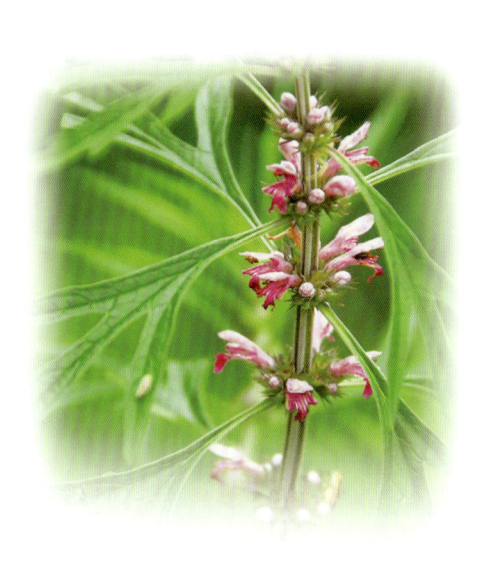

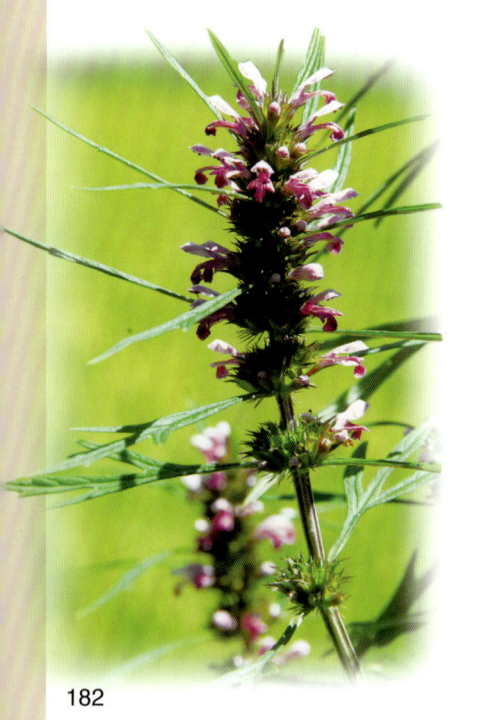

活血调经益母草，
痛经闭经疗效好。
产后恶露易见效，
保护女性有功劳。
利尿消肿治肾炎，
剂量疗程调控好。

本品为唇形科植物益母草的新鲜或干燥地上部分。鲜品春季幼苗期至初夏花前期采割；干品夏季茎叶茂盛、花未开或初开时采割，晒干，或切段晒干。

【性味与归经】苦、辛，微寒。归肝、膀胱经。
【功能与主治】活血调经，利尿消肿，清热解毒。用于月经不调，痛经经闭，恶露不尽，水肿尿少，疮疡肿毒。
【用法与用量】9～30g；鲜品12～40g。
【注意】孕妇慎用。
【贮藏】干益母草置干燥处；鲜益母草置阴凉潮湿处。

鸡血藤

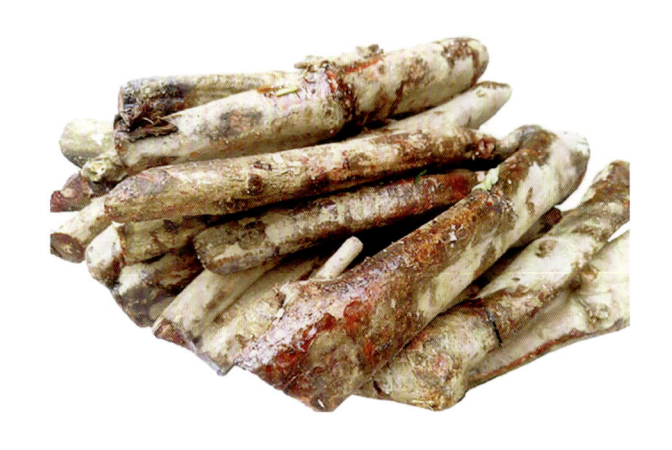

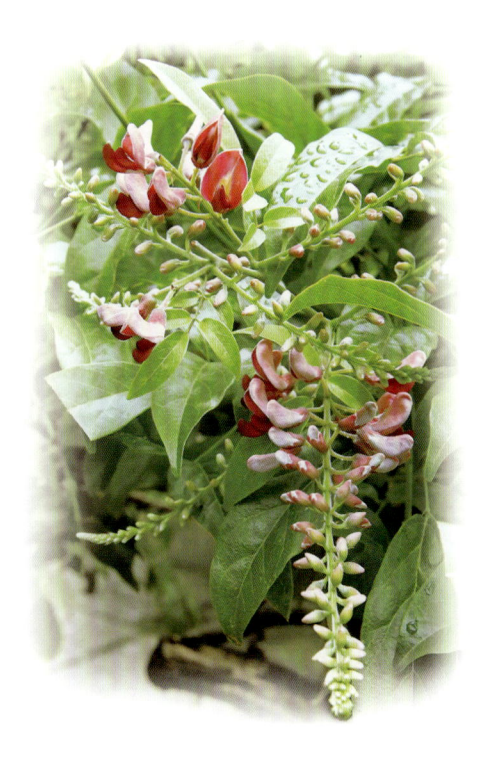

活血补血调月经,
血虚萎黄效亦珍。
调经止痛又舒筋,
痛经闭经渐减轻。
风湿痹痛手足麻,
经脉畅通麻木轻。

本品为豆科植物密花豆的干燥藤茎。秋、冬二季采收,除去枝叶,切片,晒干。

【性味与归经】苦、甘,温。归肝、肾经。

【功能与主治】活血补血,调经止痛,舒筋活络。用于月经不调,痛经,经闭,风湿痹痛,麻木瘫痪,血虚萎黄。

【用法与用量】9～15g。

【贮藏】置通风干燥处,防霉,防蛀。

牛膝 niú xī

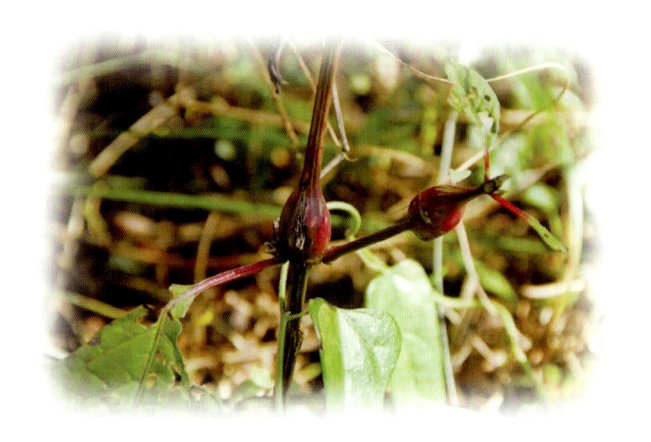

逐瘀通经且通淋,
痛经闭经与五淋。
补益肝肾筋骨壮,
筋骨软弱服之灵。
引血引药都下行,
妊娠妇女下禁令。

本品为苋科植物牛膝的干燥根。冬季茎叶枯萎时采挖,除去须根和泥沙,捆成小把,晒至干皱后,将顶端切齐,晒干。

【性味与归经】苦、甘、酸,平。归肝、肾经。

【功能与主治】逐瘀通经,补肝肾,强筋骨,利尿通淋,引火(血)下行。用于经闭,痛经,腰膝酸痛,筋骨无力,淋证,水肿,头痛,眩晕,牙痛,口疮,吐血,衄血。

【用法与用量】5～12g。

【注意】孕妇慎用。

【贮藏】置阴凉干燥处,防潮。

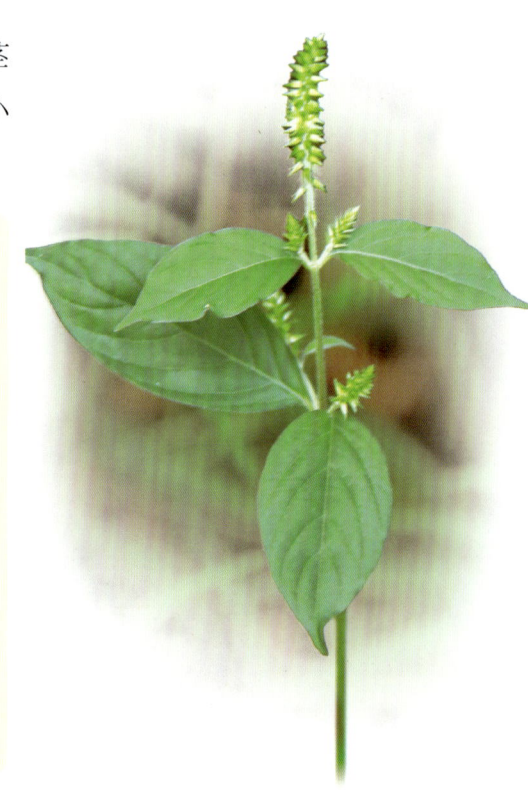

wáng bù liú xíng
王不留行

活血通经血脉通，
闭经痛经渐轻松。
下乳消肿乳汁充，
乳痈肿痛消无踪。
利尿通淋尿畅通，
妊娠妇女要慎用。

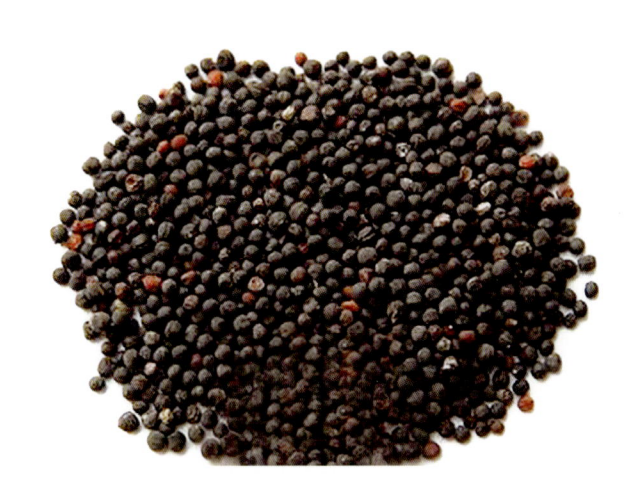

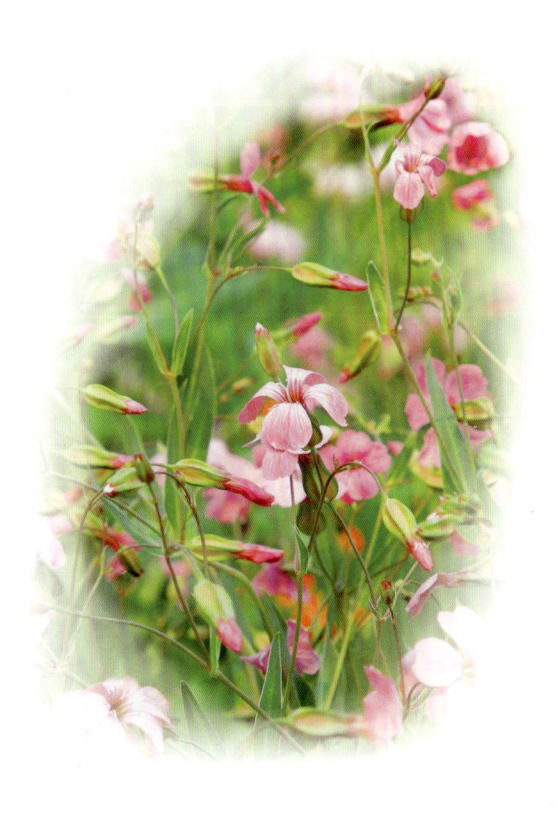

本品为石竹科植物麦蓝菜的干燥成熟种子。夏季果实成熟、果皮尚未开裂时采割植株，晒干，打下种子，除去杂质，再晒干。

【性味与归经】苦，平。归肝、胃经。

【功能与主治】活血通经，下乳消肿，利尿通淋。用于经闭，痛经，乳汁不下，乳痈肿痛，淋证涩痛。

【用法与用量】5～10g。

【注意】孕妇慎用。

【贮藏】置干燥处。

第三节 活血疗伤药（2种）

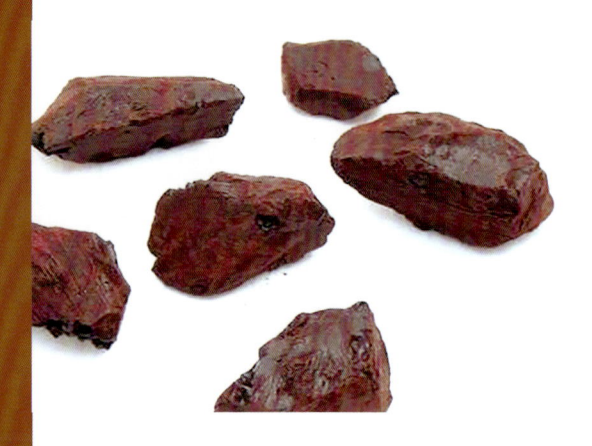

血竭 xuè jié

活血化瘀又定痛，
跌打损伤有奇功。
瘀血阻滞心腹痛，
胸腹疼痛易止痛。
外伤出血立见功，
内服外敷效更宏。
生肌敛疮亦从容，
孕妇慎用不放松。

本品为棕榈科植物麒麟竭果实渗出的树脂经加工制成。

【性味与归经】甘、咸，平。归心、肝经。

【功能与主治】活血定痛，化瘀止血，生肌敛疮。用于跌仆损伤，心腹瘀痛，外伤出血，疮疡不敛。

【用法与用量】研末，1~2g，或入丸剂。外用研末撒或入膏药用。

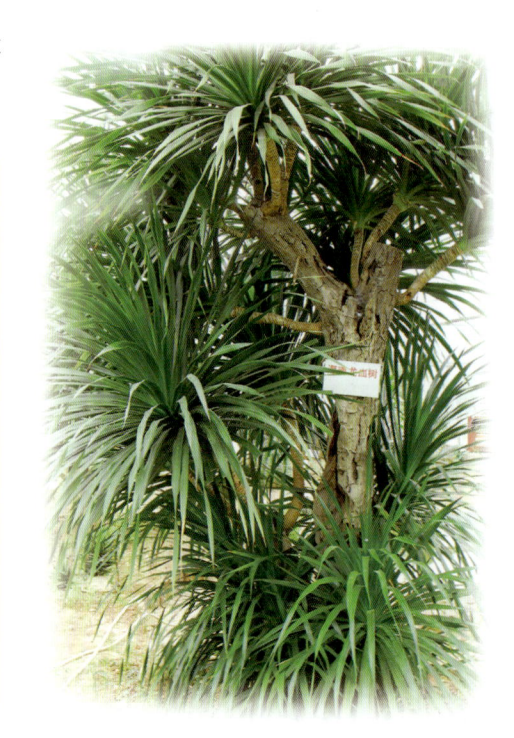

【贮藏】置阴凉干燥处。

骨碎补
gǔ suì bǔ

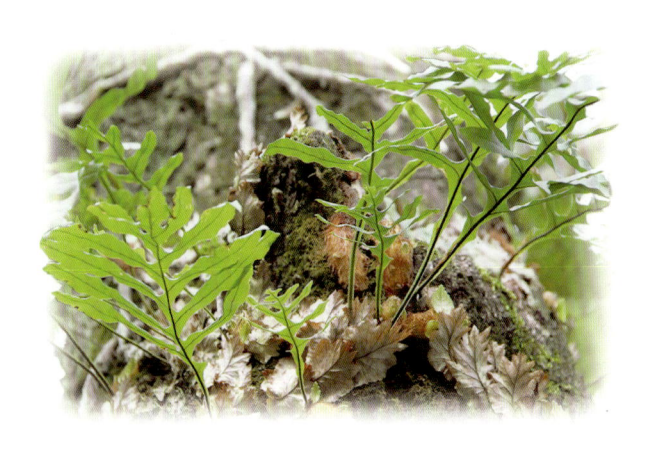

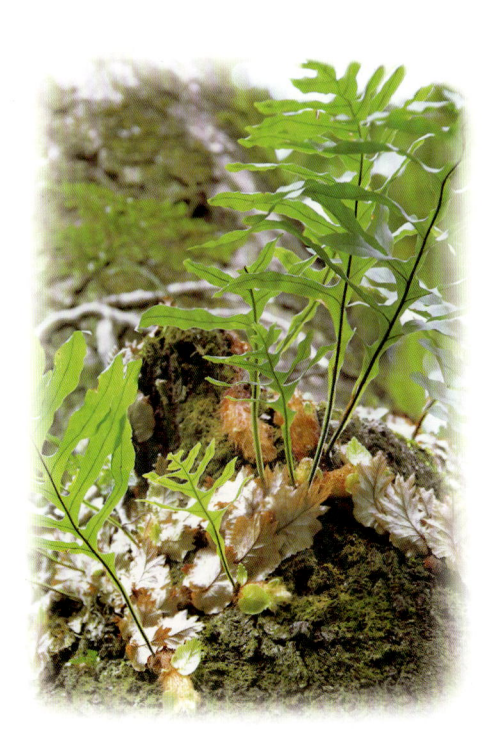

补肾强骨响当当，
纵然骨碎敢担当。
跌打闪挫筋骨伤，
疗伤止痛效果佳。
肾虚腰痛牙松动，
筋骨萎软能复壮。
肾虚耳鸣又耳聋，
改善听力第一桩。

本品为水龙骨科植物槲蕨的干燥根茎。全年均可采挖，除去泥沙，干燥，或再燎去茸毛（鳞片）。

【性味与归经】苦，温。归肝、肾经。

【功能与主治】疗伤止痛，补肾强骨；外用消风祛斑。用于跌仆闪挫，筋骨折伤，肾虚腰痛，筋骨痿软，耳鸣耳聋，牙齿松动；外治斑秃，白癜风。

【用法与用量】3～9g。

【贮藏】置干燥处。

第四节 破血消癥药（3种）

莪术 (é zhú)

行气破血治癥瘕，
配上三棱效更佳。
消积止痛消食好，
食积胀痛服之康。
瘀血经闭敢担当，
妇女经期不用它。

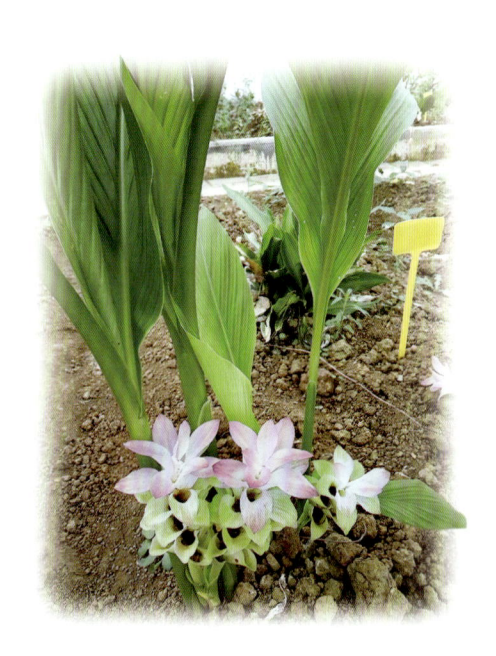

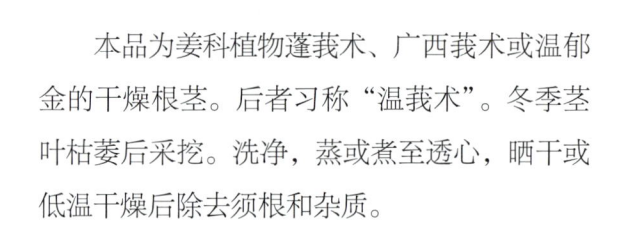

本品为姜科植物蓬莪术、广西莪术或温郁金的干燥根茎。后者习称"温莪术"。冬季茎叶枯萎后采挖。洗净，蒸或煮至透心，晒干或低温干燥后除去须根和杂质。

【性味与归经】辛、苦，温。归肝、脾经。
【功能与主治】行气破血，消积止痛。用于癥瘕痞块，瘀血经闭，胸痹心痛，食积胀痛。
【用法与用量】6～9g。
【注意】孕妇禁用。
【贮藏】置干燥处，防蛀。

穿山甲 chuān shān jiǎ

活血消癥称名流,通经下乳效一流。
穿山甲配王不留,产妇服了乳长流。
消肿排浓治脓肿,痈肿疮毒不发愁。
搜风通络治中风,后遗诸症少残留。
珍稀山甲控制用,适度保护合潮流。

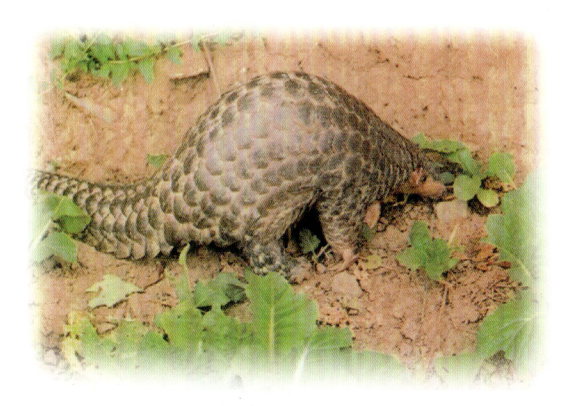

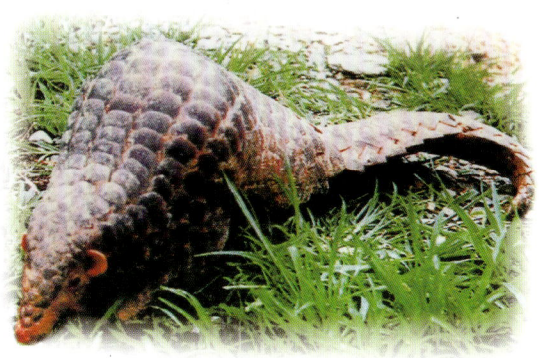

本品为鲮鲤科动物穿山甲的鳞甲。收集鳞甲,洗净,晒干。

【性味与归经】 咸,微寒。归肝、胃经。

【功能与主治】 活血消癥,通经下乳,消肿排脓,搜风通络。用于经闭癥瘕,乳汁不通,痈肿疮毒,风湿痹痛,中风瘫痪,麻木拘挛。

【用法与用量】 5～10g,一般炮制后用。

【注意】 孕妇慎用。

【贮藏】 置干燥处。

水 蛭
shuǐ zhì

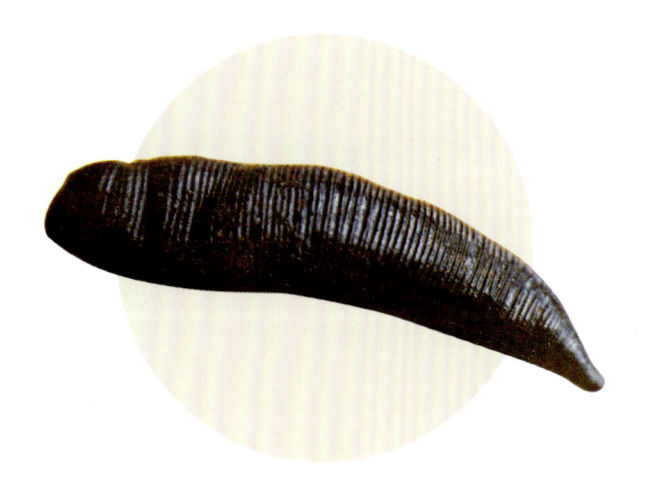

破血通经治经闭,
逐瘀消癥癥瘕痹。
心血瘀阻心腹痛,
中风偏瘫效可期。
月经过多不敢用,
药有小毒勿过剂,
妊娠妇女要禁忌。

本品为水蛭科动物蚂蟥、水蛭或柳叶蚂蟥的干燥全体。夏、秋二季捕捉,用沸水烫死,晒干或低温干燥。

【性味与归经】咸、苦,平;有小毒。归肝经。

【功能与主治】破血通经,逐瘀消癥。用于血瘀经闭,癥瘕痞块,中风偏瘫,跌仆损伤。

【用法与用量】1～3g。

【注意】孕妇禁用。

【贮藏】置干燥处,防蛀。

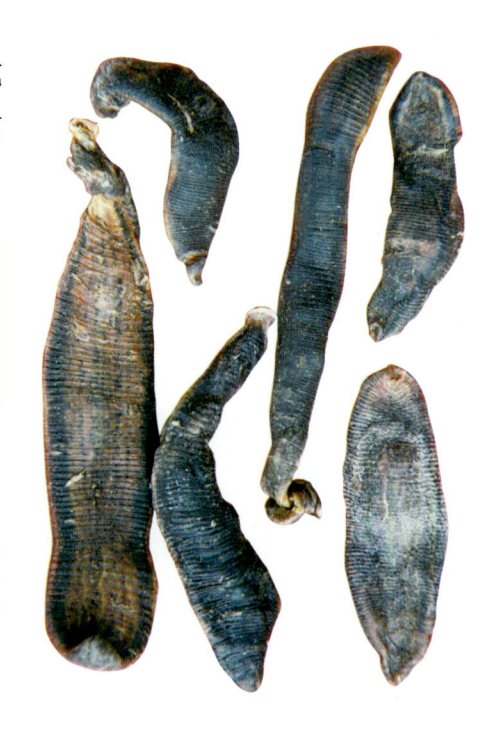

第十一章 化痰止咳平喘药（22种）

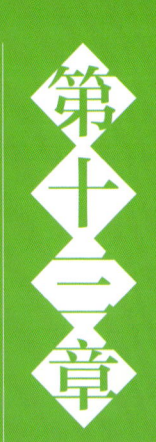

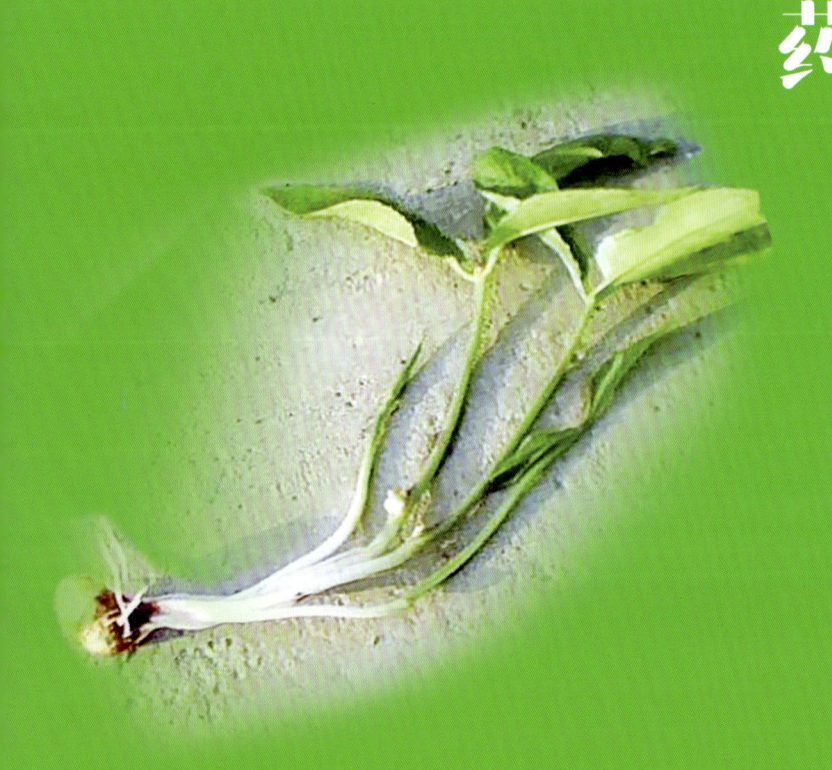

第一节 温化寒痰药（4种）

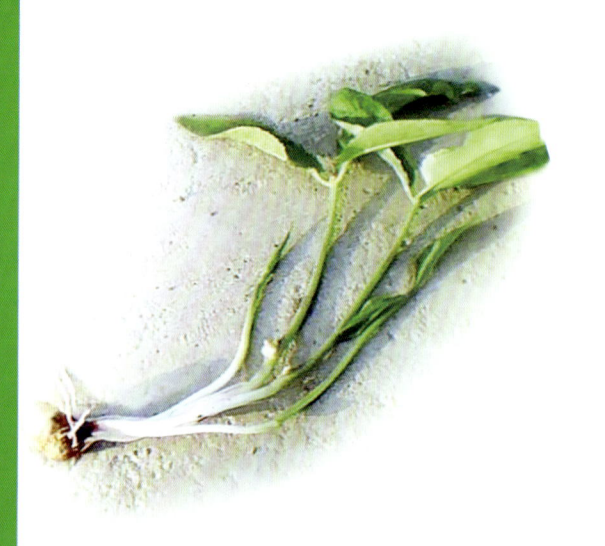

半夏 bàn xià

燥湿化痰咳痰净，
湿痰寒痰效尤灵。
痰饮眩悸常选用，
降气止呕治胃病。
消痞散结梅核气，
消肿止痛外敷灵。
妊娠恶阻要谨慎，
半夏乌头勿相邻。

本品为天南星科植物半夏的干燥块茎。夏、秋二季采挖，洗净，除去外皮和须根，晒干。

【性味与归经】辛，温；有毒。归脾、胃、肺经。

【功能与主治】燥湿化痰，降逆止呕，消痞散结；外用消肿止痛。用于湿痰寒痰，咳喘痰多，痰饮眩悸，风痰眩晕，痰厥头痛，呕吐反胃，胸脘痞闷，梅核气；外治痈肿痰核。

【用法与用量】内服一般炮制后使用，3～9g。外用适量，磨汁涂或研末以酒调敷患处。

【注意】不宜与川乌、制川乌、草乌、制草乌、附子同用；生品内服宜慎。

【贮藏】置通风干燥处，防蛀。

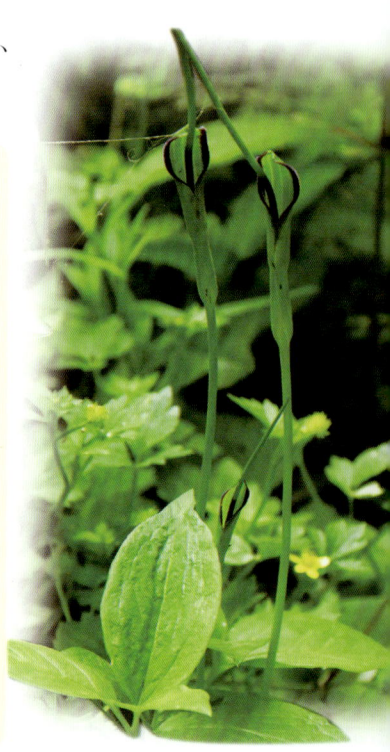

天南星
tiān nán xīng

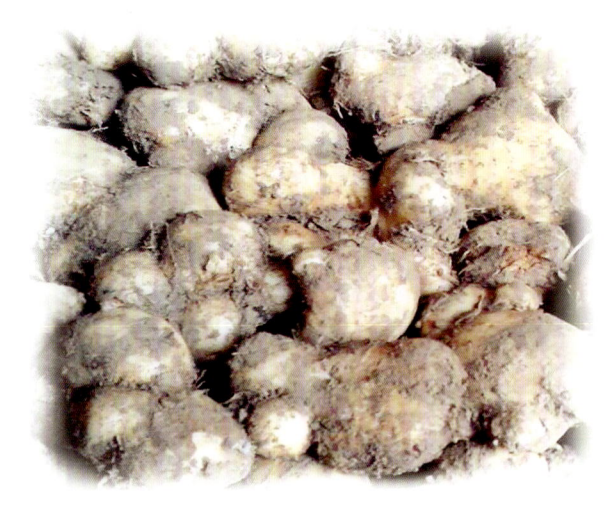

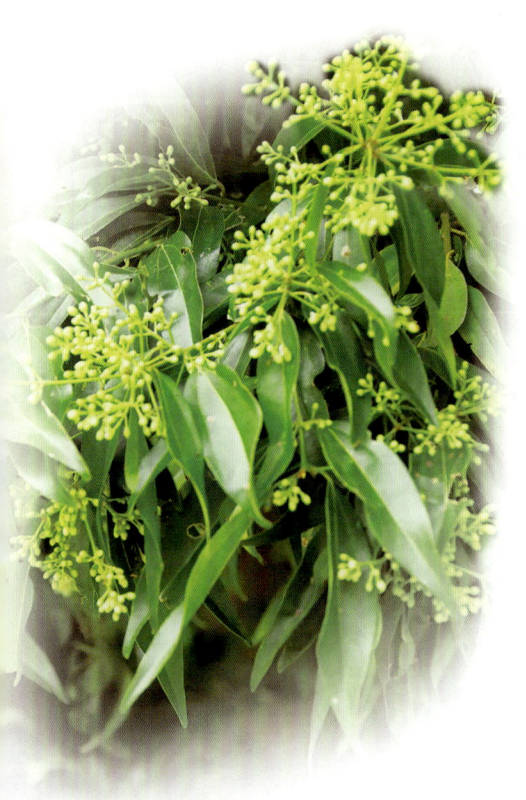

散结消肿止疼痛，
外治蛇毒和痈肿。
南星善于祛风痰，
能治癫痫与中风。
生品内服须慎重，
妊娠早期应忌用。

本品为天南星科植物天南星、异叶天南星或东北天南星的干燥块茎。秋、冬二季茎叶枯萎时采挖，除去须根及外皮，干燥。

【性味与归经】苦、辛，温；有毒。归肺、肝、脾经。

【功能与主治】散结消肿。外用治痈肿，蛇虫咬伤。

【用法与用量】外用生品适量，研末以醋或酒调敷患处。

【注意】孕妇慎用；生品内服宜慎。

【贮藏】置通风干燥处，防霉、防蛀。

白芥子
bái jiè zǐ

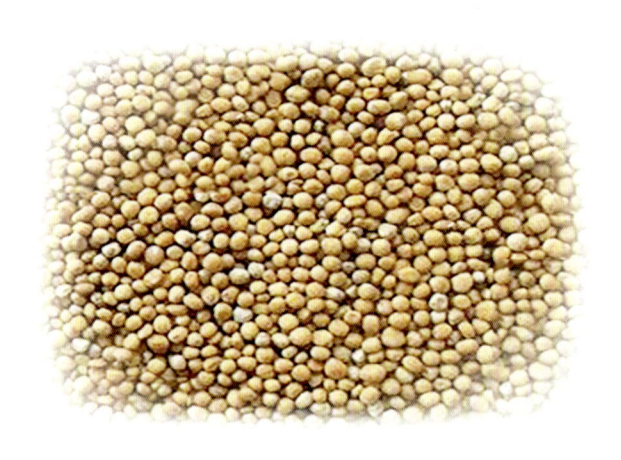

温肺豁痰又利气，
皮里膜外痰开启。
寒痰咳嗽功效奇，
散结通络治痰滞。
痰滞经络麻木起，
痰湿流注效可期。
三子养亲为名方，
咳嗽喘逆功效奇。

本品为十字花科植物白芥或芥的干燥成熟种子。前者习称"白芥子"，后者习称"黄介子"。夏末秋初果实成熟时采割植株，晒干，打下种子，除去杂质。

【性味与归经】辛，温。归肺经。
【功能与主治】温肺豁痰利气，散结通络止痛。用于寒痰咳嗽，胸胁胀痛，痰滞经络，关节麻木、疼痛，痰湿流注，阴疽肿毒。
【用法与用量】3～9g。外用适量。
【贮藏】置通风干燥处，防潮。

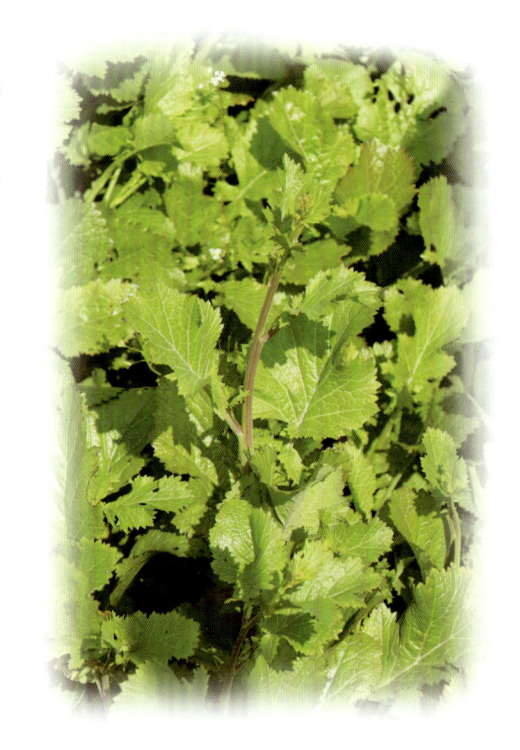

旋覆花 xuán fù huā

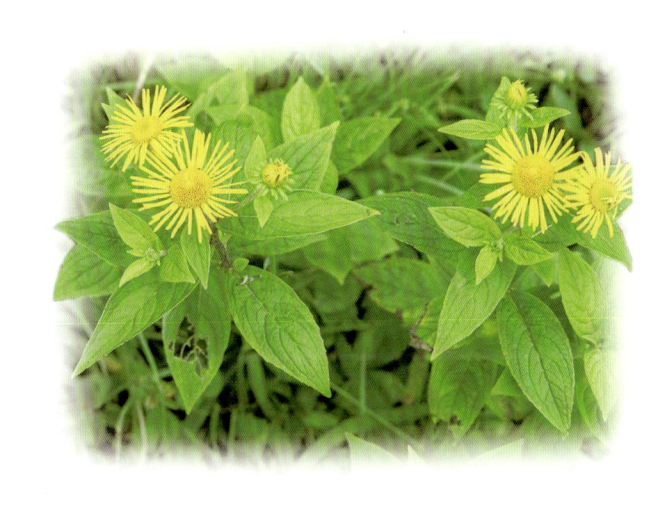

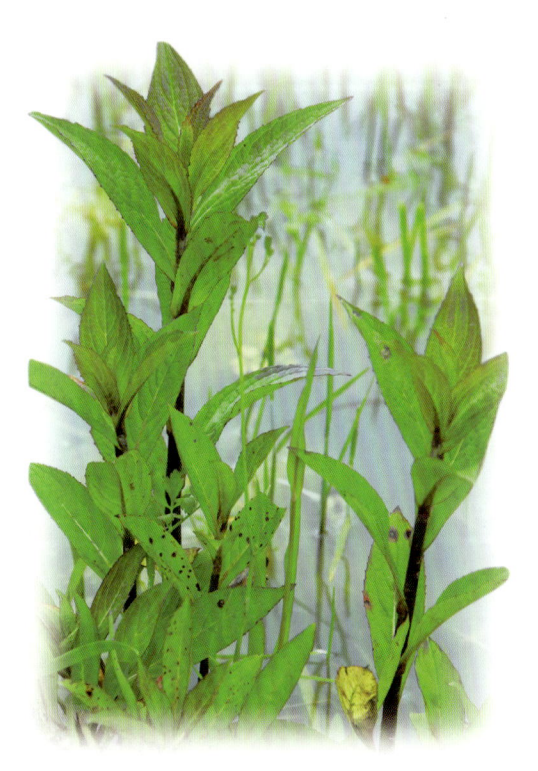

诸花主升旋覆降，
降气消痰响当当。
风寒咳嗽痰饮藏，
呕吐噫气敢担纲。
行水止呕气机降，
善用旋覆代赭汤。
旋覆性温味苦辛，
劳咳燥嗽万不可。

本品为菊科植物旋覆花或欧亚旋覆花的干燥头状花序。夏、秋二季花开放时采收，除去杂质，阴干或晒干。

【性味与归经】苦、辛、咸，微温。归肺、胃经。

【功能与主治】降气，消痰，行水，止呕。用于风寒咳嗽，痰饮蓄结，胸膈痞闷，喘咳痰多，呕吐噫气，心下痞硬。

【用法与用量】3～9g，包煎。

【贮藏】置干燥处，防潮。

第二节 清热化痰药（8种）

浙贝母 zhè bèi mǔ

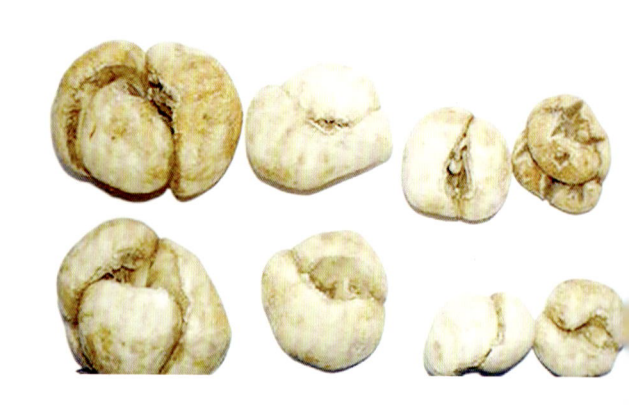

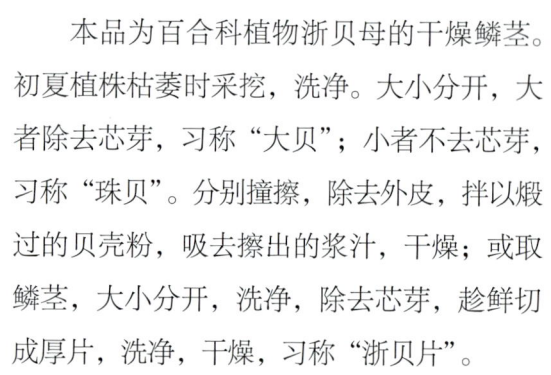

清热化痰止咳强，
风热痰火咳嗽良。
解毒散结能消痈，
肺痈肠痈乳腺炎。
寒痰湿痰不适宜，
贝母莫与乌头见。

本品为百合科植物浙贝母的干燥鳞茎。初夏植株枯萎时采挖，洗净。大小分开，大者除去芯芽，习称"大贝"；小者不去芯芽，习称"珠贝"。分别撞擦，除去外皮，拌以煅过的贝壳粉，吸去擦出的浆汁，干燥；或取鳞茎，大小分开，洗净，除去芯芽，趁鲜切成厚片，洗净，干燥，习称"浙贝片"。

【性味与归经】苦，寒。归肺、心经。
【功能与主治】清热化痰止咳，解毒散结消痈。用于风热咳嗽，痰火咳嗽，肺痈，乳痈，瘰疬，疮毒。
【用法与用量】5～10g。
【注意】不宜与川乌、制川乌、草乌、制草乌、附子同用。
【贮藏】置干燥处，防蛀。

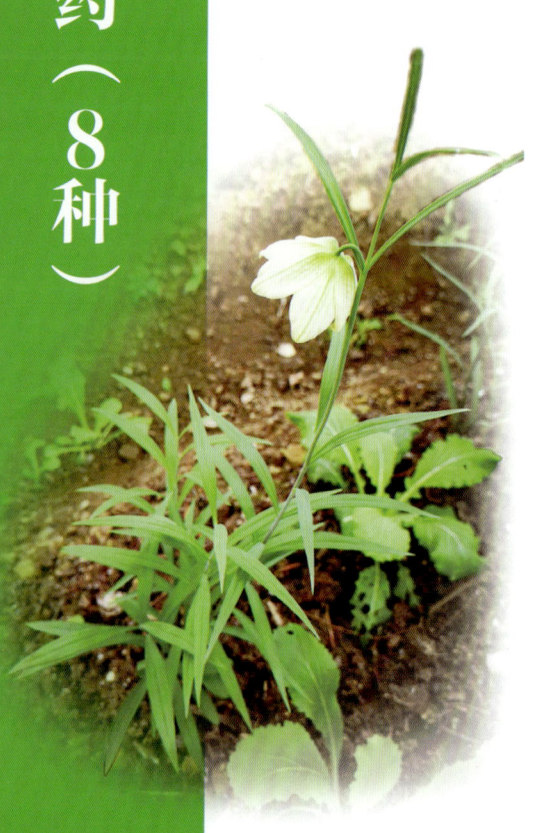

川贝母

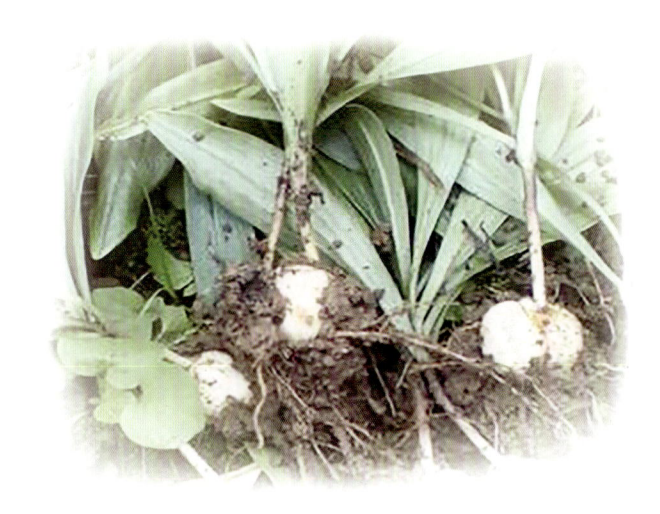

清热润肺又止咳,
干咳燥咳皆适合。
化痰散结又消肿,
善治肺痈肺结核。
研粉二克冲服喝,
乌附贝母互相克。

本品为百合科植物川贝母、暗紫贝母、甘肃贝母、梭砂贝母、太白贝母或瓦布贝母的干燥鳞茎。按性状不同分别习称"松贝""青贝""炉贝"和"栽培品"。夏、秋二季或积雪融化后采挖,去须根、粗皮及泥沙,晒干或低温干燥。

【性味与归经】苦、甘,微寒。归心经。

【功能与主治】清热润肺,化痰止咳,散结消痈。用于肺热燥咳,干咳少痰,阴虚劳嗽,痰中带血,瘰疬,乳痈,肺痈。

【用法与用量】3～10g；研粉冲服,每次1～2g。

【注意】不宜与川乌、制川乌、草乌、制草乌、附子同用。

【贮藏】置通风干燥处,防蛀。

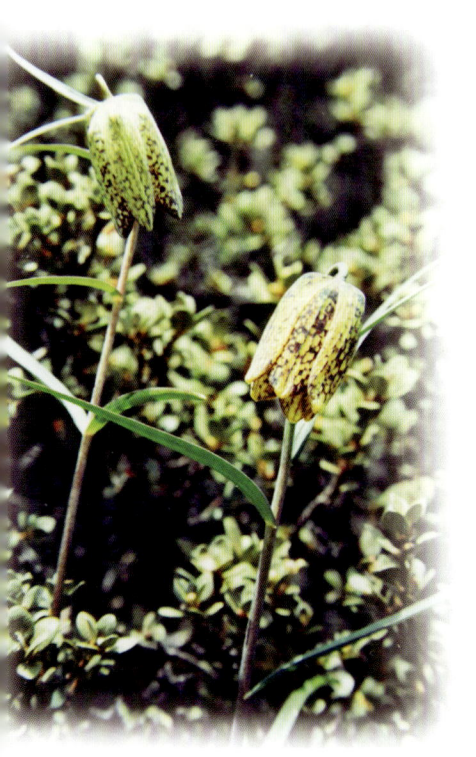

第十三章 化痰止咳平喘药（22种）

瓜蒌 guā lóu

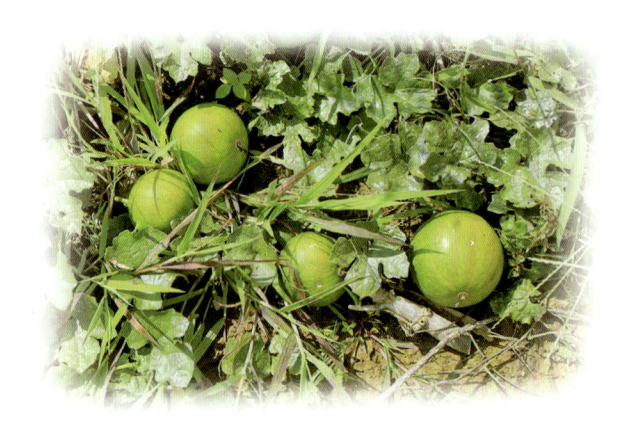

清热涤痰治热咳，
痰浊黄稠尤适合。
宽胸散结治胸痹，
瓜蒌薤白服之安。
润燥滑肠治便秘，
瓜蒌乌头互相克。

本品为葫芦科植物栝楼或双边栝楼的干燥成熟果实。秋季果实成熟时，连果梗剪下，置通风处阴干。

【性味与归经】甘、微苦，寒。归肺、胃、大肠经。

【功能与主治】清热涤痰，宽胸散结，润燥滑肠。用于热咳嗽，痰浊黄稠，胸痹心痛，结胸痞满、乳痈、肺痈、肠痈，大便秘结。

【用法与用量】9～15g。

【注意】不宜与川乌、制川乌、草乌、制草乌、附子同用。

【贮藏】置阴凉干燥处，防霉，防蛀。

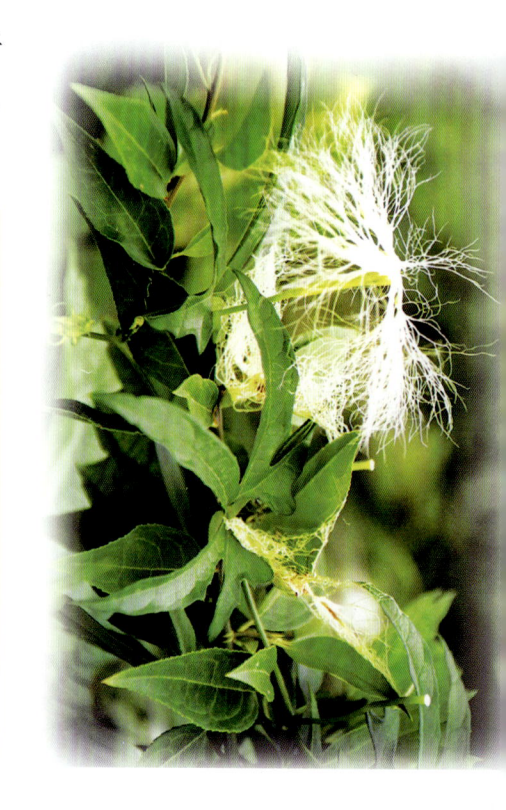

竹茹 zhú rú

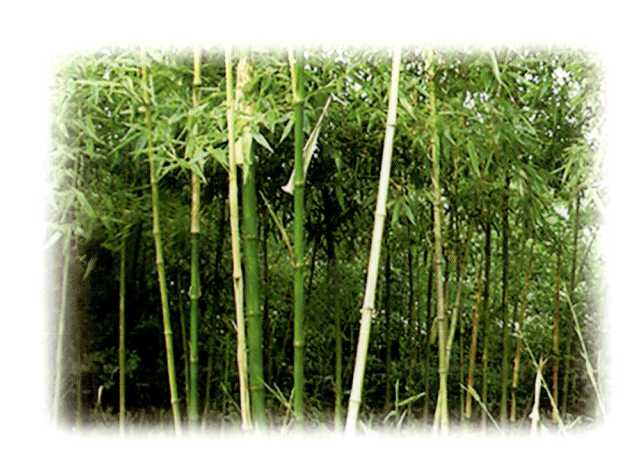

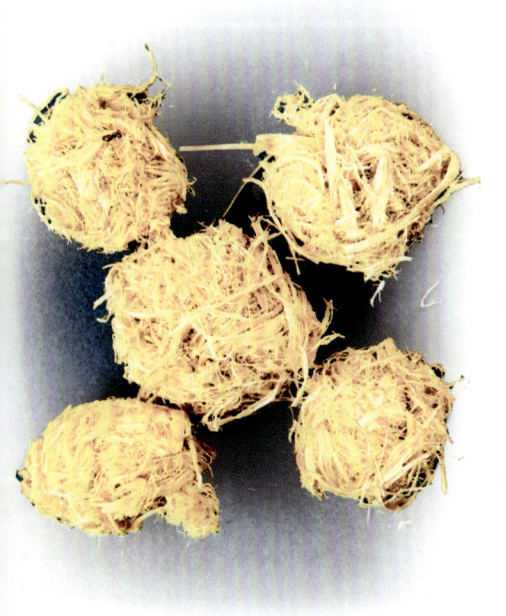

清热化痰又除烦，
胆火夹痰易心烦。
痰黄质稠咳嗽多，
惊悸失眠疗效高。
胃热呕吐为要药，
姜汁炙用止吐好。

本品为禾本科植物青秆竹、大头典竹或淡竹的茎秆的干燥中间层。全年均可采制，取新鲜茎，除去外皮，将稍带绿色的中间层刮成丝条，或削成薄片，捆扎成束，阴干。前者称"散竹茹"，后者称"齐竹茹"。

【性味与归经】甘，微寒。归肺、胃、心、胆经。

【功能与主治】清热化痰，除烦，止呕。用于痰热咳嗽，胆火夹痰，惊悸不宁，心烦失眠，中风痰迷，舌强不语，胃热呕吐，妊娠恶阻，胎动不安。

【用法与用量】5～10g。

【贮藏】置干燥处，防霉，防蛀。

前 胡

qián hú

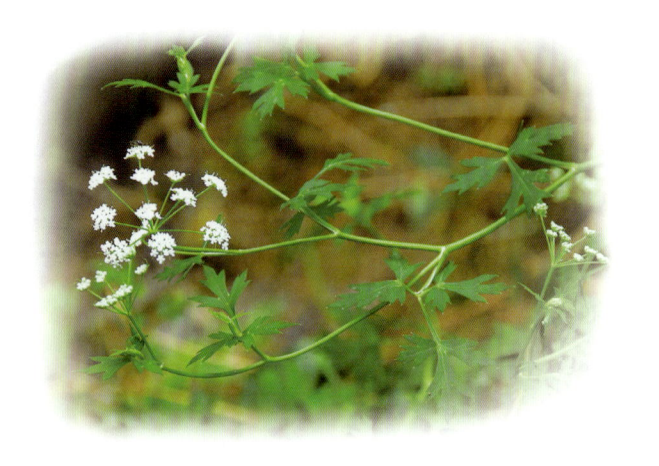

降气化痰散风热,
痰热喘满随之竭。
咳痰黄稠易见效,
清热止咳祛痰热,
风热咳嗽效立见。

本品为伞形科植物白花前胡的干燥根。冬季至次春茎叶枯萎或未抽花茎时采挖,除去须根,洗净,晒干或低温干燥。

【性味与归经】苦、辛,微寒。归肺经。

【功能与主治】降气化痰,散风清热。用于痰热喘满,咳痰黄稠,风热咳嗽痰多。

【用法与用量】3～10g。

【贮藏】置阴凉干燥处,防霉,防蛀。

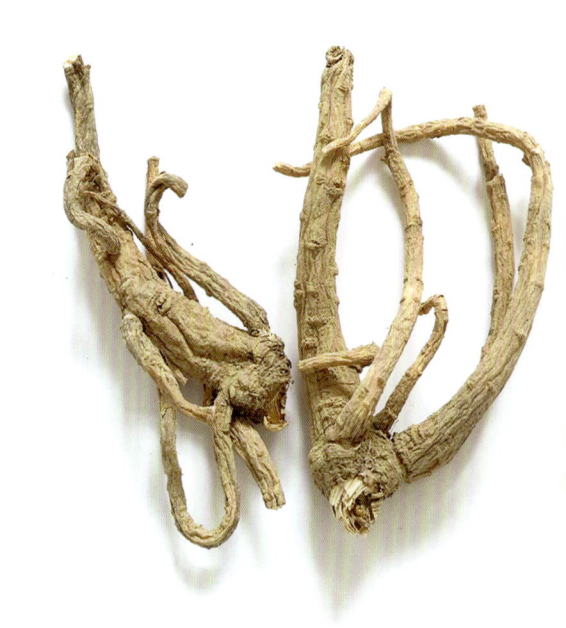

桔梗 (jié gěng)

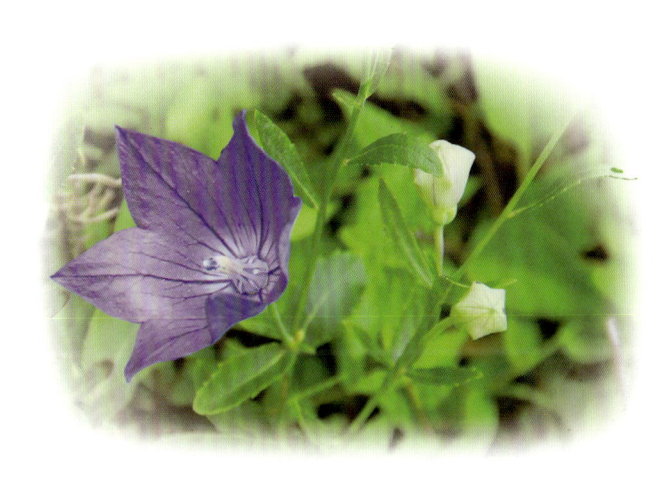

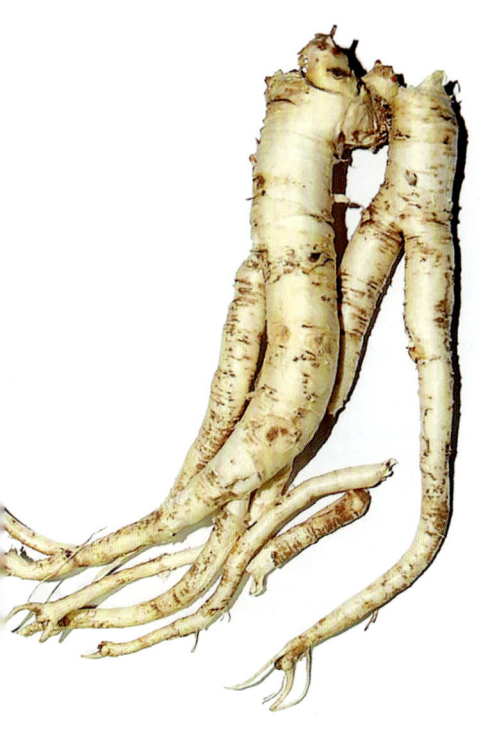

宣肺利咽治咽痛，
咽痛咽哑易见功。
祛痰排脓治肺痈，
咳嗽痰多常选用。
载药上行如舟楫，
气机上逆应慎用。

本品为桔梗科植物桔梗的干燥根。春、秋二季采挖，洗净，除去须根，趁鲜剥去外皮或不去外皮，干燥。

【性味与归经】苦、辛，平。归肺经。
【功能与主治】宣肺，利咽，祛痰，排脓。用于咳嗽痰多，胸闷不畅，咽痛音哑，肺痈吐脓。
【用法与用量】3～10g。
【贮藏】置通风干燥处，防蛀。

第十三章 化痰止咳平喘药（22种）

胖大海 pàng dà hǎi

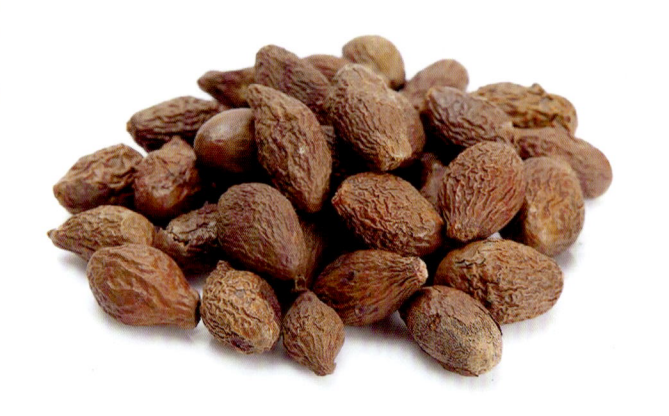

清热润肺功效好，
利咽开音效可靠。
肺热声哑易见效，
咽喉干痛疗效高。
润肠通便泄热结，
头痛目赤亦有效。

本品为梧桐科植物胖大海的干燥成熟种子。

【性味与归经】甘，寒。归肺、大肠经。

【功能与主治】清热润肺，利咽开音，润肠通便。用于肺热声哑，干咳无痰，咽喉干痛，热结便闭，头痛目赤。

【用法与用量】2～3枚，沸水泡服或煎服。

【贮藏】置干燥处，防霉，防蛀。

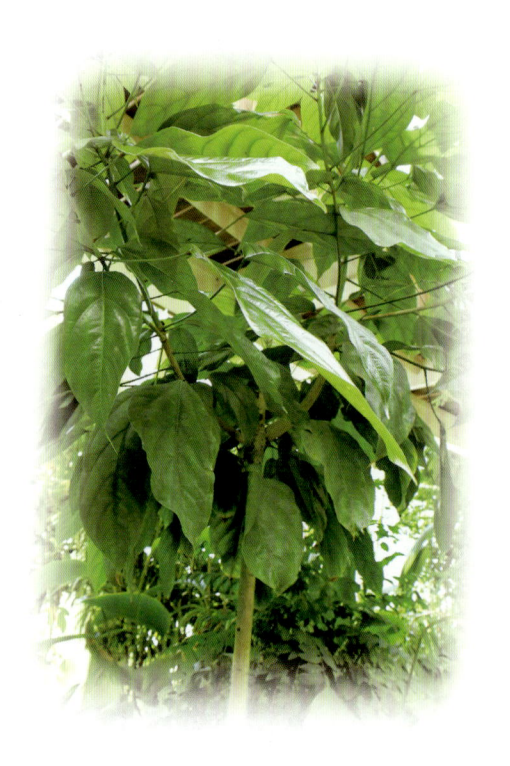

海藻 hǎi zǎo

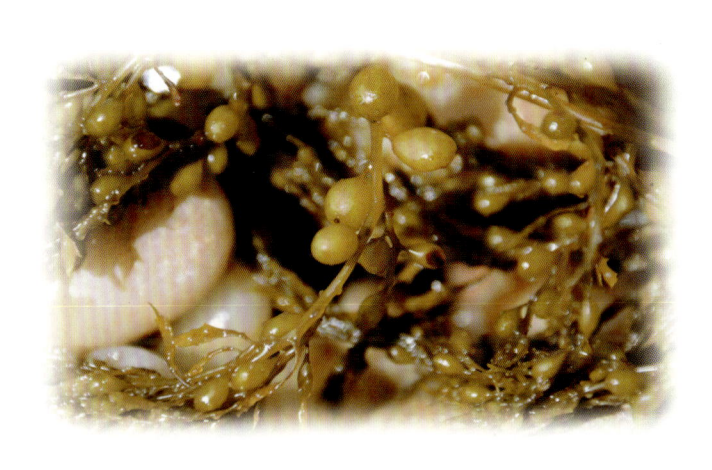

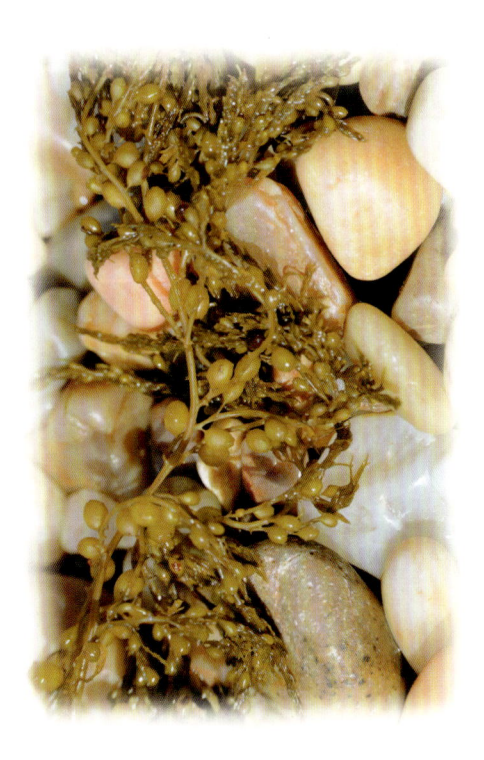

软坚散结又消痰,
瘿瘤瘰疬有功效。
睾丸肿胀常坠痛,
配上橘核肿痛散。
痰饮水肿较顽固,
利水消肿渐有效,
海藻甘草不同方。

本品为马尾藻科植物海蒿子或羊栖菜的干燥藻体。前者习称"大叶海藻",后者习称"小叶海藻"。夏、秋二季采捞,除去杂质,洗净,晒干。

【性味与归经】苦、咸,寒。归肝、胃、肾经。

【功能与主治】消痰软坚散结,利水消肿。用于瘿瘤,瘰疬,睾丸肿痛,痰饮水肿。

【用法与用量】6～12g。

【注意】不宜与甘草同用。

【贮藏】置干燥处。

第三节 止咳平喘药（10种）

苦杏仁
kǔ xìng rén

降气止咳又平喘，
咳嗽气喘胸满宣。
润肠通便五仁丸，
药有小毒讲安全。

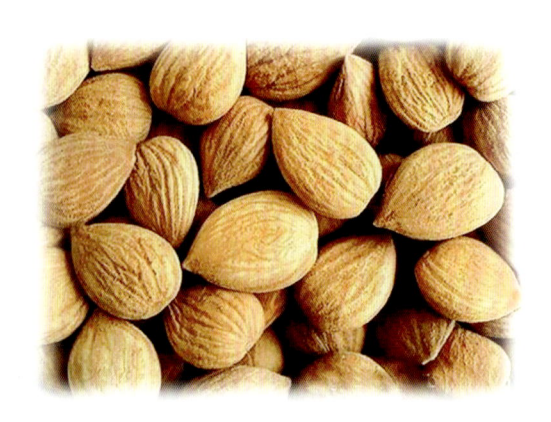

本品为蔷薇科植物山杏、西伯利亚杏、东北杏或杏的干燥成熟种子。夏季采收成熟果实，除去果肉和核壳，取出种子，晒干。

【性味与归经】苦，微温；有小毒。归肺、大肠经。

【功能与主治】降气止咳平喘，润肠通便。用于咳嗽气喘，胸满痰多，肠燥便秘。

【用法与用量】5~10g，生品入煎剂后下。

【注意】内服不宜过量，以免中毒。

【贮藏】置阴凉干燥处，防蛀。

紫苏子

降气化痰平喘强,
痰壅气逆效易见。
润肠通便配杏仁,
咳嗽便秘效易见,
肺燥肠燥效尤良。

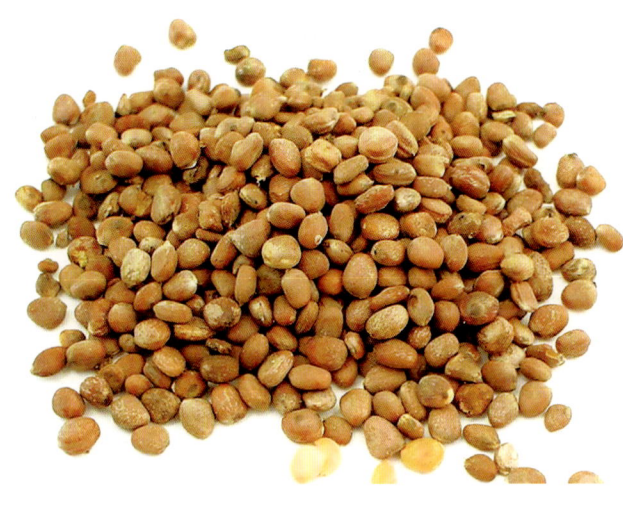

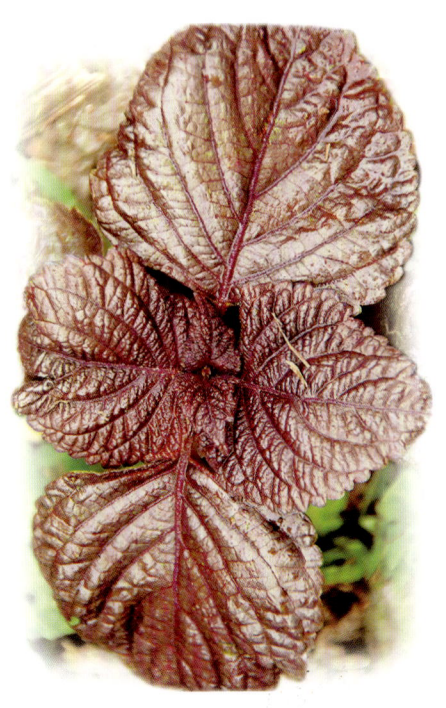

本品为唇形科植物紫苏的干燥成熟果实。秋季果实成熟时采收,除去杂质,晒干。

【性味与归经】辛,温。归肺经。

【功能与主治】降气化痰,止咳平喘,润肠通便。用于痰壅气逆,咳嗽气喘,肠燥便秘。

【用法与用量】3～10g。

【贮藏】置通风干燥处,防蛀。

bǎi bù
百部

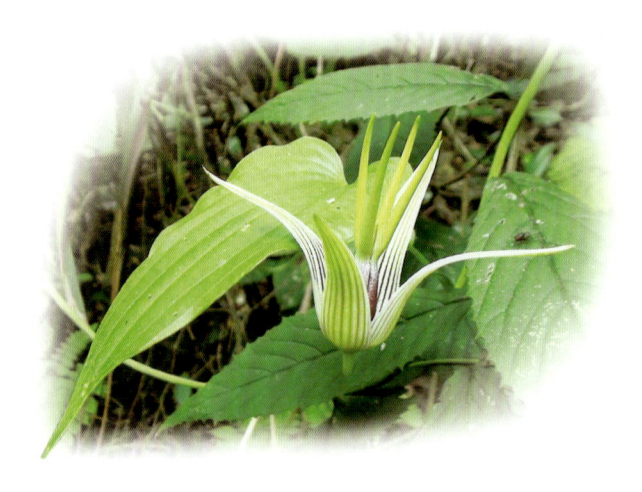

润肺下气又止咳,
新久咳嗽均适合。
杀虫灭虱治结核,
蜜炙百部治劳咳。

　　本品为百部科植物直立百部、蔓生百部或对叶百部的干燥块根。春、秋二季采挖,除去须根,洗净,置沸水中略烫或蒸至无白心,取出,晒干。

【性味与归经】甘、苦,微温。归肺经。
【功能与主治】润肺止咳,杀虫灭虱。用于新久咳嗽,肺痨咳嗽,顿咳;外用于头虱,体虱,蛲虫病,阴痒。蜜百部润肺止咳,用于阴虚劳嗽。
【用法与用量】3～9g。外用适量,水煎或酒浸。
【贮藏】置通风干燥处,防潮。

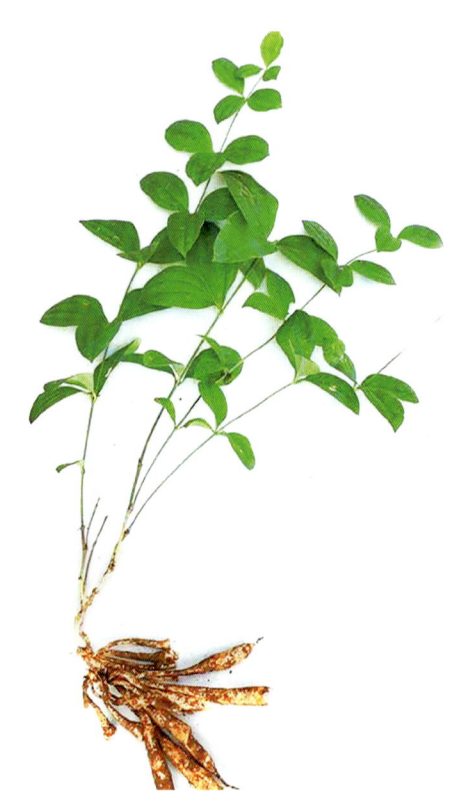

款冬花

润肺下气又止咳,
肺寒咳喘更适合。
温润不燥性平和,
配上紫菀治痰咳。
千里光碱肝毒性,
超量久服不适合。

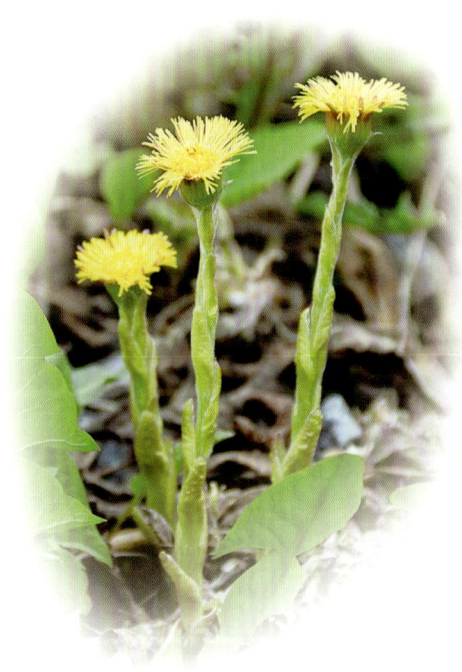

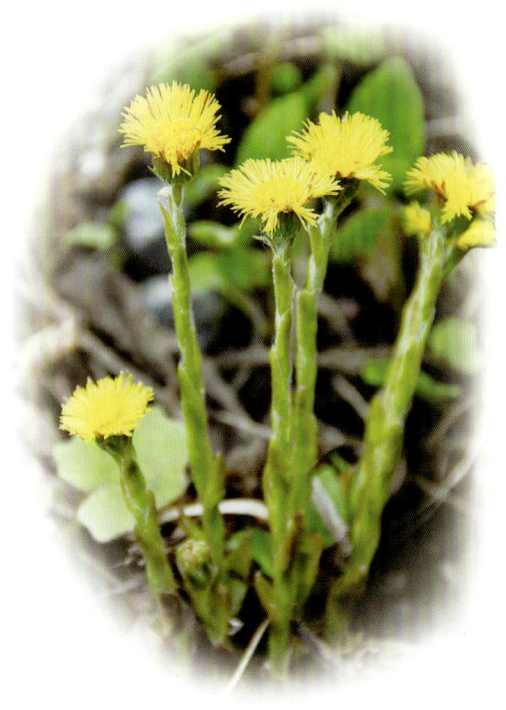

本品为菊科植物款冬的干燥花蕾。12月或地冻前当花尚未出土时采挖,除去花梗和泥沙,阴干。

【性味与归经】辛、微苦,温。归肺经。

【功能与主治】润肺下气,止咳化痰。用于新久咳嗽,喘咳痰多,劳嗽咳血。

【用法与用量】5～10g。

【贮藏】置干燥处,防潮,防蛀。

枇杷叶

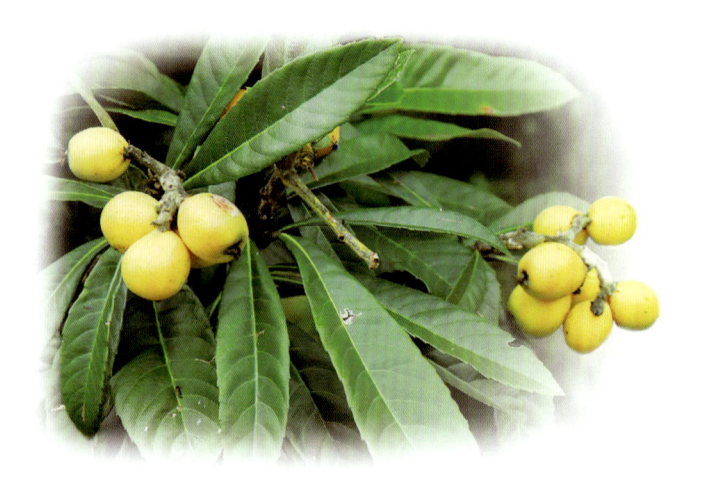

清肺止咳又降逆,
肺热咳嗽又喘急。
和胃止呕降呃逆,
配上黄芩为上策。

本品为蔷薇科植物枇杷的干燥叶。全年均可采收,晒至七八成干时,扎成小把,再晒干。

【性味与归经】苦,微寒。归肺、胃经。

【功能与主治】清肺止咳,降逆止呕。用于肺热咳嗽,气逆喘急,胃热呕逆,烦热口渴。

【用法与用量】6～10g。

【贮藏】置干燥处。

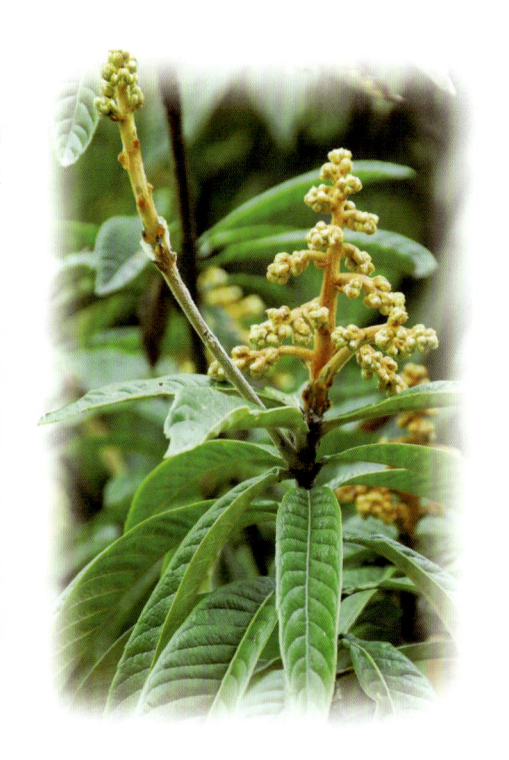

桑白皮 sāng bái pí

泻肺平喘功效强，
肺热喘咳有专长。
利水消肿治肿胀，
面目浮肿效尤良，
五皮饮中效尤显。

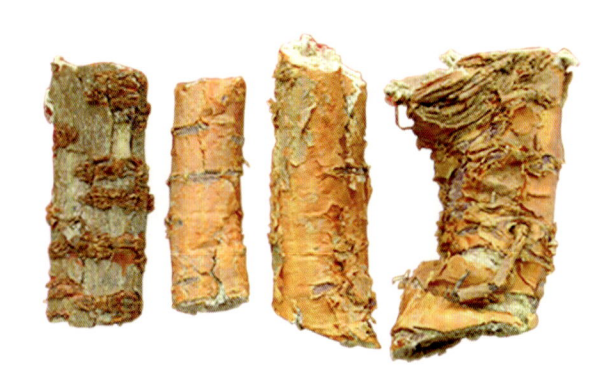

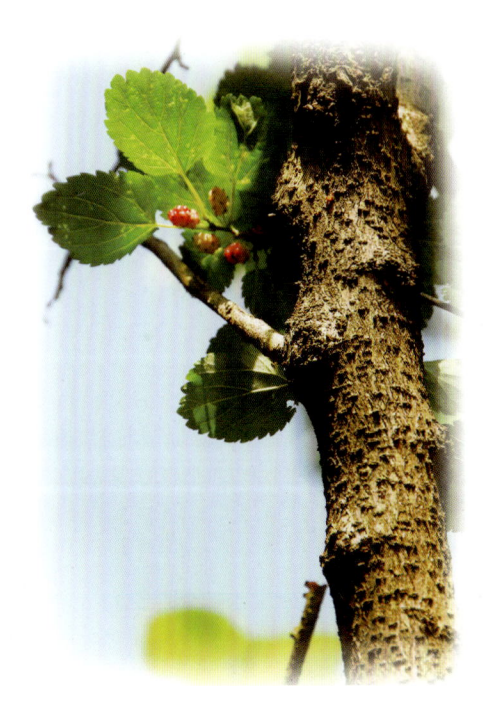

本品为桑科植物桑的干燥根皮。秋末叶落时至次春发芽前采挖根部，刮去黄棕色粗皮，纵向剖开，剥取根皮，晒干。

【性味与归经】甘，寒。归肺经。
【功能与主治】泻肺平喘，利水消肿。用于肺热喘咳，水肿胀满尿少，面目肌肤浮肿。
【用法与用量】6～12g。
【贮藏】置通风干燥处，防潮，防蛀。

葶苈子 tíng lì zǐ

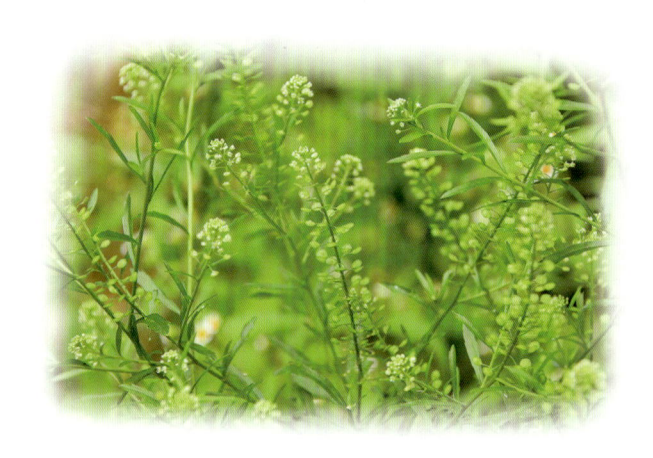

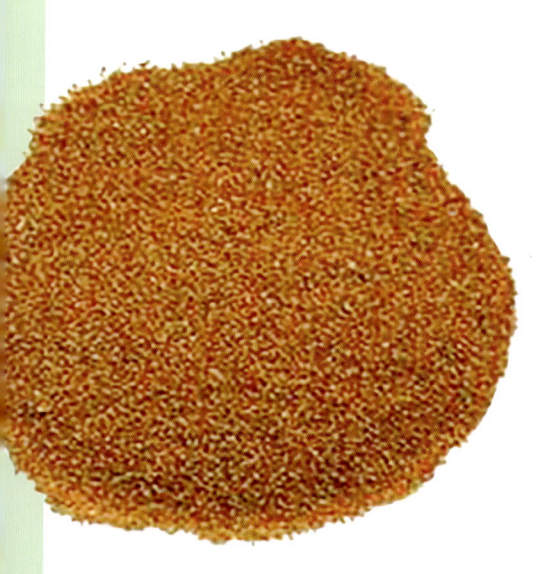

泻肺平喘治痰喘,
痰涎壅肺尽快消。
行水消肿救心衰,
胸腹水肿渐渐消。
辛苦大寒药峻猛,
控制用量术安全。

本品为十字花科植物播娘蒿或独行菜的干燥成熟种子。前者习称"南葶苈子",后者习称"北葶苈子"。夏季果实成熟时采割植株,晒干,搓出种子,除去杂质。

【性味与归经】辛、苦,大寒。归肺、膀胱经。

【功能与主治】泻肺平喘,行水消肿。用于痰涎壅肺,喘咳痰多,胸胁胀满,不得平卧,胸腹水肿,小便不利。

【用法与用量】3～10g,包煎。

【贮藏】置干燥处。

紫菀
zǐ wǎn

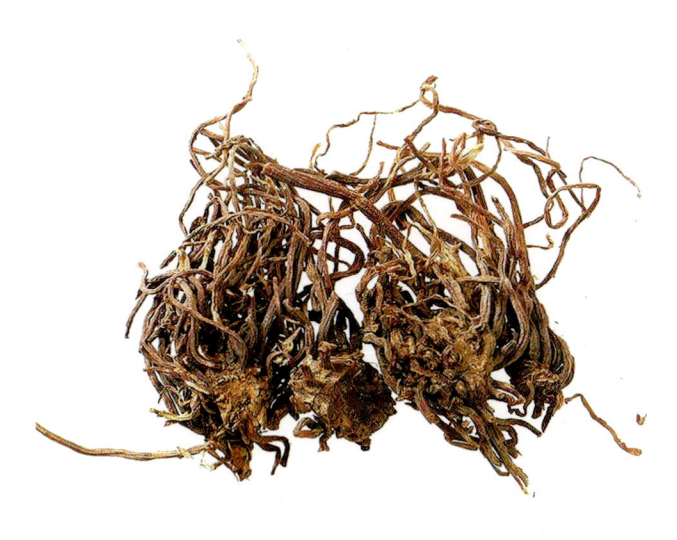

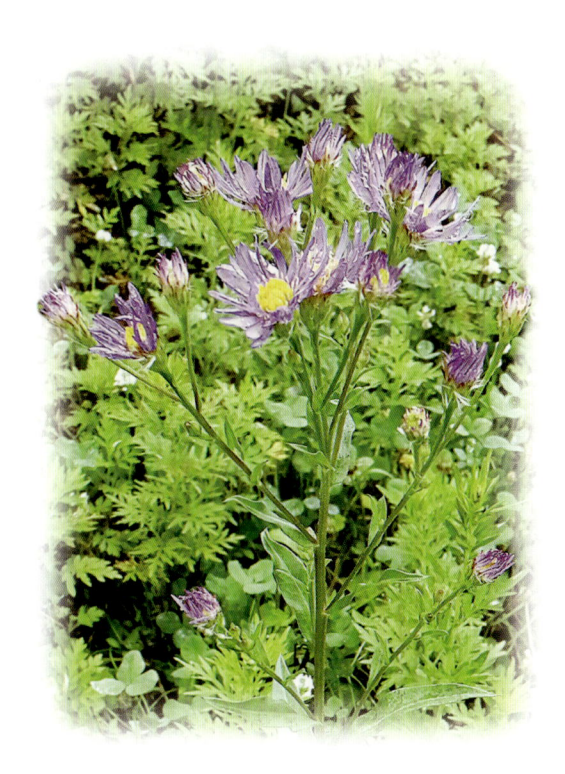

润肺止咳又化痰，
痰多咳喘易见效。
新久咳嗽均可用，
紫菀款冬功相仿。
紫菀祛痰作用强，
镇咳作用相对弱，
两药同用增疗效。

本品为菊科植物紫菀的干燥根和根茎。春、秋二季采挖，除去有节的根茎（习称"母根"）和泥沙，编成辫状晒干，或直接晒干。

【性味与归经】辛、苦，温。归肺经。

【功能与主治】润肺下气，消痰止咳。用于痰多喘咳，新久咳嗽，劳嗽咳血。

【用法与用量】5～10g。

【贮藏】置阴凉干燥处，防潮。

白果 bái guǒ

银杏种子果入药,
敛肺定喘有特效。
久咳虚喘疗效好,
止带缩尿功效高。
白果有毒不可忘,
用量疗程要斟酌。
活血化瘀银杏叶,
通络止痛有特效。

本品为银杏科植物银杏的干燥成熟种子。秋季种子成熟时采收,除去肉质外种皮,洗净,稍蒸或略煮后,烘干。

【性味与归经】甘、苦、涩,平;有毒。归肺、肾经。

【功能与主治】敛肺定喘,止带缩尿。用于痰多喘咳,带下白浊,遗尿尿频。

【用法与用量】5～10g。

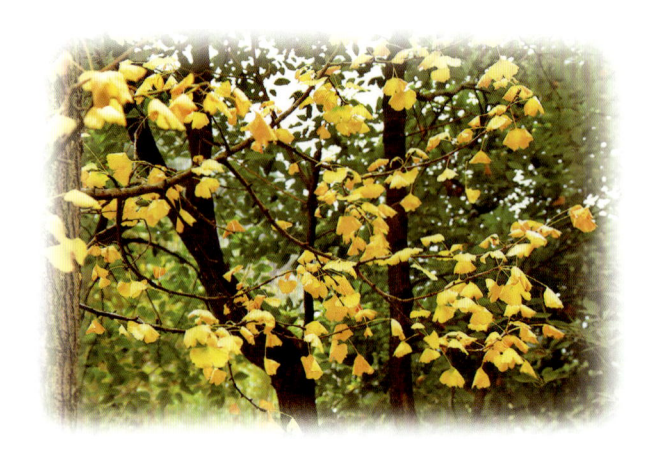

【注意】生食有毒。

【贮藏】置通风干燥处。

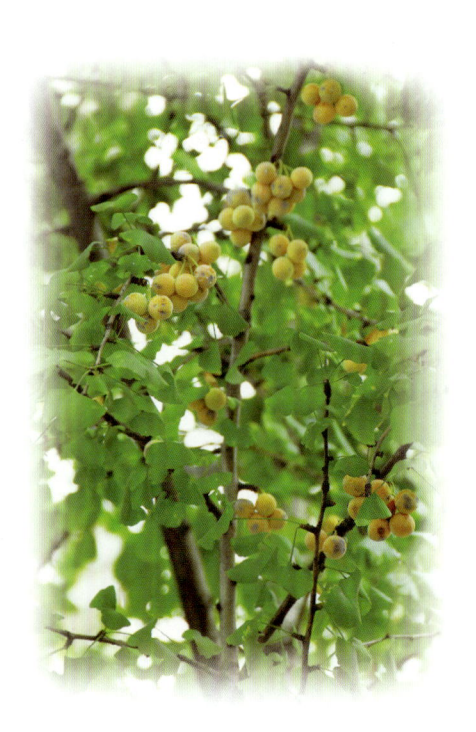

罗汉果
luó hàn guǒ

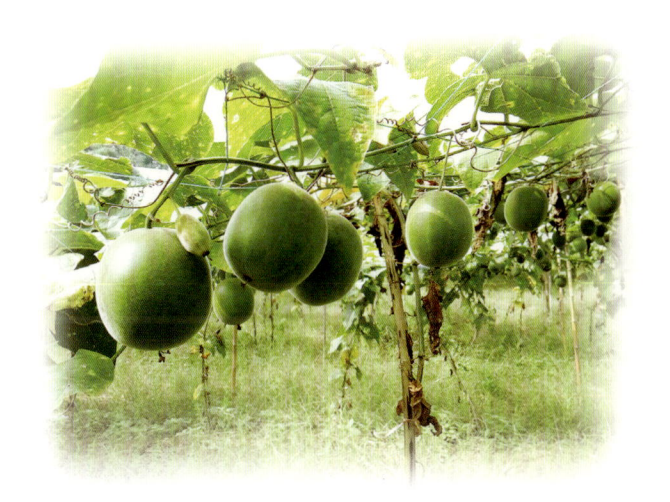

清热润肺治燥咳，
利咽开音咽不干。
咽痛失音疗效好，
滑肠通便较适合。

本品为葫芦科植物罗汉果的干燥果实。秋季果实由嫩绿色变深绿色时采收，晾数天后，低温干燥。

【性味与归经】甘，凉。归肺、大肠经。

【功能与主治】清热润肺，利咽开音，滑肠通便。用于肺热燥咳，咽痛失音，肠燥便秘。

【用法与用量】9～15g。

【贮藏】置干燥处，防霉，防蛀。

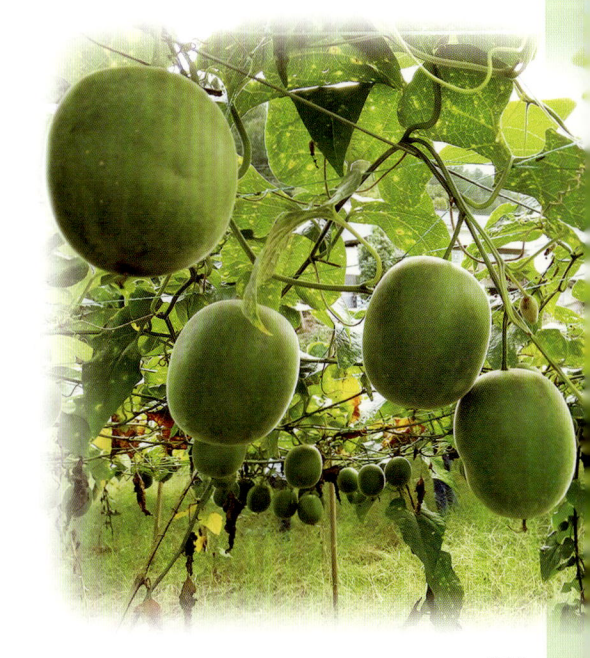

第十四章 安神药（8种）

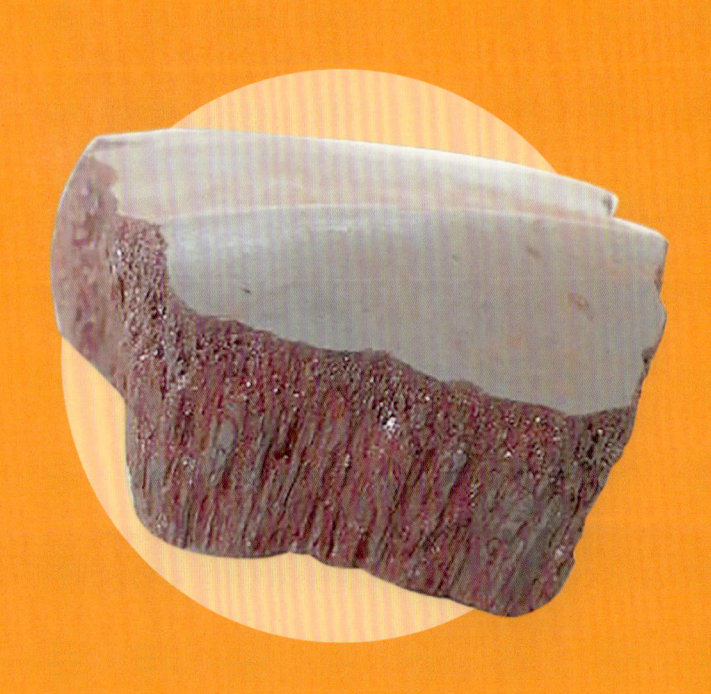

第一节 重镇安神药（2种）

朱砂 zhū shā

清心镇惊且安神，心悸易惊要重镇。
小儿惊风找原因，癫痫发狂效难信。
明目解毒要较真，视物昏花补肝肾。
矿物颜料红艳艳，肝肾毒性要留神。
朱砂本是硫化汞，利弊得失须区分。

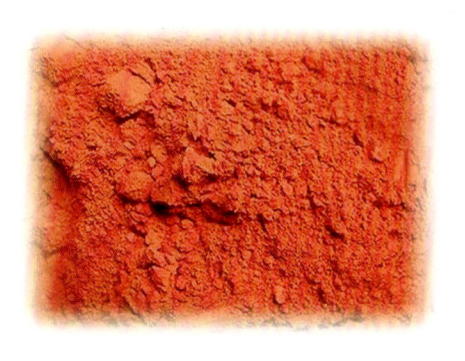

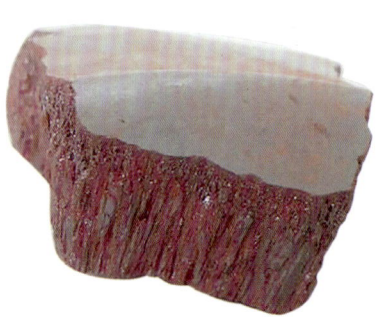

本品为硫化物类矿物辰砂族辰砂，主含硫化汞。采挖后，选取纯净者，用磁铁吸净含铁的杂质，再用水淘去杂石和泥沙。

【药性】甘、微寒；有毒，归心经。
【功能与主治】清心镇惊，安神，明目，解毒。用于心悸易惊，失眠多梦，癫痫发狂，小儿惊风，视物昏花，口疮，喉痹，疮疡肿毒。
【用法与用量】0.1～0.5g，多入丸散服，不宜入煎剂。外用适量。
【注意】本品有毒，不宜大量服用，也不宜少量久服；孕妇及肝肾功能不全者禁用。
【贮藏】置干燥处。

磁 石

镇惊安神治惊悸,
失眠眩晕效可期。
平肝潜阳降血压,
聪耳明目配枸杞。
纳气平喘配蛤蚧,
脾胃虚寒应禁忌。

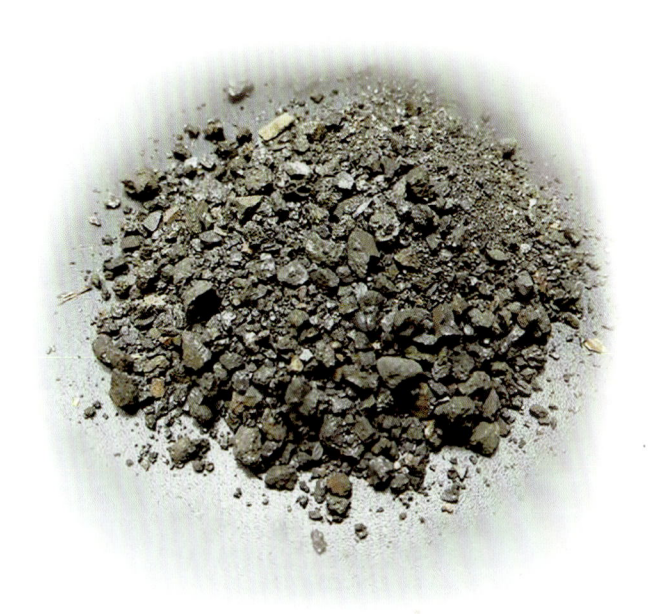

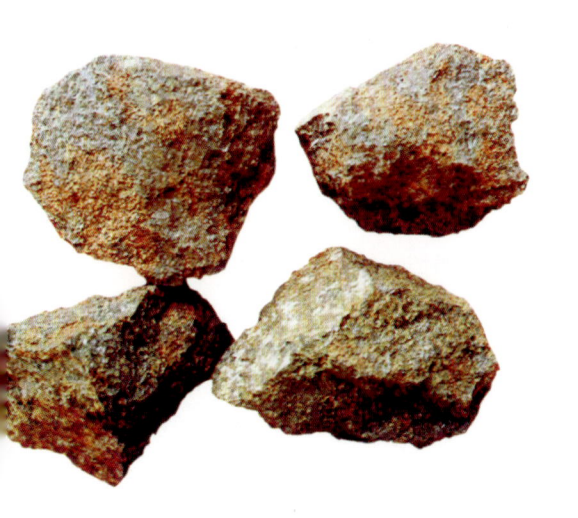

本品为氧化物类矿物尖晶石族磁铁矿,主含四氧化三铁。采挖后,除去杂石。

【性味与归经】咸,寒。归肝、心、肾经。

【功能与主治】镇惊安神,平肝潜阳,聪耳明目,纳气平喘。用于惊悸失眠,头晕目眩,视物昏花,耳鸣耳聋,肾虚气喘。

【用法与用量】9～30g,先煎。

【贮藏】置干燥处。

第二节 养心安神药（6种）

酸枣仁
suān zǎo rén

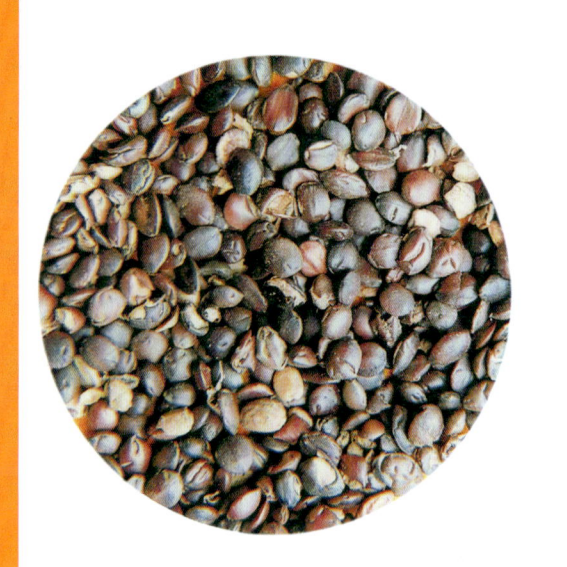

养心补肝宁心神，
虚烦失眠效可信。
惊悸多梦易见效，
睡眠改善精神振。
敛汗生津保阴津，
体虚多汗效亦真。
津伤口渴配沙参，
久服养护精气神。

本品为鼠李科植物酸枣的干燥成熟种子。秋末冬初采收成熟果实，除去果肉和核壳，收集种子，晒干。

【性味与归经】甘、酸，平。归肝、胆、心经。
【功能与主治】养心补肝，宁心安神，敛汗，生津。用于虚烦不眠，惊悸多梦，体虚多汗，津伤口渴。
【用法与用量】10～15g。
【贮藏】置阴凉干燥处，防蛀。

柏子仁 bǎi zǐ rén

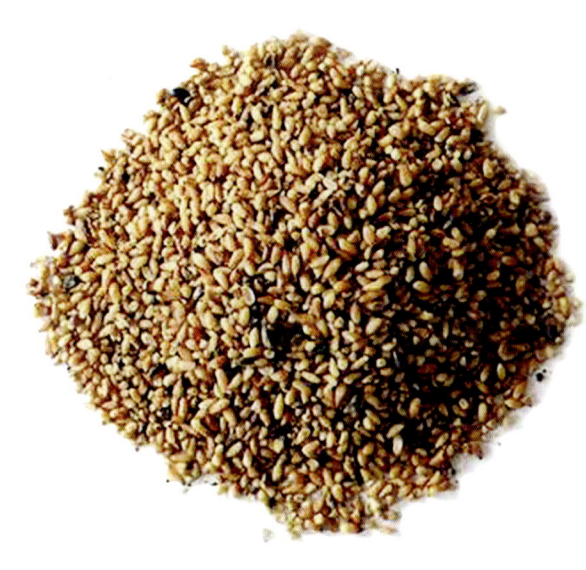

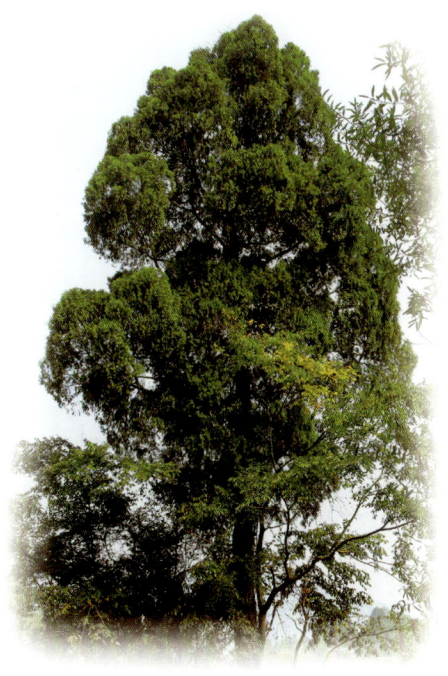

养心安神养阴血,
心悸怔忡易汗出。
虚烦失眠伤阴血,
柏子养心丸首选。
润肠通便治便秘,
配上苁蓉效突出。

本品为柏科植物侧柏的干燥成熟种仁。秋、冬二季采收成熟种子,晒干,除去种皮,收集种仁。

【性味与归经】甘,平。归心、肾、大肠经。

【功能与主治】养心安神,润肠通便,止汗。用于阴血不足,虚烦失眠,心悸怔忡,肠燥便秘,阴虚盗汗。

【用法与用量】3～10g。

【贮藏】置阴凉干燥处,防热,防蛀。

第十四章 安神药（8种）

灵芝 líng zhī

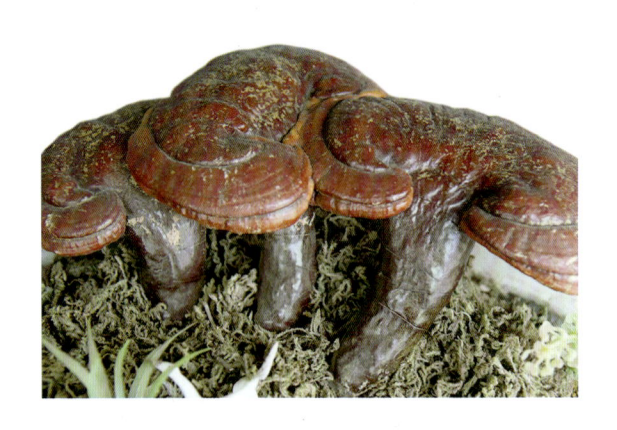

自古灵芝称仙草,
补气安神平喘好。
心神不宁易失眠,
肺虚咳喘疗效高。
调节免疫抗疲劳,
久久为功抗衰老。

本品为多孔菌科真菌赤芝或紫芝的干燥子实体。全年采收,除去杂质,剪除附有朽木、泥沙或培养基质的下端菌柄,阴干或在 40～50℃烘干。

【性味与归经】甘,平。归心、肺、肝、肾经。

【功能与主治】补气安神,止咳平喘。用于心神不宁,失眠心悸,肺虚咳喘,虚劳短气,不思饮食。

【用法与用量】6～12g。

【贮藏】置干燥处,防霉,防蛀。

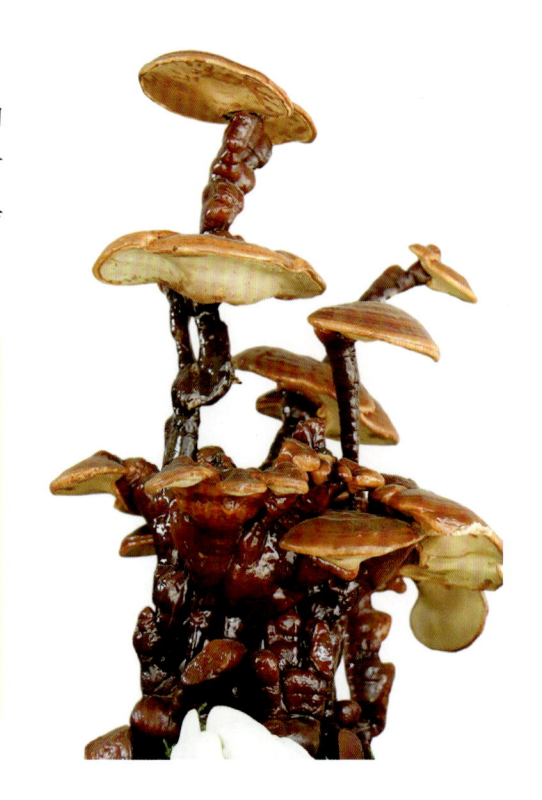

首乌藤
shǒu wū téng

养血安神宁心神,
失眠多梦能减轻。
血虚身痛渐见好,
祛风通络痹痛宁,
皮肤瘙痒渐见轻。

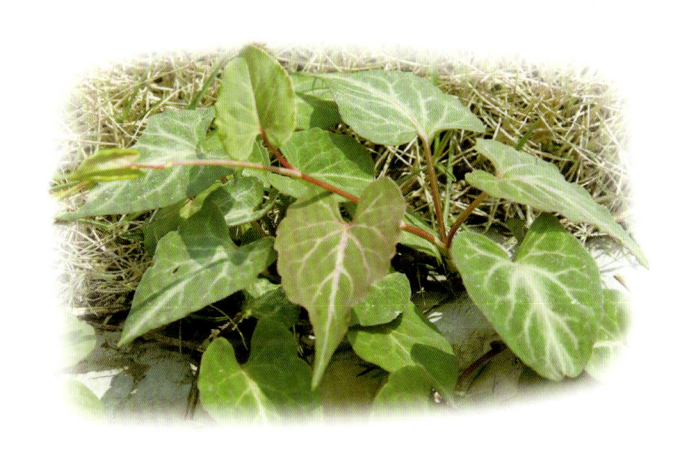

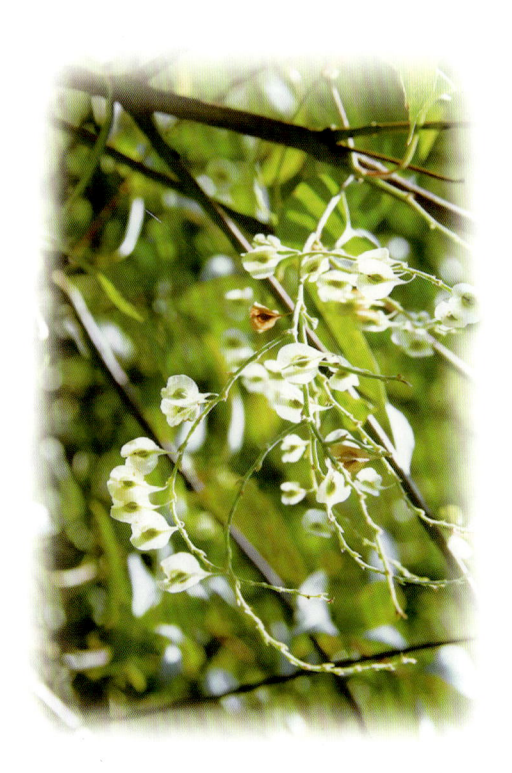

本品为蓼科植物何首乌的干燥藤茎。秋、冬二季采割,除去残叶,捆成把或趁鲜切段,干燥。

【性味与归经】甘,平。归心、肝经。

【功能与主治】养血安神,祛风通络。用于失眠多梦,血虚身痛,风湿痹痛,皮肤瘙痒。

【用法与用量】9～15g。外用适量,煎水洗患处。

【贮藏】置干燥处。

合欢皮 hé huān pí

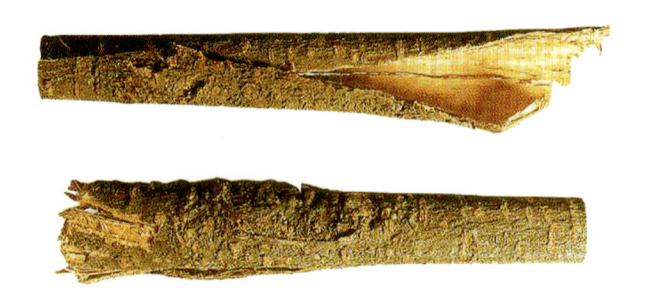

解郁安神药难求，
忧郁失眠愁加愁。
解忧安神求合欢，
一举两得高一筹。
跌打伤痛难入眠，
活血消肿眠无忧。

本品为豆科植物合欢的干燥树皮。夏、秋二季剥取，晒干。

【性味与归经】甘，平。归心、肝、肺经。

【功能与主治】解郁安神，活血消肿。用于心神不安，忧郁失眠，肺痈，疮肿，跌仆伤痛。

【用法与用量】6～12g。外用适量，研末调敷。

【贮藏】置通风干燥处。

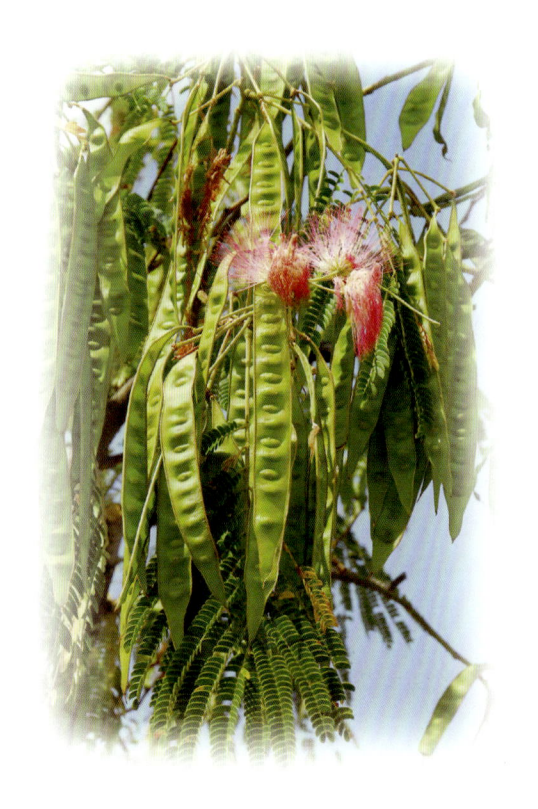

远志 yuǎn zhì

安神益智心肾通，
善治失眠与多梦。
健忘惊悸心不宁，
神志恍惚渐无踪。
祛痰能治痰粘稠，
消肿能治乳房痛。

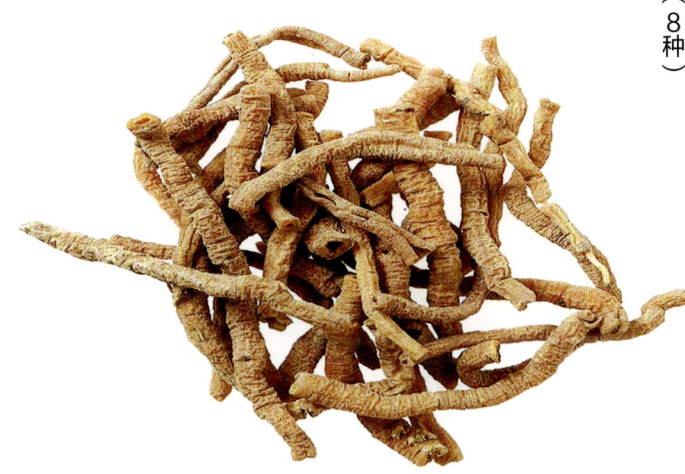

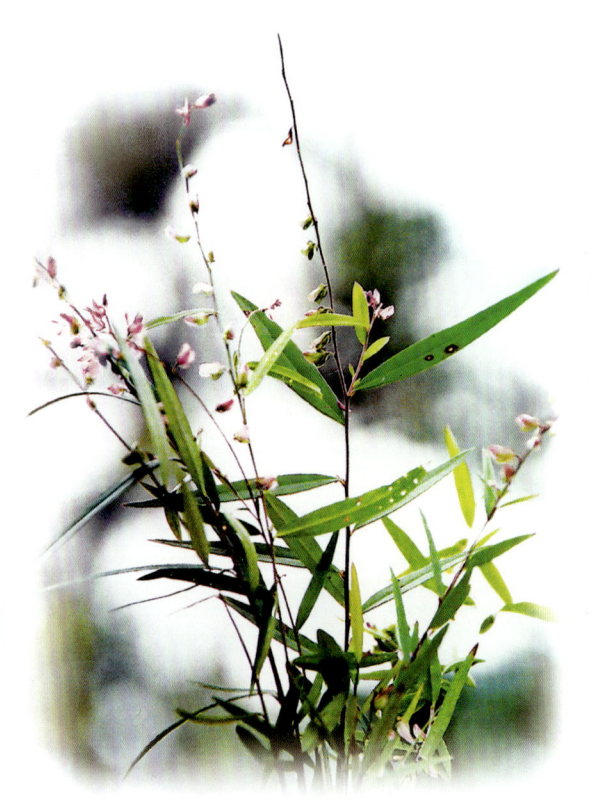

本品为远志科植物远志或卵叶远志的干燥根。春、秋二季采挖，除去须根和泥沙，晒干。

【性味与归经】苦、辛，温。归心、肾、肺经。

【功能与主治】安神益智，交通心肾，祛痰，消肿。用于心肾不交引起的失眠多梦、健忘惊悸、神志恍惚，咳痰不爽，疮疡肿毒，乳房肿痛。

【用法与用量】3～10g。

【贮藏】置通风干燥处。

第十五章 平肝息风药（10种）

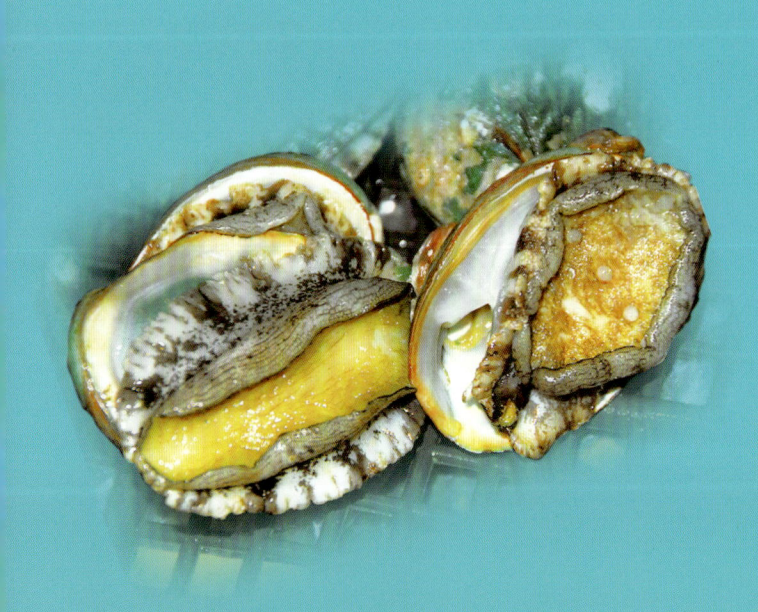

第一节 平抑肝阳药（3种）

石决明
shí jué míng

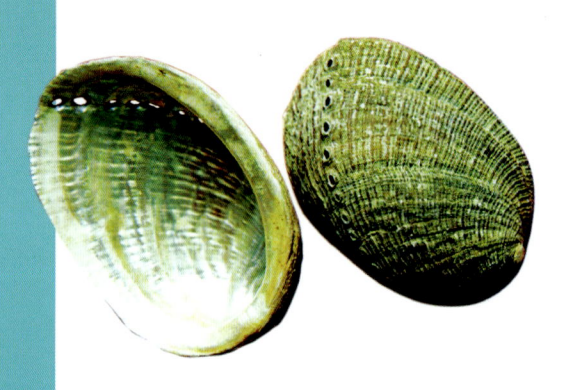

平肝潜阳降血压，
清肝明目视力好。
头目眩晕且昏花，
打碎先煎药力高。
目赤翳障也有效，
青盲雀目功不凡。

本品为鲍科动物杂色鲍、皱纹盘鲍、羊鲍、澳洲鲍、耳鲍或白鲍的贝壳。夏、秋二季捕捞，去肉，洗净，干燥。

【性味与归经】咸，寒。归肝经。
【功能与主治】平肝潜阳，清肝明目。用于头痛眩晕，目赤翳障，视物昏花，青盲雀目。
【用法与用量】6~20g，先煎。
【贮藏】置干燥处。

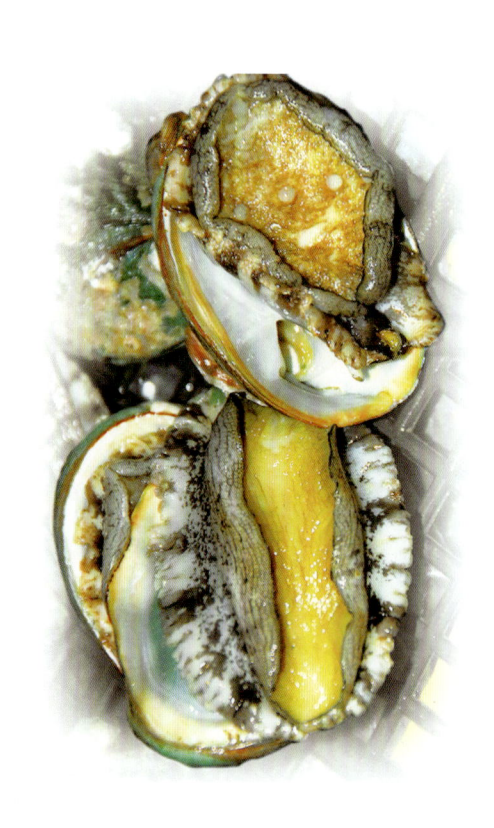

牡蛎 mǔ lì

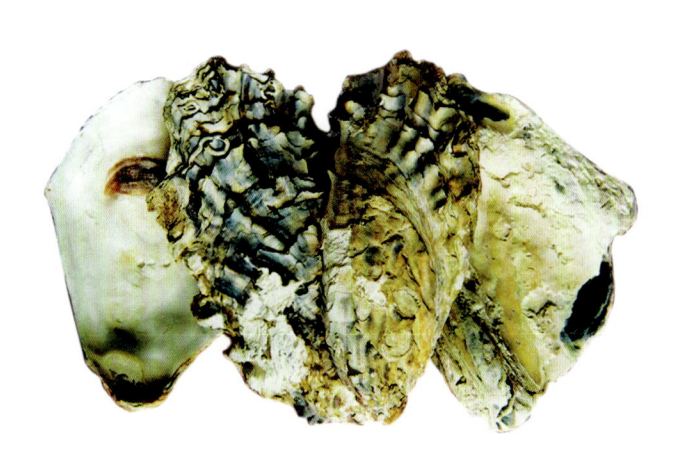

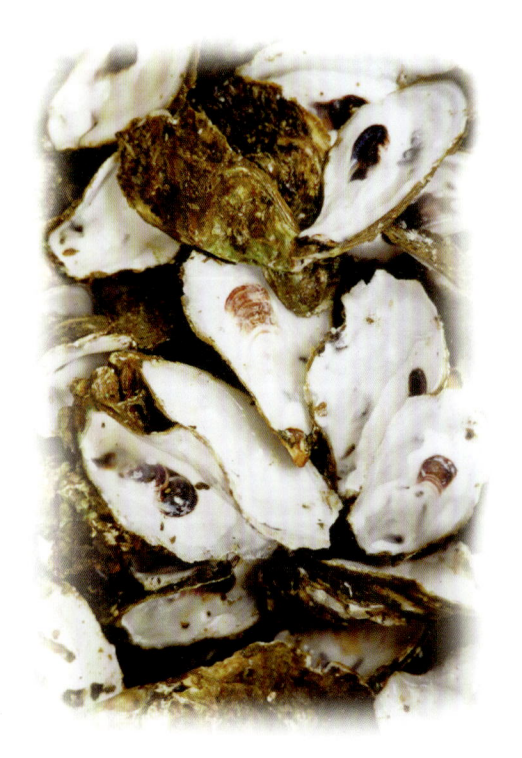

重镇安神治失眠,
潜阳补阴治晕眩。
软坚散结治瘰疬,
牡蛎煅后能收敛。
止汗止遗止崩漏,
胃酸过多真灵验。

本品为牡蛎科动物长牡蛎、大连湾牡蛎或近江牡蛎的贝壳。全年均可捕捞,去肉,洗净,晒干。

【性味与归经】咸,微寒。归肝、胆、肾经。

【功能与主治】重镇安神,潜阳补阴,软坚散结。用于惊悸失眠,眩晕耳鸣,瘰疬痰核,癥瘕痞块。煅牡蛎收敛固涩,制酸止痛。用于自汗盗汗,遗精滑精,崩漏带下,胃痛吞酸。

【用法与用量】9~30g,先煎。

【贮藏】置干燥处。

赭石 zhě shí

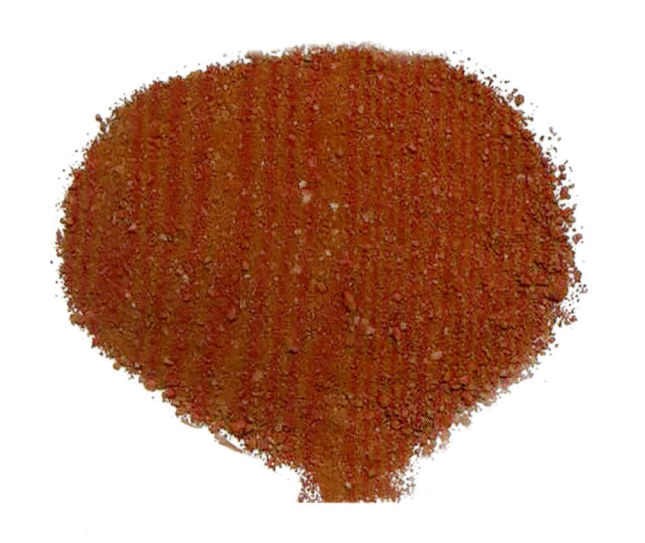

平肝潜阳降压强,
眩晕耳鸣效尤良,
重镇降逆治呃逆。
旋复代赭配伍宜,
凉血止血宜煅用,
吐衄崩漏效灵验。

本品为氧化物类矿物刚玉族赤铁矿,主含三氧化二铁。采挖后,除去杂石。

【性味与归经】苦,寒。归肝、心经。

【功能与主治】平肝潜阳,重镇降逆,凉血止血。用于眩晕耳鸣,呕吐,噫气,呃逆,喘息,吐血,衄血,崩漏下血。

【用法与用量】9~30g,先煎。

【注意】孕妇慎用。

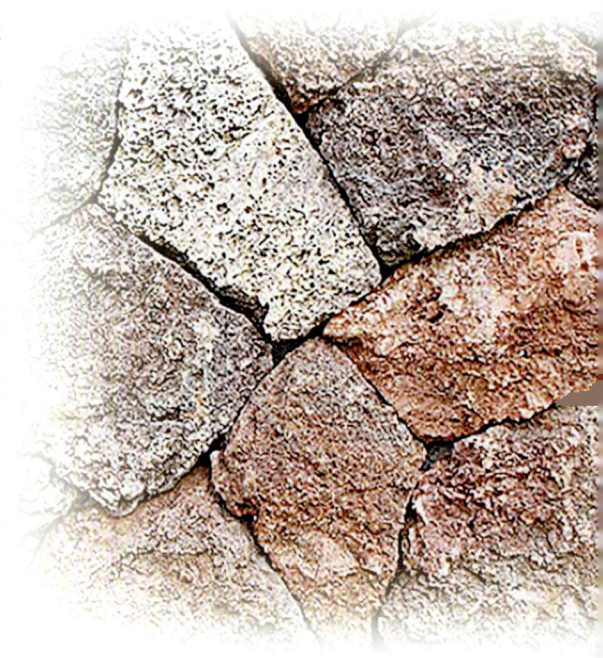

牛黄 (niú huáng)

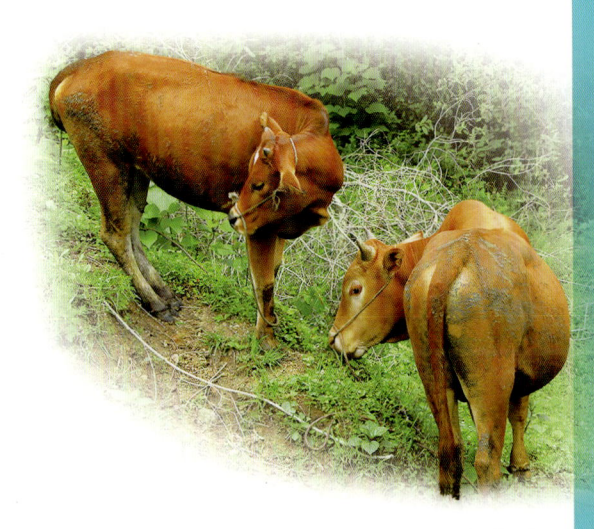

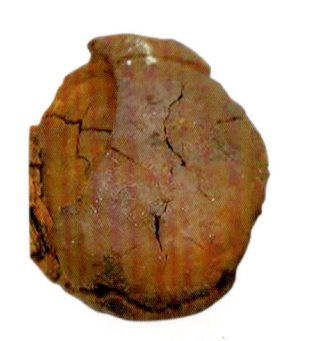

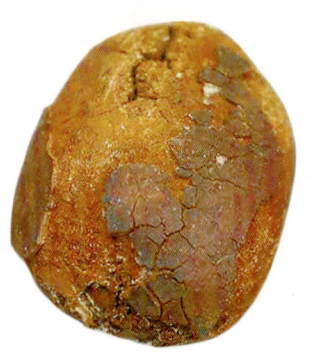

清心豁痰且开窍，
热病神昏应首选。
凉肝息风又解毒，
惊风抽搐效突出。
中风痰迷神昏厥，
安宫牛黄为一绝。

本品为牛科动物牛的干燥胆结石。宰牛时，如发现有牛黄，即滤去胆汁，将牛黄取出，除去外部薄膜，阴干。

【性味与归经】甘，凉。归心、肝经。

【功能与主治】清心，豁痰，开窍，凉肝，息风，解毒。用于热病神昏，中风痰迷，惊痫抽搐，癫痫发狂，咽喉肿痛，口舌生疮，痈肿疔疮。

【用法与用量】0.15～0.35g，多入丸散用。外用适量，研末敷患处。

【注意】孕妇慎用。

【贮藏】遮光，密闭，置阴凉干燥处，防潮，防压。

第二节 息风止痉药（7种）

珍 珠
zhēn zhū

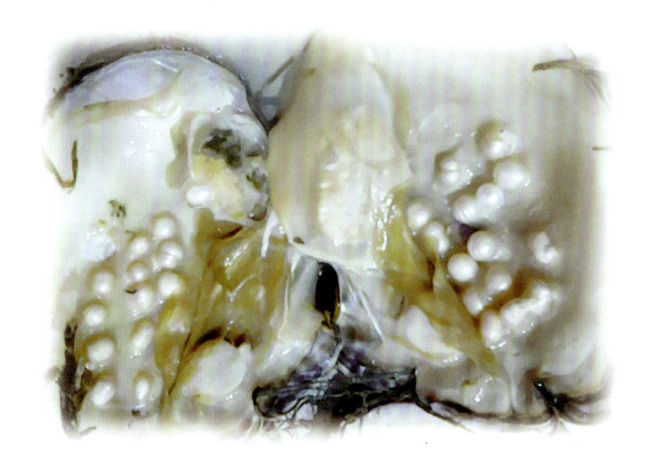

安神定惊抗惊痫，
惊悸失眠疗效高。
惊风癫痫难见效，
明目消翳功效妙。
目赤翳障渐有效，
解毒生肌疮疡散。
润肤祛斑美容颜，
内服外用更有效。

本品为珍珠贝科动物马氏珍珠贝、蚌科动物三角帆蚌或褶纹冠蚌等双壳类动物受刺激形成的珍珠。自动物体内取出，洗净，干燥。

【性味与归经】甘、咸，寒。归心、肝经。

【功能与主治】安神定惊，明目消翳，解毒生肌，润肤祛斑。用于惊悸失眠，惊风癫痫，目赤翳障，疮疡不敛，皮肤色斑。

【用法与用量】0.1～0.3g，多入丸散用。外用适量。

【贮藏】密闭。

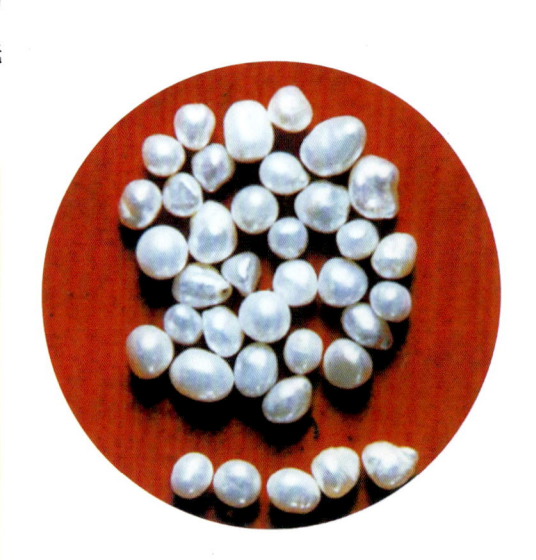

钩藤 gōu téng

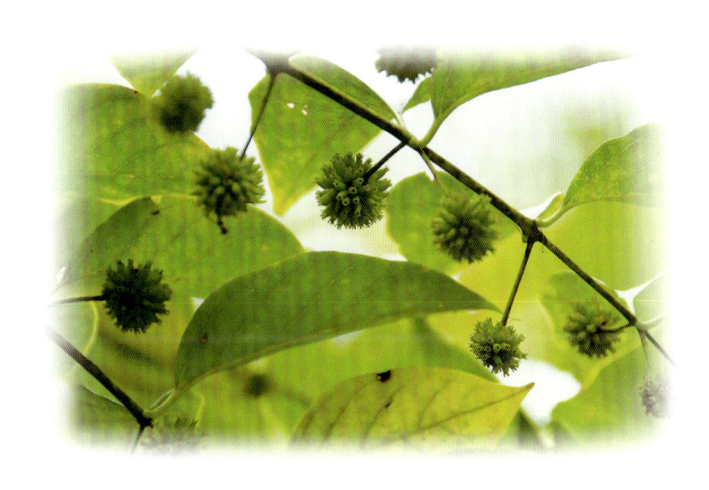

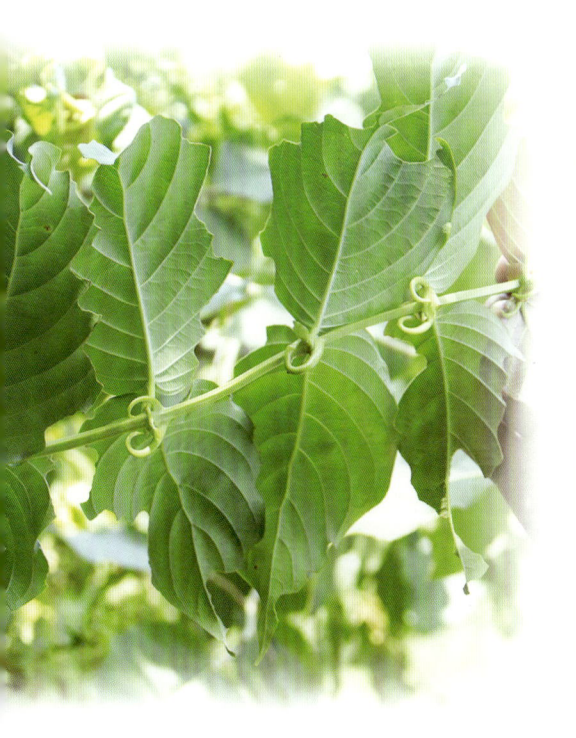

息风定惊治惊痫,
肝风内动真有效。
清热平肝降血压,
高热抽搐首选药。
小儿惊啼疗效好,
妊娠子痫功不凡。
头痛眩晕且心烦,
小儿多动也用它。

本品为茜草科植物钩藤、大叶钩藤、毛钩藤、华钩藤或无柄果钩藤的干燥带钩茎枝。秋、冬二季采收,去叶,切段,晒干。

【性味与归经】甘,凉。归肝、心包经。

【功能与主治】息风定惊,清热平肝。用于肝风内动,惊痫抽搐,高热惊厥,感冒夹惊,小儿惊啼,妊娠子痫,头痛眩晕。

【用法与用量】3～12g,后下。

【贮藏】置干燥处。

天麻 tiān má

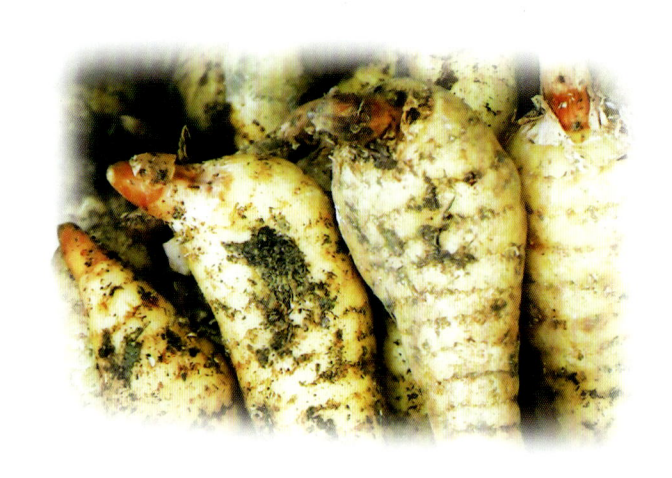

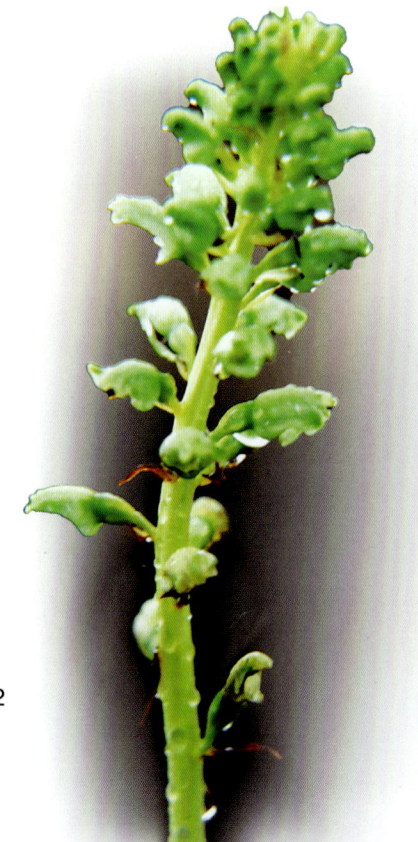

平肝息风又止痉,
惊痫抽搐得安宁。
平抑肝阳治头晕,
调节血压益身心。
祛风通络麻木轻,
天麻质润不耗津。
镇静安眠且抗惊,
焦虑抑郁效尤珍。

本品为兰科植物天麻的干燥块茎。立冬后至次年清明前采挖,立即洗净,蒸透,敞开低温干燥。

【性味与归经】甘,平。归肝经。

【功能与主治】息风止痉,平抑肝阳,祛风通络。用于小儿惊风,癫痫抽搐,破伤风,头痛眩晕,手足不遂,肢体麻木,风湿痹痛。

【用法与用量】3～10g。

【贮藏】置通风干燥处,防蛀。

地龙 dì lóng

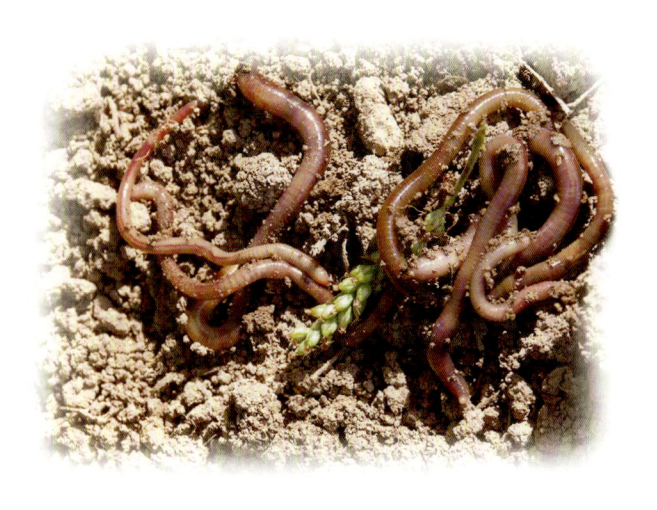

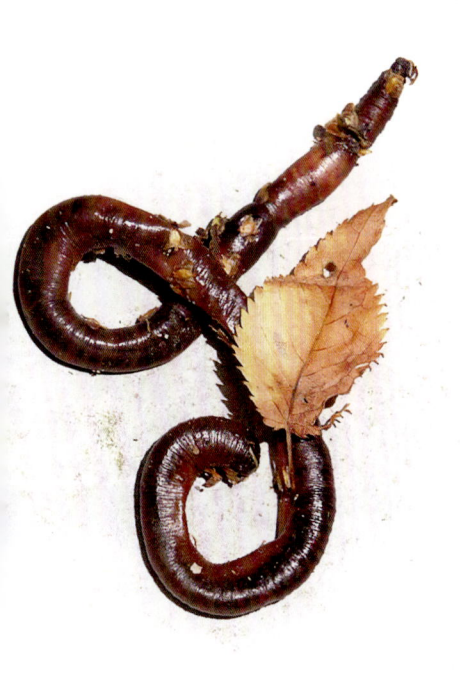

清热定惊治惊痫，
高热神昏疗效高。
平喘利尿通络好，
肺热咳喘很有效。
风湿痹痛麻木消，
半身不遂渐见好。

本品为钜蚓科动物参环毛蚓、通俗环毛蚓、威廉环毛蚓或栉盲环毛蚓的干燥体。前一种习称"广地龙"，后3种习称"沪地龙"。广地龙春季至秋季捕捉，沪地龙夏季捕捉，及时剖开腹部，除去内脏和泥沙，洗净，晒干或低温干燥。

【性味与归经】咸，寒。归肝、脾、膀胱经。
【功能与主治】清热定惊，通络，平喘，利尿。用于高热神昏，惊痫抽搐，关节痹痛，肢体麻木，半身不遂，肺热喘咳，水肿尿少。
【用法与用量】5~10g。
【贮藏】置通风干燥处，防霉，防蛀。

第十五章 平肝息风药（10种）

全蝎
quán xiē

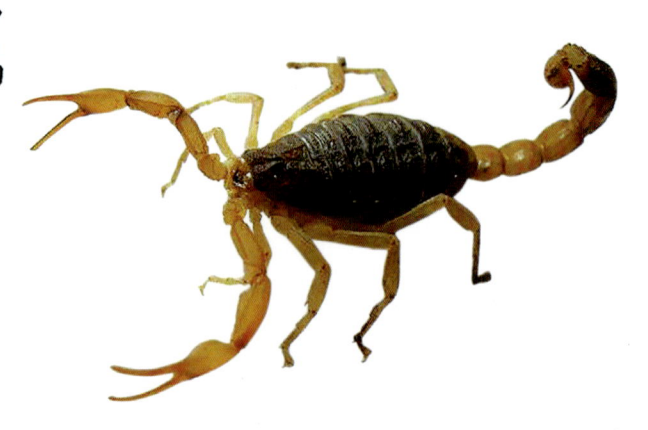

息风镇痉治肝风,
痉挛抽搐与惊风。
通络止痛治痹痛,
善治顽固偏头痛。
攻毒散结治癌肿,
疮疡瘰疬配合用。
全蝎有毒易过敏,
血虚孕妇均禁用。

本品为钳蝎科动物东亚钳蝎的干燥体。春末至秋初捕捉,除去泥沙,置沸水或沸盐水中,煮至全身僵硬,捞出,置通风处,阴干。

【性味与归经】辛,平;有毒。归肝经。

【功能与主治】息风镇痉,通络止痛,攻毒散结。用于肝风内动,痉挛抽搐,小儿惊风,中风口㖞,半身不遂,破伤风,风湿顽痹,偏正头痛,疮疡,瘰疬。

【用法与用量】3～6g。

【注意】孕妇禁用。

【贮藏】置干燥处,防蛀。

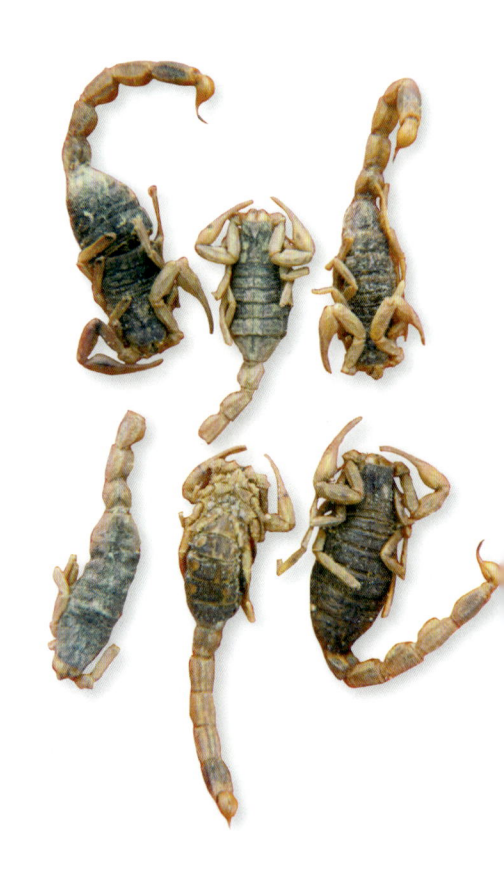

蜈蚣 wú gōng

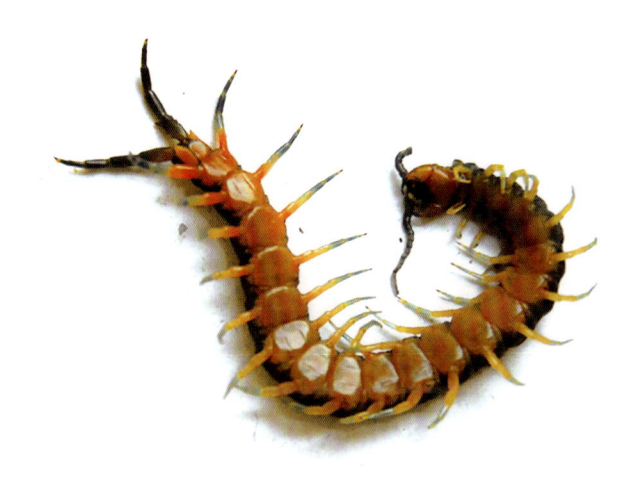

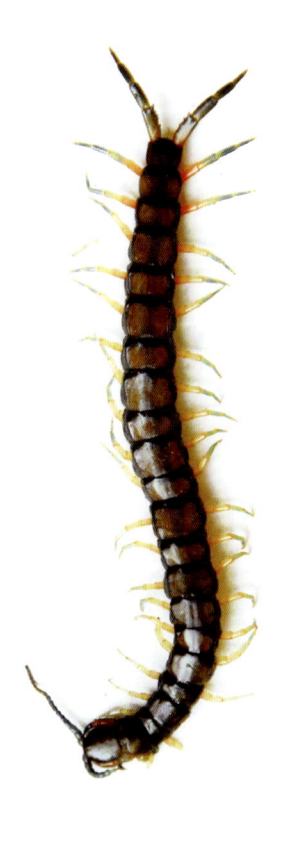

息风镇痉治肝风,
痉挛抽搐及中风。
小儿惊风偏头痛,
通络止痛治痹痛。
风湿顽痹渐轻松,
攻毒散结肿毒松。
百足之虫性窜动,
过敏体质应禁用。

本品为蜈蚣科动物少棘巨蜈蚣的干燥体。春、夏二季捕捉,用竹片插入头尾,绷直,干燥。

【性味与归经】辛,温;有毒。归肝经。

【功能与主治】息风镇痉,通络止痛,攻毒散结。用于肝风内动,痉挛抽搐,小儿惊风,中风口㖞,半身不遂,破伤风,风湿顽痹,偏正头痛,疮疡,瘰疬,蛇虫咬伤。

【用法与用量】3～5g。

【注意】孕妇禁用。

【贮藏】置干燥处,防霉,防蛀。

第十五章 平肝息风药(10种)

第十六章 开窍药（3种）

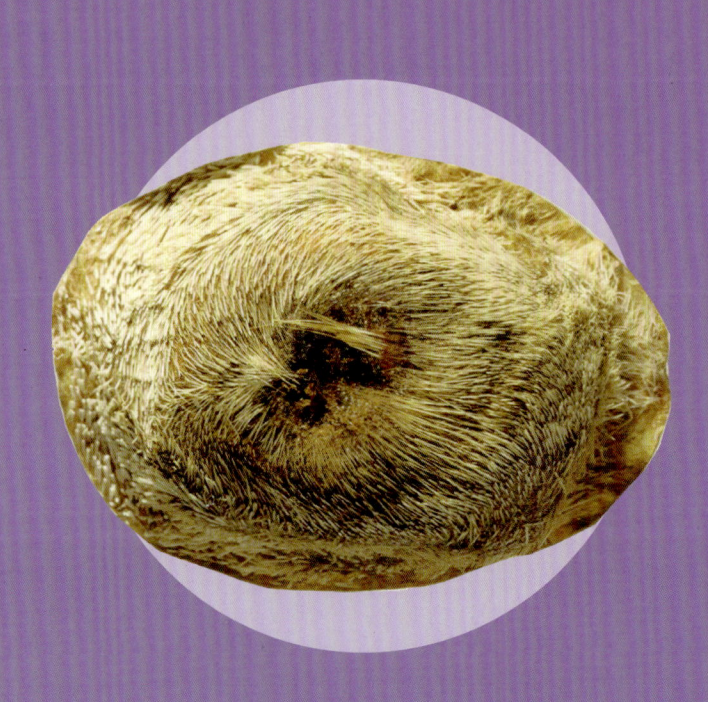

麝香 shè xiāng

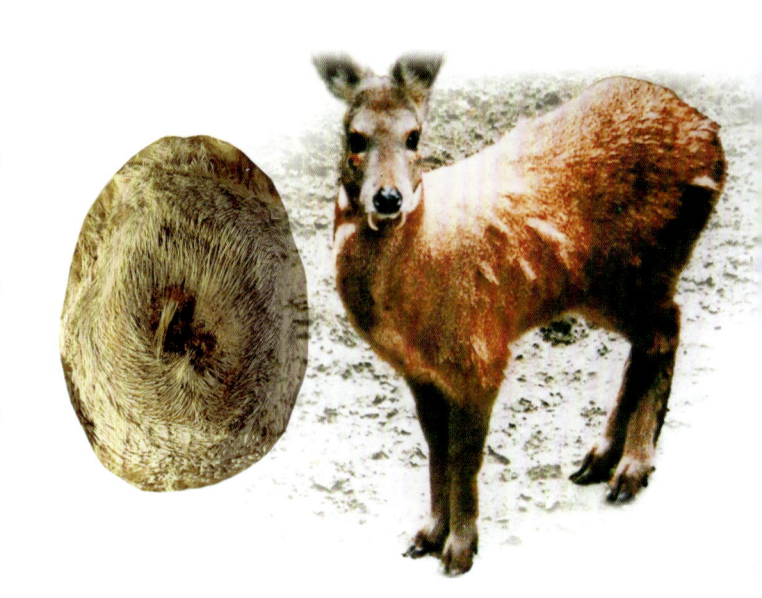

开窍醒神治神昏，
中风痰厥应首选。
活血通经又止痛，
胸痹痛经服之欢。
消肿止痛治伤痛，
孕妇禁用保安全。

　　本品为鹿科动物林麝、马麝或原麝成熟雄体香囊中的干燥分泌物。野麝多在冬季至次春猎取，猎获后，割取香囊，阴干，习称"毛壳麝香"；剖开香囊，除去囊壳，习称"麝香仁"。家麝直接从其香囊中取出麝香仁，阴干或用干燥器密闭干燥。

【性味与归经】辛，温。归心、脾经。

【功能与主治】开窍醒神，活血通经，消肿止痛。用于热病神昏，中风痰厥，气郁暴厥，中恶昏迷，经闭，癥瘕，难产死胎，胸痹心痛，心腹暴痛，跌仆伤痛，痹痛麻木，痈肿瘰疬，咽喉肿痛。

【用法与用量】0.03～0.10g，多入丸散用。外用适量。

【注意】孕妇禁用。

【贮藏】密闭，置阴凉干燥处，遮光，防潮，防蛀。

冰片 bīng piàn

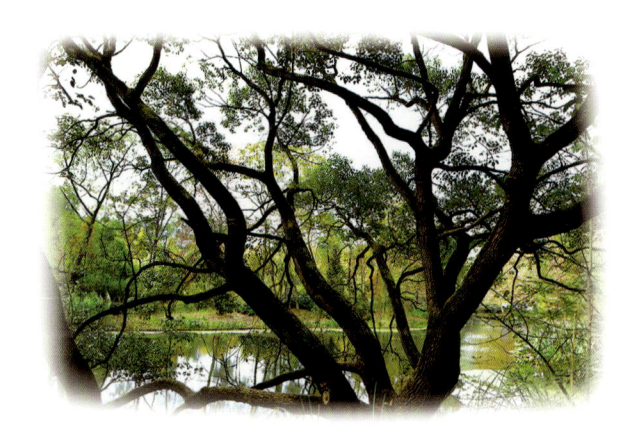

开窍醒神逊麝香,
清热止痛显特长。
血脑屏障能穿透,
热病神昏亦相宜。
中风痰厥效明显,
胸痹心痛效尤良。

本品为无色透明或白色半透明的片状松脆结晶；气清香，具挥发性，点燃发生浓烟，并有带光的火焰。

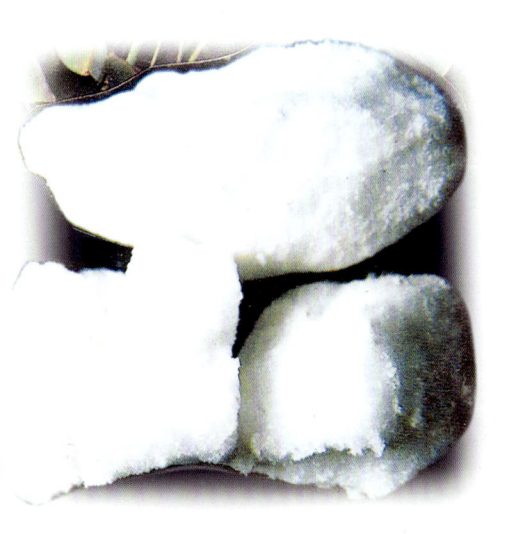

【性味与归经】 辛、苦，微寒。归心、脾、肺经。

【功能与主治】 开窍醒神，清热止痛。用于热病神昏、惊厥，中风痰厥，气郁暴厥，中恶昏迷，胸痹心痛，目赤，口疮，咽喉肿痛，耳道流脓。

【用法与用量】 0.15～0.3g，入丸散用。外用研粉点敷患处。

【注意】 孕妇慎用。

【贮藏】 密封，置凉处。

石菖蒲 shí chāng pú

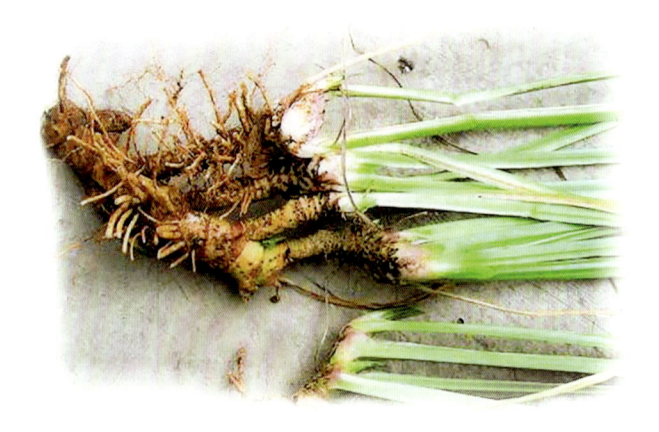

开窍豁痰又醒脑,
神昏癫痫疗效妙。
醒神益智治痴呆,
老年痴呆早用好。
健忘失眠且抑郁,
耳鸣耳聋疗效高。

本品为天南星科植物石菖蒲的干燥根茎。秋、冬二季采挖,除去须根和泥沙,晒干。

【性味与归经】辛、苦,温。归心、胃经。

【功能与主治】开窍豁痰,醒神益智,化湿开胃。用于神昏癫痫,健忘失眠,耳鸣耳聋,脘痞不饥,噤口下痢。

【用法与用量】3～10g。

【贮藏】置干燥处,防霉。

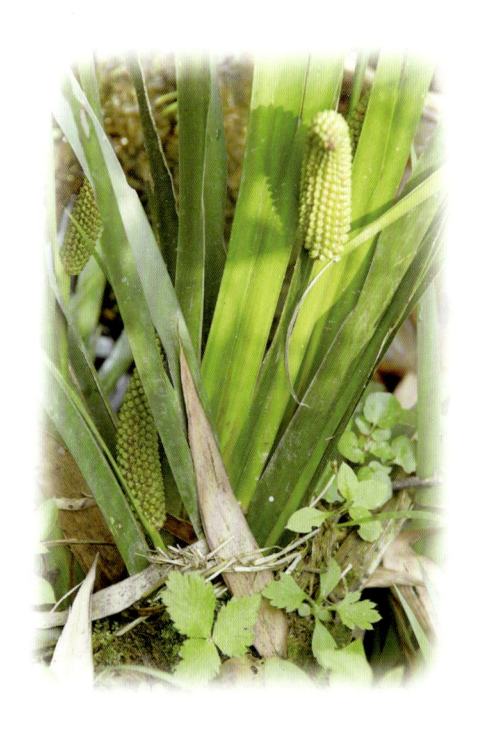

第十七章 补虚药（41种）

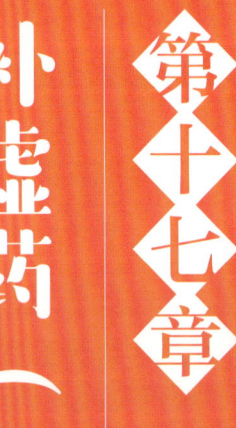

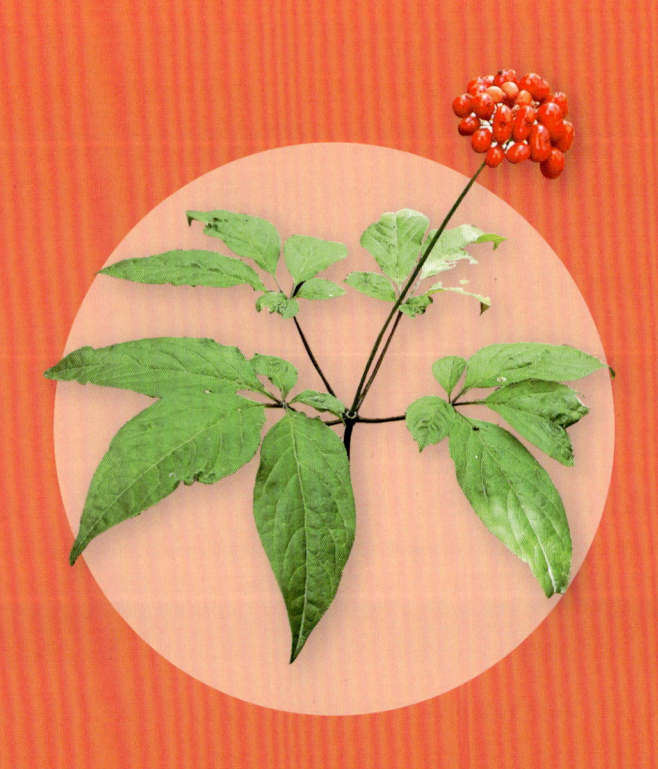

第一节 补气药（12种）

人参 rén shēn

百草之王为人参，积极提振精气神。
大补元气防虚脱，复脉固脱且强心。
补脾益肺气充盈，食少气短喘咳宁。
生津养血消渴轻，安神益智宁心神。
热证实证不敢用，藜芦灵脂不相迎。

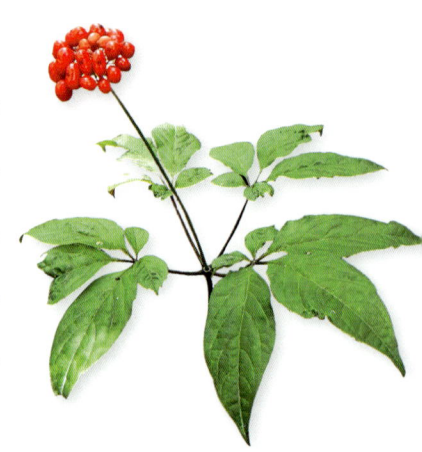

本品为五加科植物人参的干燥根和根茎。多于秋季采挖，洗净经晒干或烘干。栽培的俗称"园参"；播种在山林野生状态下自然生长的称"林下山参"，习称"籽海"。

【性味与归经】甘、微苦，微温。归脾、肺、心、肾经。

【功能与主治】大补元气，复脉固脱，补脾益肺，生津养血，安神益智。用于体虚欲脱，肢冷脉微，脾虚食少，肺虚喘咳，津伤口渴，内热消渴，气血亏虚，久病虚羸，惊悸失眠，阳痿宫冷。

【用法与用量】3～9g，另煎兑服；也可研粉吞服，每次2g，每日2次。

【注意】不宜与藜芦、五灵脂同用。

【贮藏】置阴凉干燥处，密闭保存，防蛀。

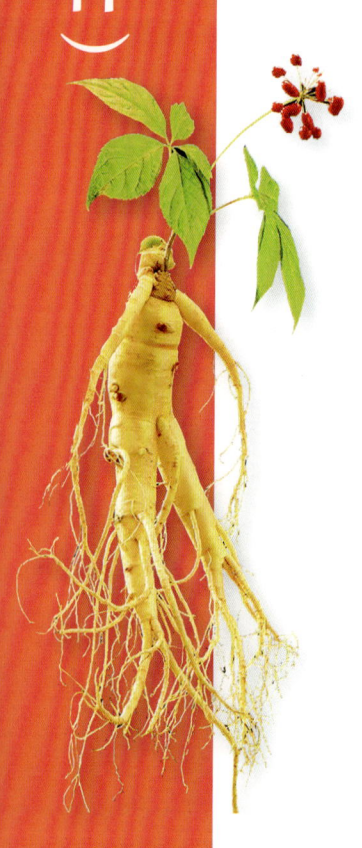

西洋参 xī yáng shēn

补气养阴益气阴，清热生津心神宁。
气阴两虚口干渴，虚热劳倦易烦心。
温病后期损气阴，内热消渴效尤珍。
湿热郁火不宜用，不与藜芦同方阵。
资源受限西洋参，合理利用效尤珍。

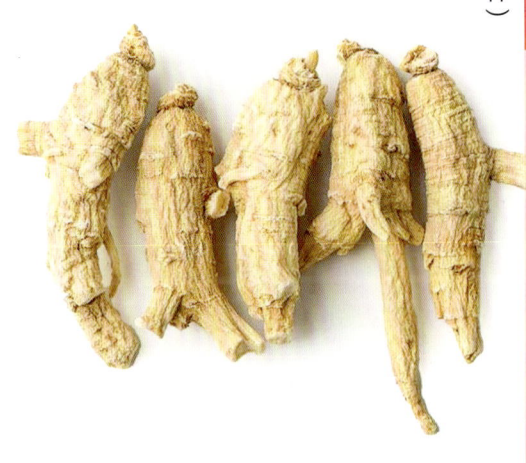

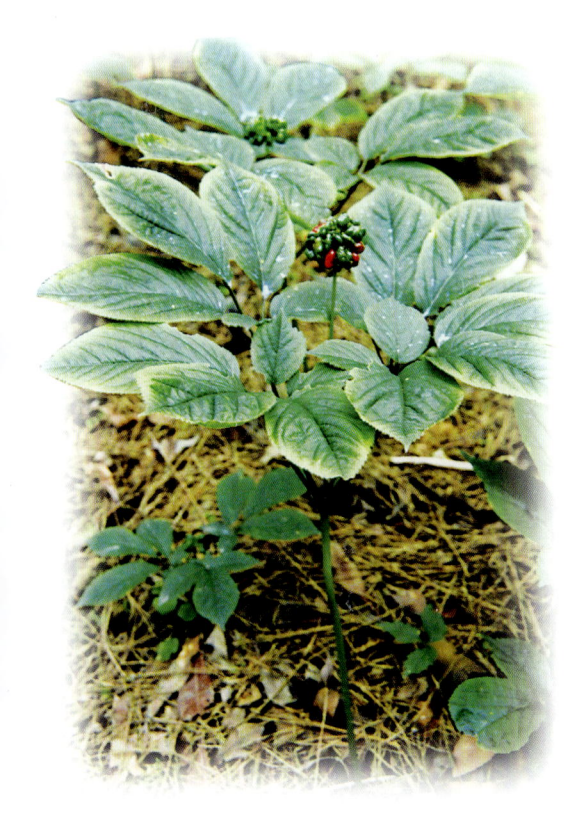

本品为五加科植物西洋参的干燥根。均系栽培品，秋季采挖，洗净，晒干或低温干燥。

【性味与归经】甘、微苦，凉。归心、肺、肾经。

【功能与主治】补气养阴，清热生津。用于气虚阴亏，虚热烦倦，咳喘痰血，内热消渴，口燥咽干。

【用法与用量】3～6g，另煎兑服。

【注意】不宜与藜芦同用。

【贮藏】置阴凉干燥处，密闭，防蛀。

党参 (dǎng shēn)

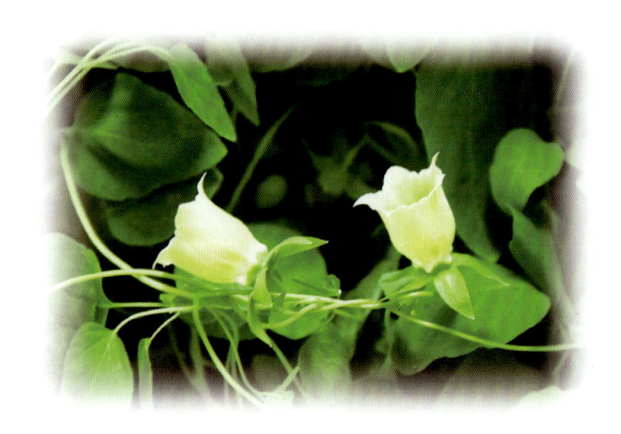

健脾益肺气充盈，
补中益气增体能。
食少乏力无精神，
久咳虚喘效尤珍。
养血生津阴血增，
养护人体精气神。
不燥不腻性甘平，
功似人参差一等。

本品为桔梗科植物党参、素花党参或川党参的干燥根。秋季采挖，洗净，晒干。

【性味与归经】甘，平。归脾、肺经。

【功能与主治】健脾益肺，养血生津。用于脾肺气虚，食少倦怠，咳嗽虚喘，气血不足，面色萎黄，心悸气短，津伤口渴，内热消渴。

【用法与用量】9～30g。

【注意】不宜与藜芦同用。

【贮藏】置通风干燥处，防蛀。

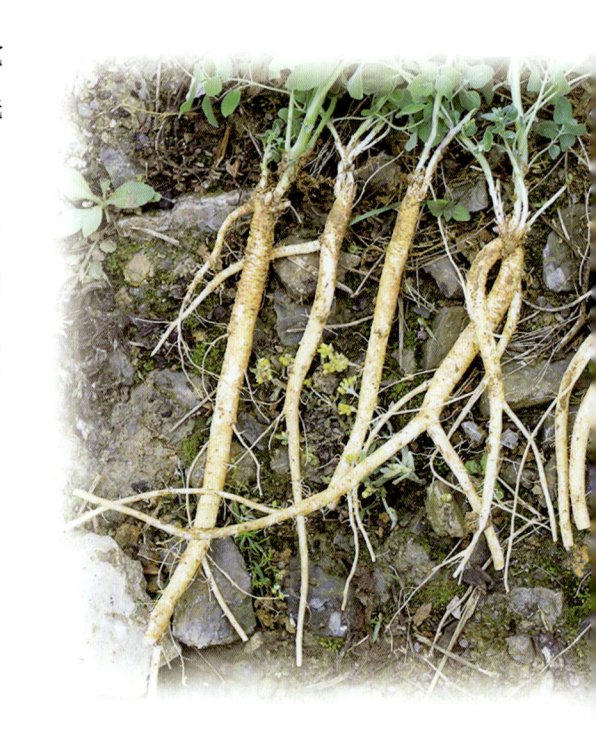

太子参
tài zǐ shēn

益气健脾似党参，
生津润肺似沙参。
脾虚体倦纳食少，
自汗口渴缺精神。
善治病后伤气阴，
滋补脾肺益身心。

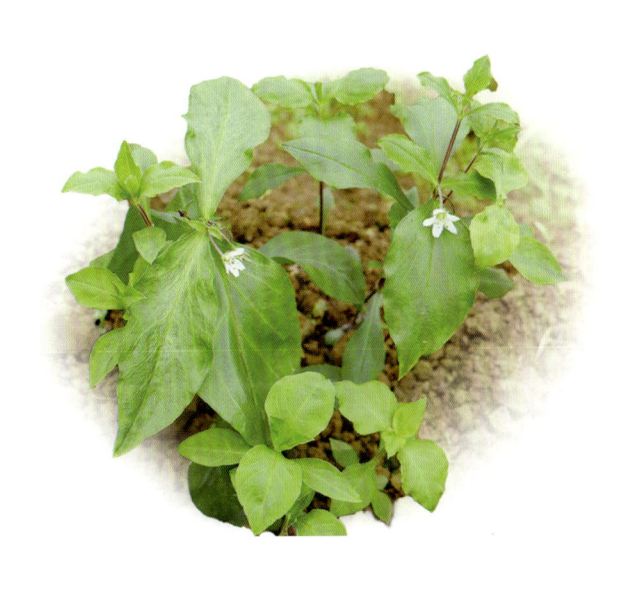

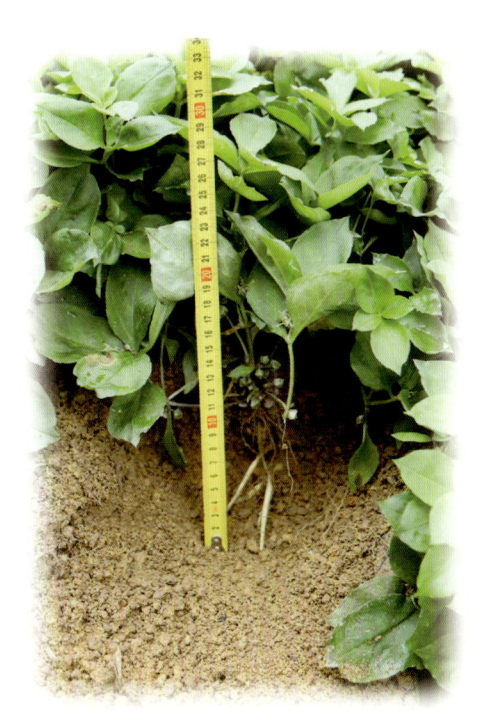

本品为石竹科植物孩儿参的干燥块根。夏季茎叶大部分枯萎时采挖，洗净，除去须根，置沸水中略烫后晒干或直接晒干。

【性味与归经】甘、微苦，平。归脾、肺经。

【功能与主治】益气健脾，生津润肺。用于脾虚体倦，食欲不振，病后虚弱，气阴不足，自汗口渴，肺燥干咳。

【用法与用量】9～30g。

【贮藏】置通风干燥处，防潮，防蛀。

黄芪 huáng qí

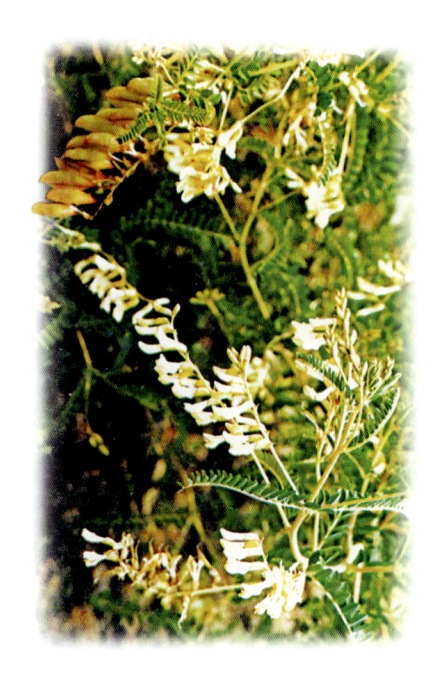

补气升阳举陷佳，首选补中益气汤。
固表止汗肌肤壮，玉屏风散常当家。
肺脾气虚气短促，咳喘痰稀补肺汤。
气虚津亏易消渴，裹中参西玉液汤。
气血两虚面萎黄，常选当归补血汤。
气虚血滞易中风，巧用补阳还五汤。
祛腐生肌善治疮，首选内补黄芪汤。
黄芪全身都是宝，皂苷黄酮多糖藏。
防治三高调免疫，延缓衰老促健康。
表实邪盛暂不用，阴虚阳亢切莫尝。

本品为豆科植物蒙古黄芪或膜荚黄芪的干燥根。春、秋二季采挖，除去须根和根头，晒干。

【性味与归经】甘，微温。归肺、脾经。

【功能与主治】补气升阳，固表止汗，利水消肿，生津养血，行滞通痹，托毒排脓，敛疮生肌。用于气虚乏力，食少便溏，中气下陷，久泻脱肛，便血崩漏，表虚自汗，气虚水肿，内热消渴，血虚萎黄，半身不遂，痹痛麻木，痈疽难溃，久溃不敛。

【用法与用量】9～30g。

【贮藏】置通风干燥处，防潮，防蛀。

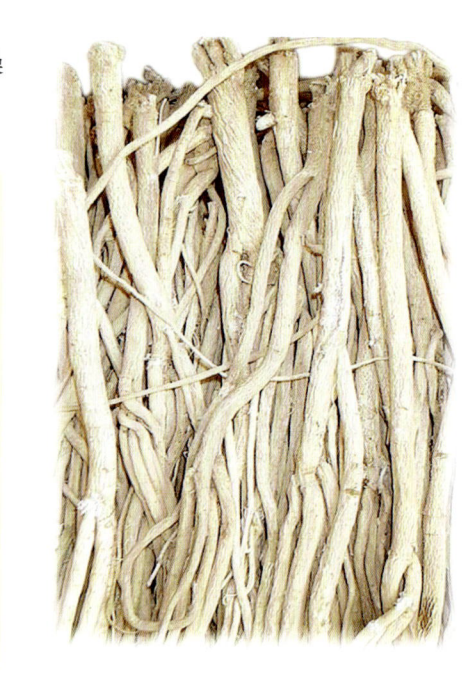

白术 bái zhú

健脾益气正气旺,
善治食少和便溏。
固表止汗肌肤壮,
玉屏风散卫气旺。
燥湿利水治水肿,
止汗安胎胎儿康。

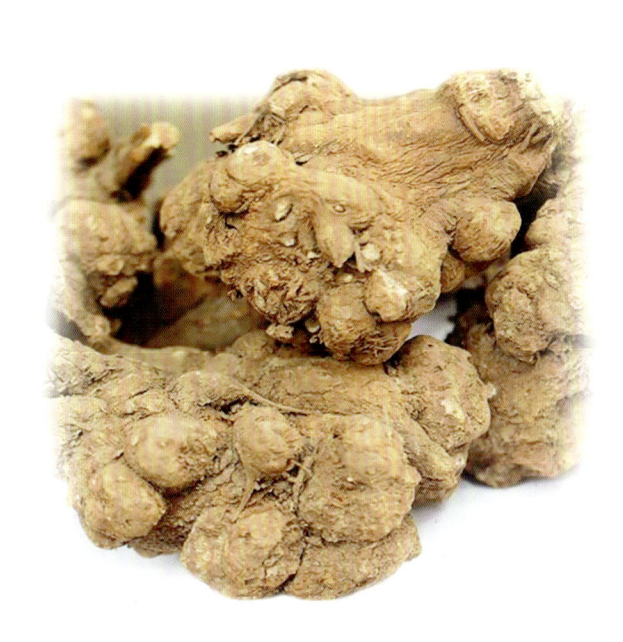

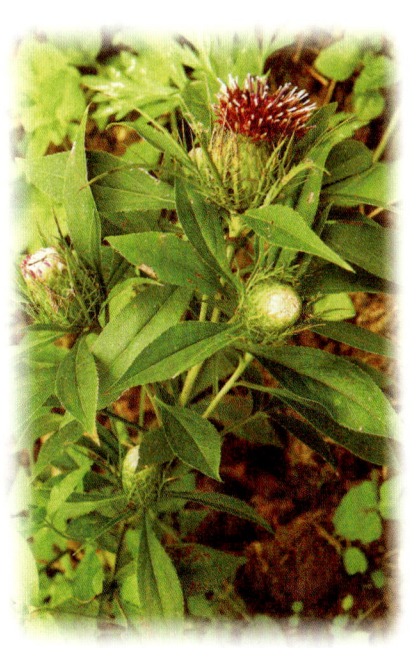

本品为菊科植物白术的干燥根茎。冬季下部叶枯黄、上部叶变脆时采挖,除去泥沙,烘干或晒干,再除去须根。

【性味与归经】苦、甘,温。归脾、胃经。

【功能与主治】健脾益气,燥湿利水,止汗,安胎。用于脾虚食少,腹胀泄泻,痰饮眩悸,水肿,自汗,胎动不安。

【用法与用量】6～12g。

【贮藏】置阴凉干燥处,防蛀。

山药
shān · yào

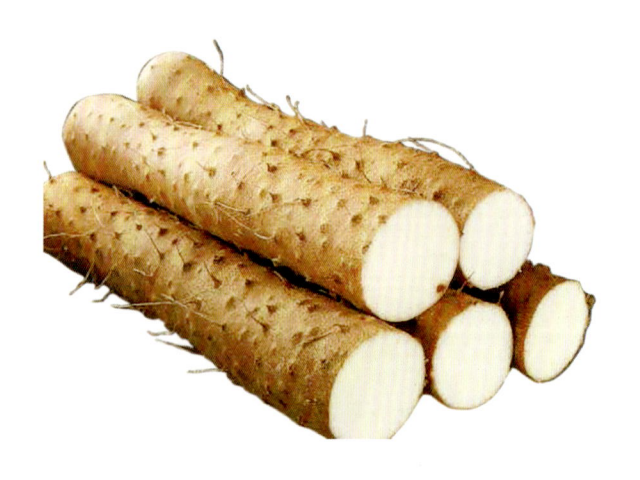

补脾养胃又生津，
补肾涩精止遗真。
脾肾两虚平补品，
脾虚食少增体能。
麸炒山药效尤珍，
辅助降糖作陪衬，
食药两用糖友迎。

　　本品为薯蓣科植物薯蓣的干燥根茎。冬季茎叶枯萎后采挖，切去根头，洗净，除去外皮和须根，干燥，或趁鲜切厚片，干燥；也有选择肥大顺直的干燥山药，置清水中，浸至无干心，闷透，切齐两端，用木板搓成圆柱状，晒干，打光，习称"光山药"。

【性味与归经】甘，平。归脾、肺、肾。

【功能与主治】补脾养胃，生津益肺，补肾涩精。用于脾虚食少，久泻不止，肺虚喘咳，肾虚遗精，带下，尿频，虚热消渴。麸炒山药补脾健胃。用于脾虚食少，泄泻便溏，白带过多。

【用法与用量】15～30g。

【贮藏】置通风干燥处，防蛀。

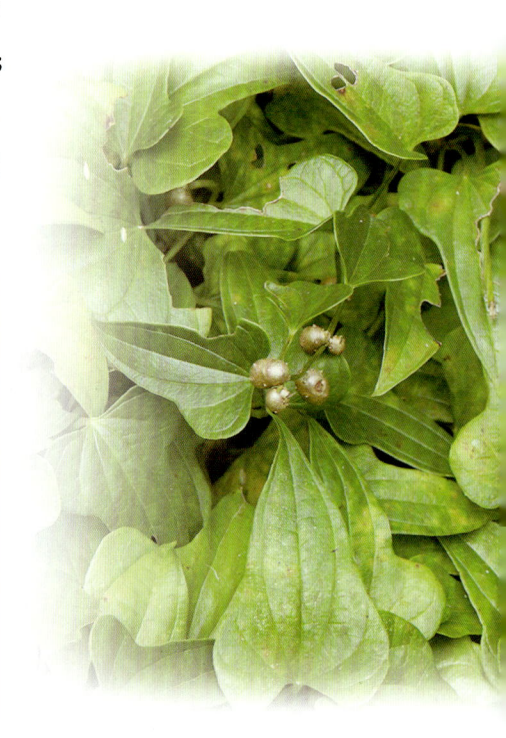

甘草 (gān cǎo)

补脾益气养心气，炙甘草汤治心悸。
清热解毒利咽喉，善解药食诸毒邪。
祛痰止咳又润肺，各种咳嗽巧调剂。
缓急止痛治挛急，芍药甘草汤靠你。
莫道中药难配伍，调和诸药真神奇。
大量久服水钠欺，血压升高水肿起。
藻戟遂芫俱战草，毒副反应要牢记。

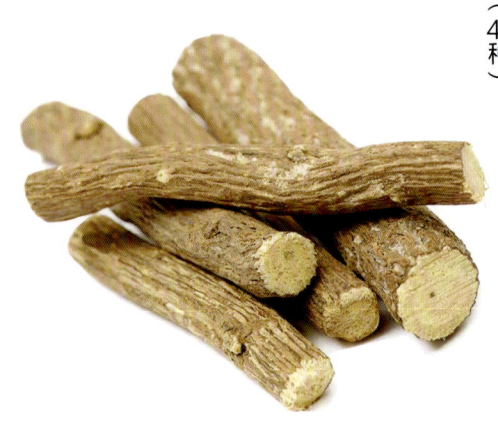

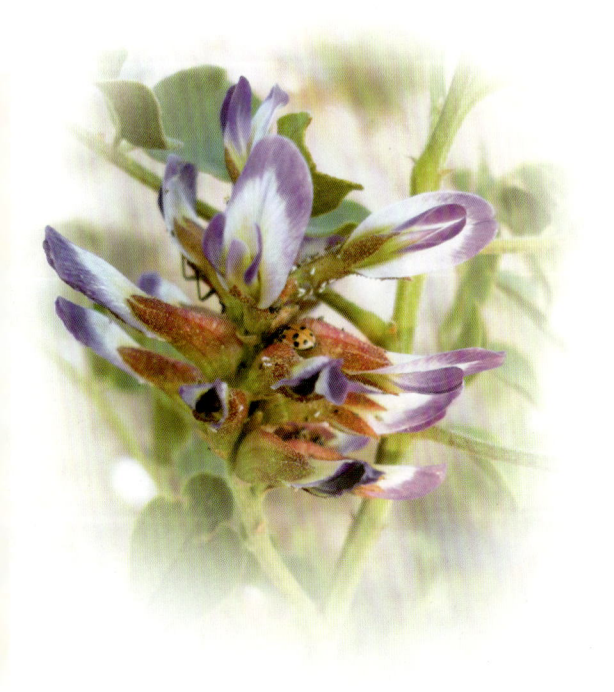

本品为豆科植物、胀果甘草或光果甘草的干燥根和根茎。春、秋二季采挖，除去须根，晒干。

【性味与归经】甘，平。归心、肺、脾、胃经。

【功能与主治】补脾益气，清热解毒，祛痰止咳，缓急止痛，调和诸药。用于脾胃虚弱，倦怠乏力，心悸气短，咳嗽痰多，脘腹、四肢挛急疼痛，痈肿疮毒，缓解药物毒性、烈性。

【用法与用量】2～10g。

【贮藏】置通风干燥处，防蛀。

第十七章 补虚药（41种）

大枣(dà zǎo)

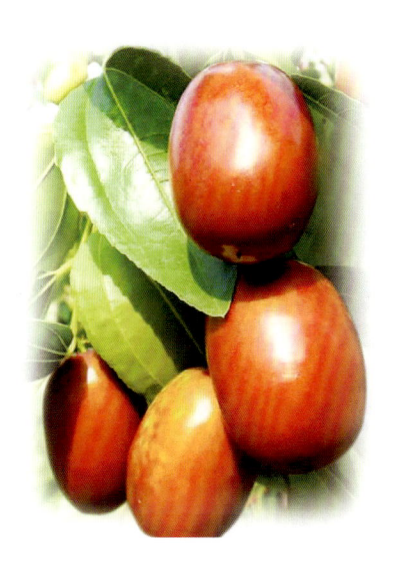

补中益气效绵长,
养血安神睡得香。
脾虚食少且便溏,
妇人脏躁有专长。
甘草大枣汤尤宜,
葶苈大枣是榜样。
不让烈药伤正气,
食药两用美名扬。

本品为鼠李科植物枣的干燥成熟果实。秋季果实成熟时采收,晒干。

【性味与归经】甘,温。归脾、胃、心经。
【功能与主治】补中益气,养血安神。用于脾虚食少,乏力便溏,妇人脏躁。
【用法与用量】6～15g。
【贮藏】置干燥处,防蛀。

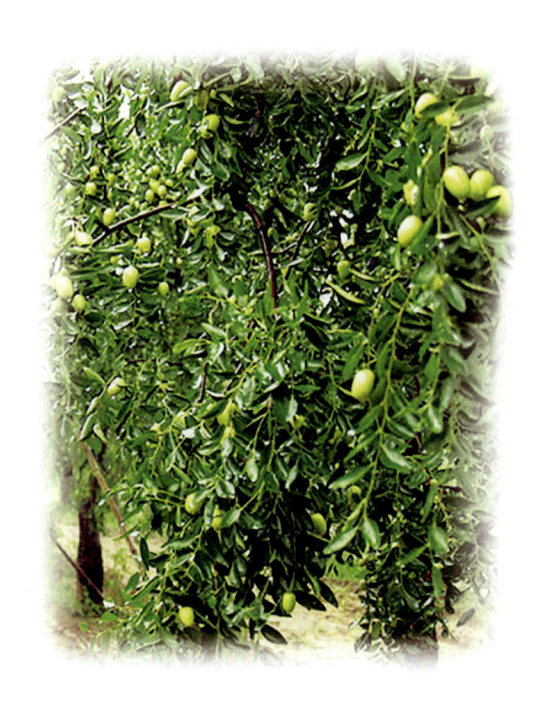

绞股蓝 (jiǎo gǔ lán)

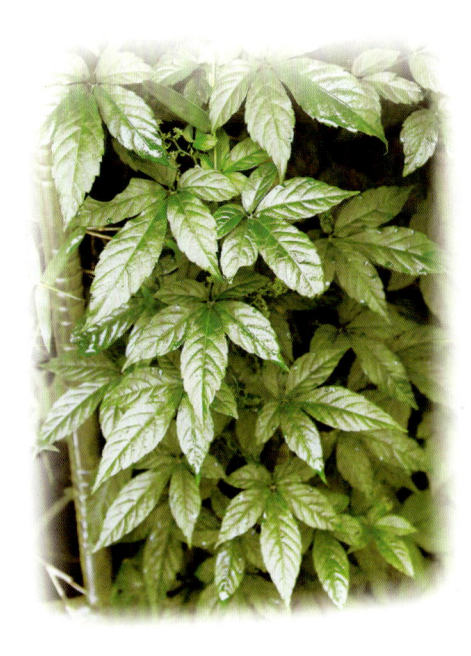

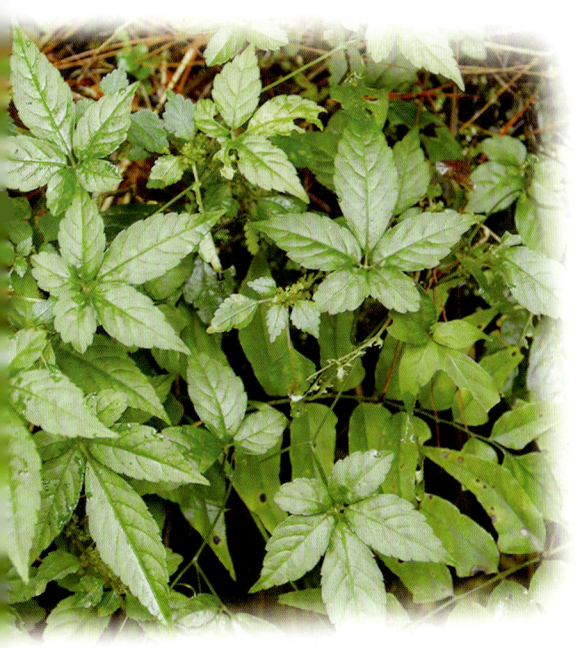

益气健脾似人参，
性味甘寒要留神。
清热解毒效可信，
化痰止咳又生津。
肺热痰多能消尽，
功似甘草差一等。
降脂降糖作陪衬，
人参皂苷效亦珍。

葫芦科植物绞股蓝的干燥地上部分，秋季采割，除去杂质，晒干。

【性味与归经】甘、苦，寒。归脾、肺经。

【功能与主治】益气健脾，化痰止咳，清热解毒，用于脾胃气虚，体倦乏力，口渴，咽干，咳嗽痰黏，肺热痰多，血脂高。

【用法与用量】6～10g。

【贮藏】置阴凉干燥处。

红景天
hóng jǐng tiān

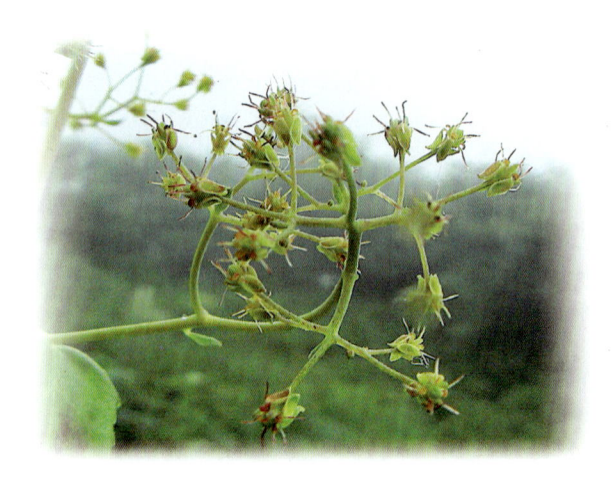

益气活血治心痛,
气虚血瘀配川芎。
通脉平喘治喘促,
胸痹心痛效独崇。
耐缺氧与抗疲劳,
高原作业仍从容。

本品为景天科植物大花红景天的干燥根和根茎。秋季花茎凋枯后采挖,除去粗皮,洗净,晒干。

【性味与归经】甘、苦,平。归肺、心经。

【功能与主治】益气活血,通脉平喘。用于气虚血瘀,胸痹心痛,中风偏瘫,倦怠气喘。

【用法与用量】3～6g。

【贮藏】置通风干燥处,防潮,防蛀。

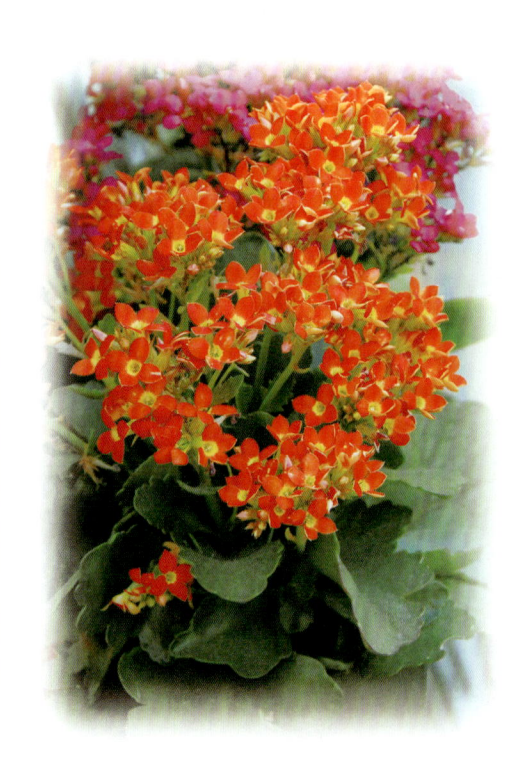

蜂蜜 fēng mì

补中润燥为中庸,
解毒止痛效从容。
肺燥肠燥诸燥证,
一遇蜂蜜渐无踪。

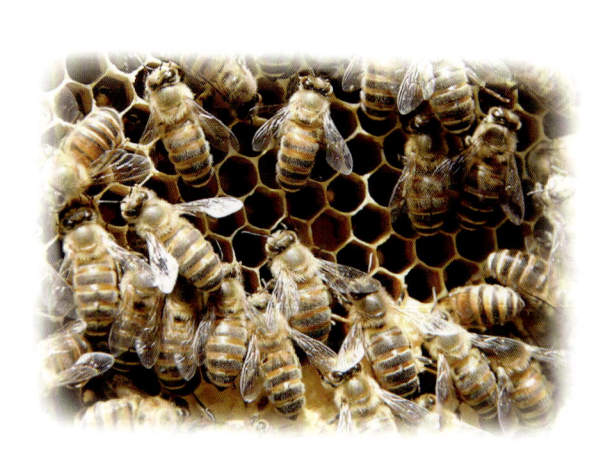

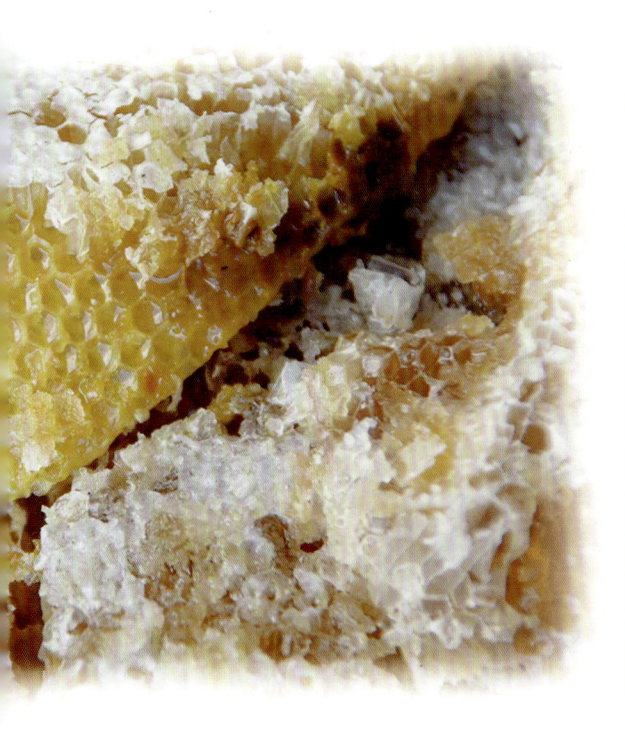

本品为蜜蜂科昆虫中华蜜蜂或意大利蜂所酿的蜜。春至秋季采收,滤过。

【性味与归经】甘,平。归肺、脾、大肠经。

【功能与主治】补中,润燥,止痛,解毒;外用生肌敛疮。用于脘腹虚痛,肺燥干咳,肠燥便秘,解乌头类药毒;外治疮疡不敛,水火烫伤。

【用法与用量】15～30g。

【贮藏】置阴凉处。

第二节 补阳药（11种）

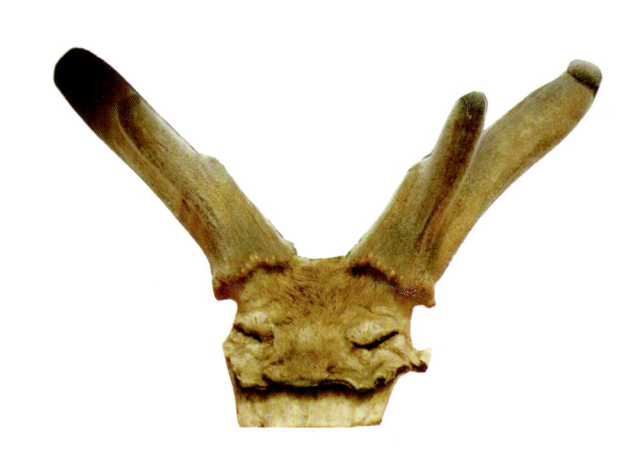

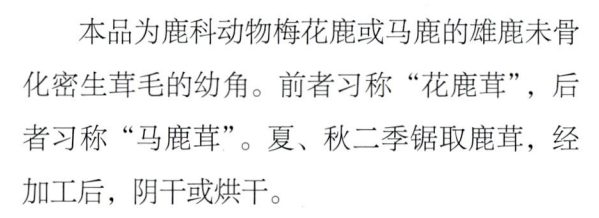

鹿茸 (lù róng)

补肾壮阳益精血，
填精补髓不可缺。
强壮筋骨健腰膝，
腰背冷痛效卓越。
调节冲任应首选，
阳痿宫冷效突出。
一至二克研末吞，
阴虚火旺应拒绝。

本品为鹿科动物梅花鹿或马鹿的雄鹿未骨化密生茸毛的幼角。前者习称"花鹿茸"，后者习称"马鹿茸"。夏、秋二季锯取鹿茸，经加工后，阴干或烘干。

【性味与归经】甘、咸，温。归肾、肝经。
【功能与主治】壮肾阳，益精血，强筋骨，调冲任，托疮毒。用于肾阳不足，精血亏虚，阳痿滑精，宫冷不孕，羸瘦，神疲，畏寒，眩晕，耳鸣，耳聋，腰脊冷痛，筋骨痿软，崩漏带下，阴疽不敛。
【用法与用量】1~2g，研末冲服。
【贮藏】置阴凉干燥处，密闭，防蛀。

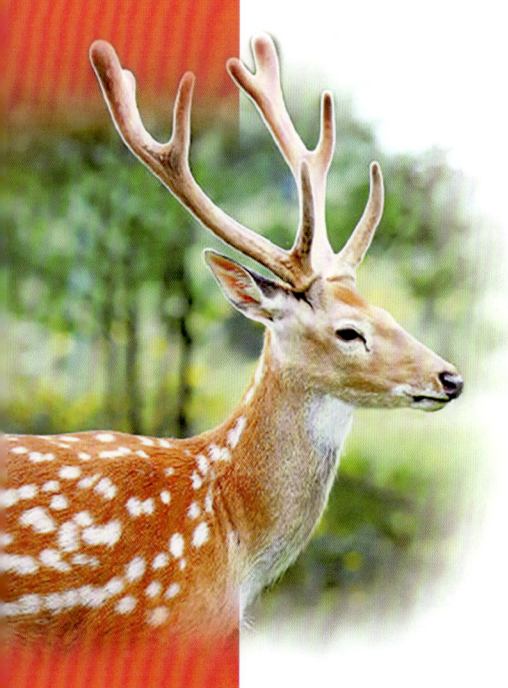

淫羊藿
yín yáng huò

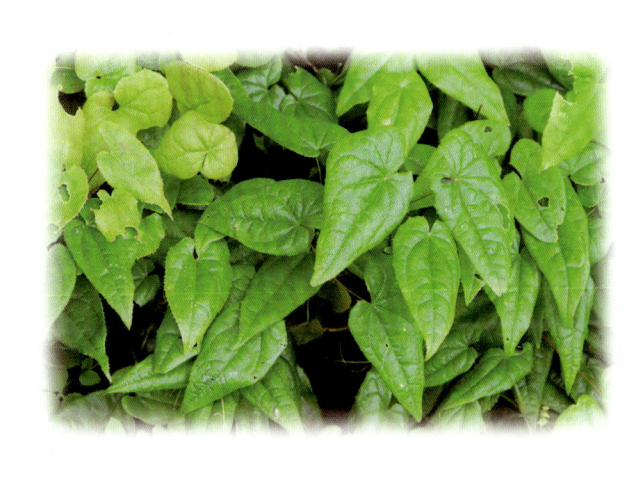

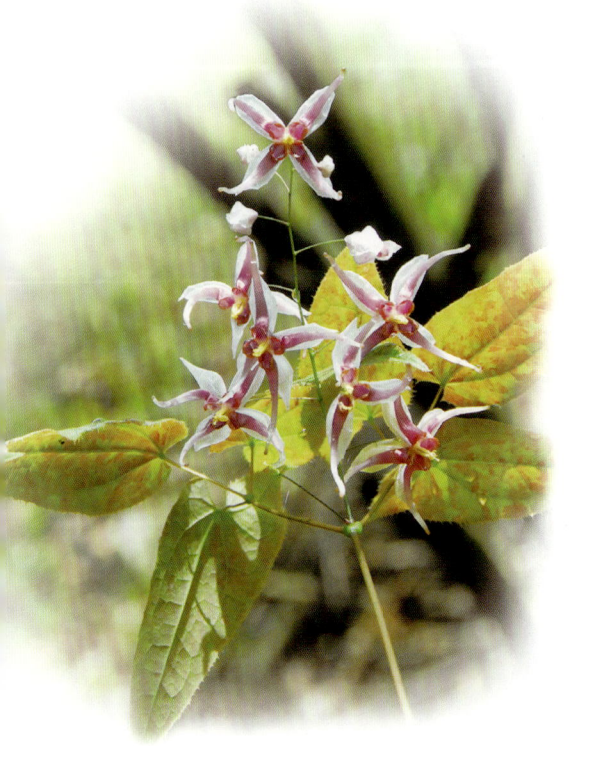

补肾壮阳常当先,
阳痿遗精效灵验。
酒制入药更适宜,
效果胜过巴戟天。
强筋壮骨祛风湿,
麻木拘挛效亦良。
大量久服肝毒性,
保护肝脏是预见。

本品为小檗科植物淫羊藿、箭叶淫羊藿、柔毛淫羊藿或朝鲜淫羊藿的干燥叶。夏、秋季茎叶茂盛时采收,晒干或阴干。

【性味与归经】辛、甘,温。归肝、肾经。

【功能与主治】补肾阳,强筋骨,祛风湿。用于肾阳虚衰,阳痿遗精,筋骨痿软,风湿痹痛,麻木拘挛。

【用法与用量】6～10g。

【贮藏】置通风干燥处。

巴戟天 bā jǐ tiān

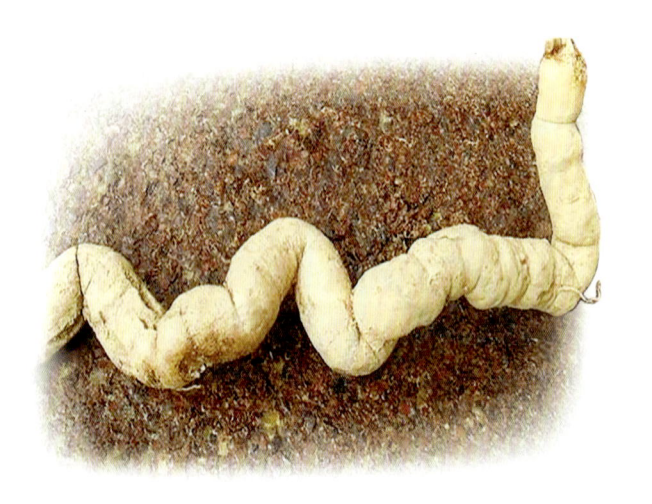

补肾壮阳筋骨强,
阳痿遗精效灵验。
祛风除湿治痹痛,
阴虚火旺不适宜。
抑郁焦虑又失眠,
巴戟寡糖效灵验。

本品为茜草科植物巴戟天的干燥根。全年均可采挖,洗净,除去须根,晒至六七成干,轻轻捶扁,晒干。

【性味与归经】甘、辛,微温。归肾、肝经。

【功能与主治】补肾阳,强筋骨,祛风湿。用于阳痿遗精,宫冷不孕,月经不调,少腹冷痛,风湿痹痛,筋骨痿软。

【用法与用量】3～10g。

【贮藏】置通风干燥处,防霉,防蛀。

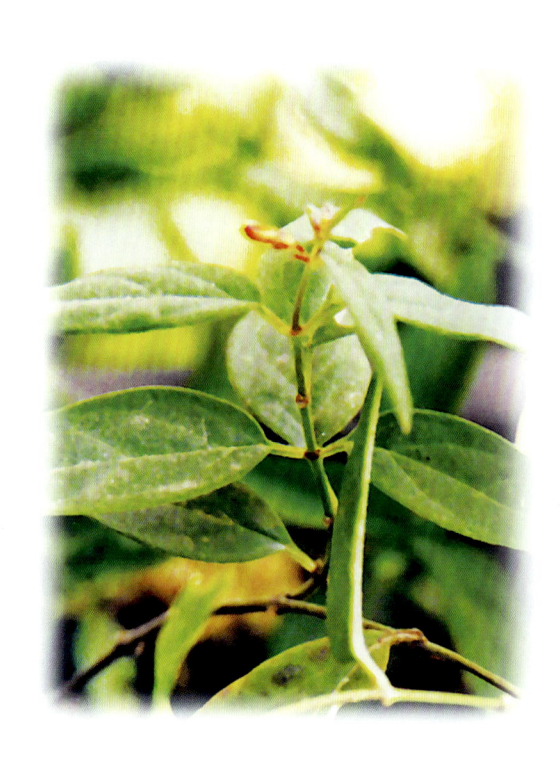

杜仲 dù zhòng

补益肝肾强筋骨,
腰膝酸痛常被选。
安胎可防胎漏血,
预防流产难超越。
杜仲全身都是宝,
综合利用是策略。

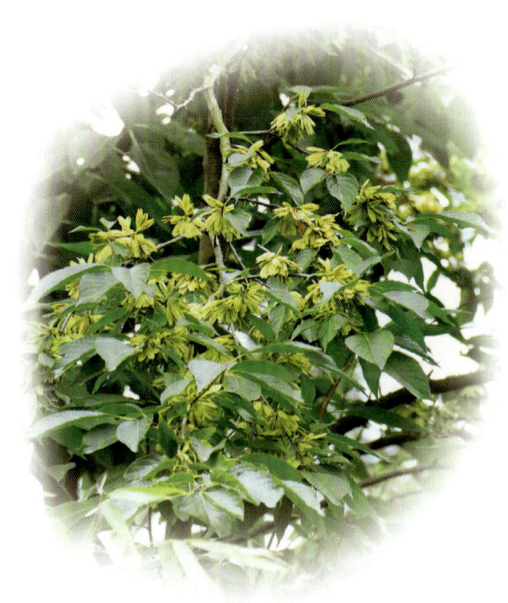

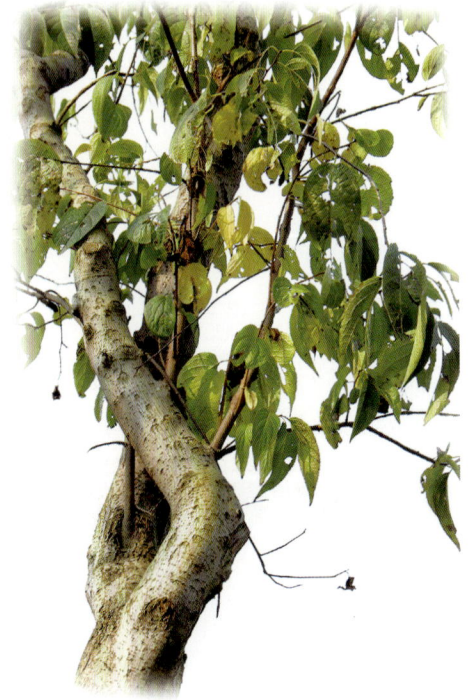

本品为杜仲科植物杜仲的干燥树皮。4~6月剥取,刮去粗皮,堆置"发汗"至内皮呈紫褐色,晒干。

【性味与归经】甘,温。归肝、肾经。

【功能与主治】补肝肾,强筋骨,安胎。用于肝肾不足,腰膝酸痛,筋骨无力,头晕目眩,妊娠漏血,胎动不安。

【用法与用量】6~10g。

【贮藏】置通风干燥处。

第十七章 补虚药(41种)

肉苁蓉
ròu cōng róng

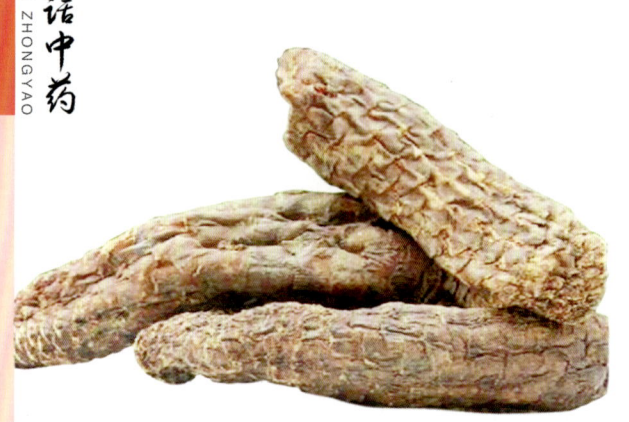

补肾壮阳益精血，
阳痿不孕常被选。
筋骨无力腰膝软，
肾虚便秘效突出。
适度温补不可忽，
从容和缓是一绝，
久久为功难超越。

本品为列当科植物肉苁蓉或管花肉苁蓉的干燥带鳞叶的肉质茎。春季苗刚出土时或秋季冻土之前采挖，除去茎尖。切段，晒干。

【性味与归经】甘、咸，温。归肾、大肠经。

【功能与主治】补肾阳，益精血，润肠通便。用于肾阳不足，精血亏虚，阳痿不孕，腰膝酸软，筋骨无力，肠燥便秘。

【用法与用量】6～10g。

【贮藏】置通风干燥处，防蛀。

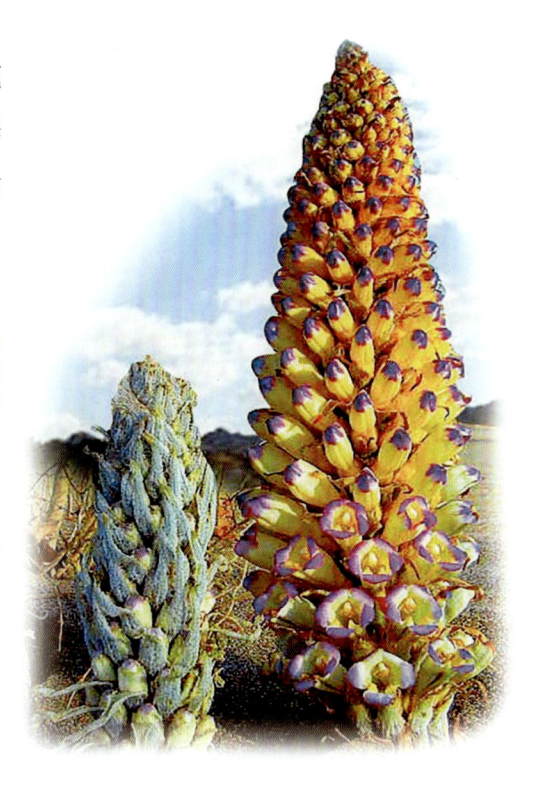

补骨脂
bǔ gǔ zhī

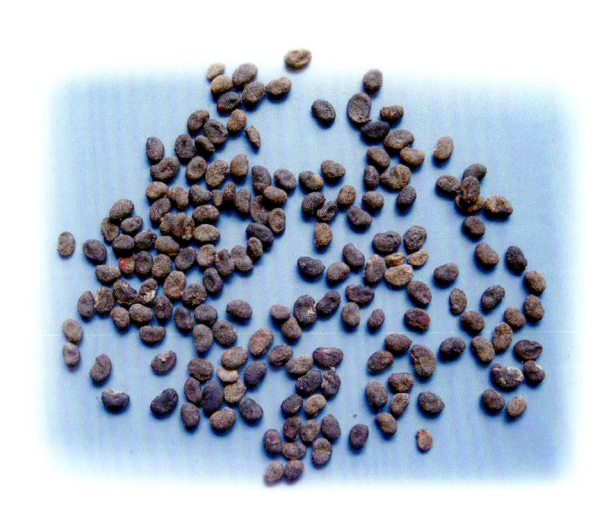

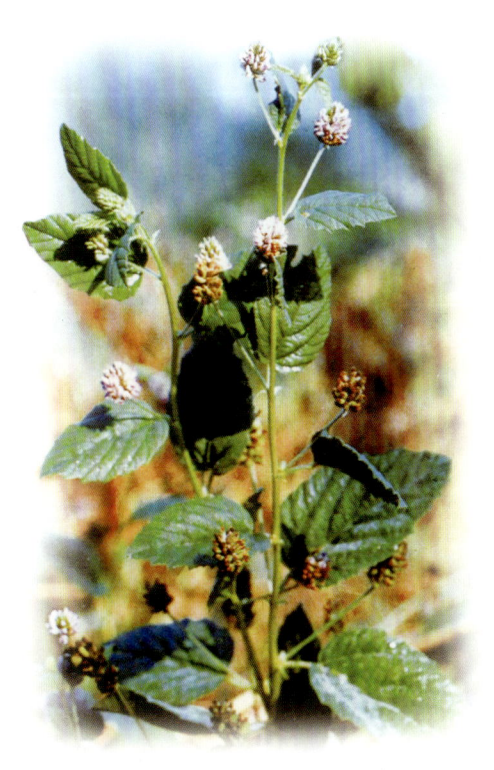

温肾助阳又平喘,
善治阳痿与虚喘。
温补脾肾能止泻,
五更泄泻功效专。
外治斑秃白癜风,
酊剂外涂悉能消。

本品为豆科植物补骨脂的干燥成熟果实。秋季果实成熟时采收果序,晒干,搓出果实,除去杂质。

【性味与归经】辛、苦,温。归肾、脾经。

【功能与主治】温肾助阳,纳气平喘,温脾止泻;外用消风祛斑。用于肾阳不足,阳痿遗精,遗尿尿频,腰膝冷痛,肾虚作喘,五更泄泻;外用治白癜风,斑秃。

【用法与用量】6～10g。外用20%～30%酊剂涂患处。

【贮藏】置干燥处。

第十七章 补虚药（41种）

259

益智仁 (yì zhì rén)

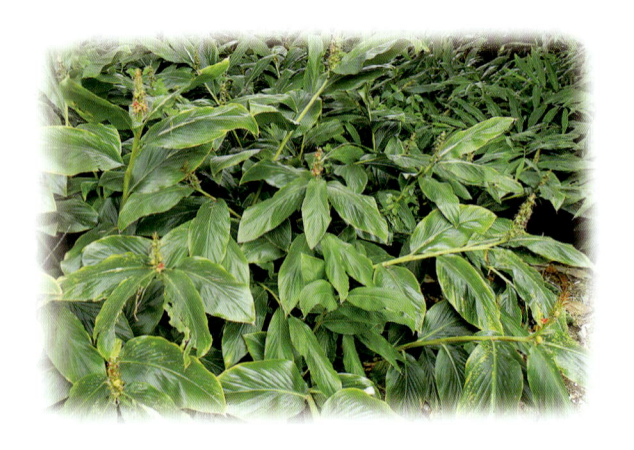

益智能使智力好,
名实相符才可靠。
暖肾固精缩尿好,
遗精遗尿疗效高。
温脾摄唾并止泻,
调补脾肾有功劳。

本品为姜科植物益智的干燥成熟果实。夏、秋间果实由绿变红时采收,晒干或低温干燥。

【性味与归经】 辛,温。归脾、肾经。

【功能与主治】 暖肾固精缩尿,温脾止泻摄唾。用于肾虚遗尿,小便频数,遗精白浊,脾寒泄泻,腹中冷痛,口多唾涎。

【用法与用量】 3~10g。

【贮藏】 置阴凉干燥处。

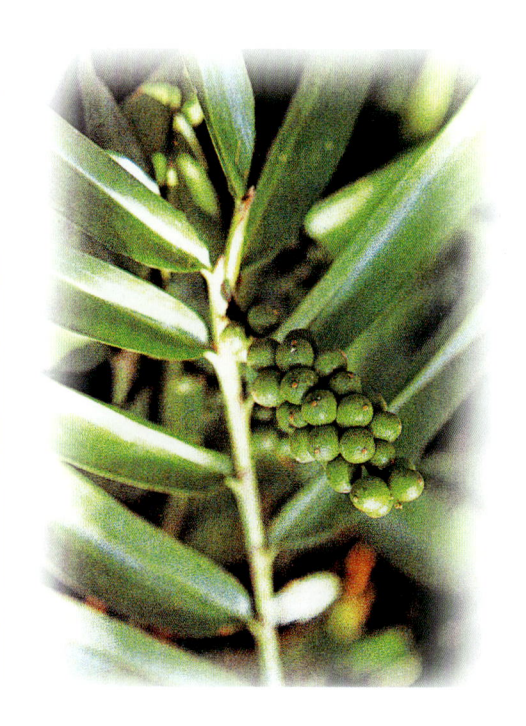

菟丝子
(tù sī zǐ)

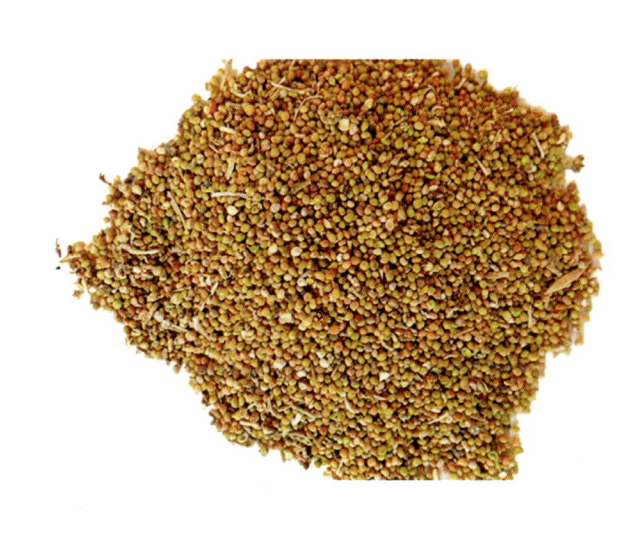

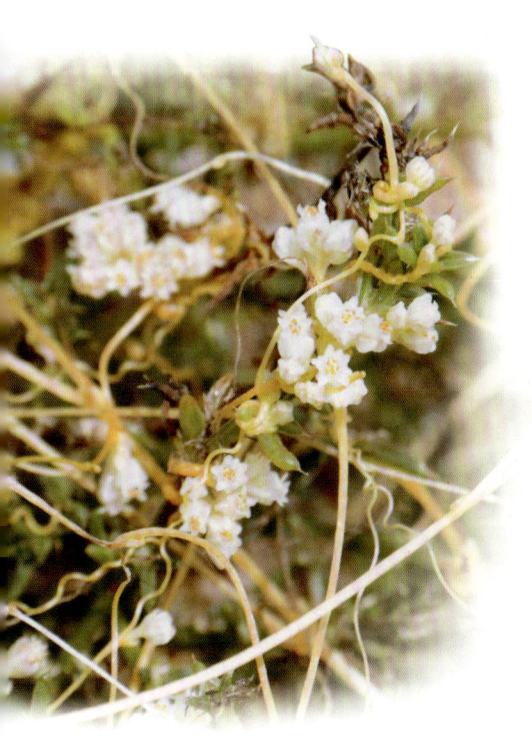

补益肝肾固精好，
遗精遗尿疗效高。
缩尿可配益智仁，
安胎能把胎漏保。
养肝明目效可靠，
头晕耳鸣功效好，
外用消风祛斑好。

本品为旋花科植物南方菟丝子或菟丝子的干燥成熟种子。秋季果实成熟时采收植株，晒干，打下种子，除去杂质。

【性味与归经】辛、甘，平。归肝、肾、脾经。

【功能与主治】补益肝肾，固精缩尿，安胎，明目，止泻；外用消风祛斑。用于肝肾不足，腰膝酸软，阳痿遗精，遗尿尿频，肾虚胎漏，胎动不安，目昏耳鸣，脾肾虚泻；外治白癜风。

【用法与用量】6～12g。外用适量。

【贮藏】置通风干燥处。

沙苑子
shā yuàn zǐ

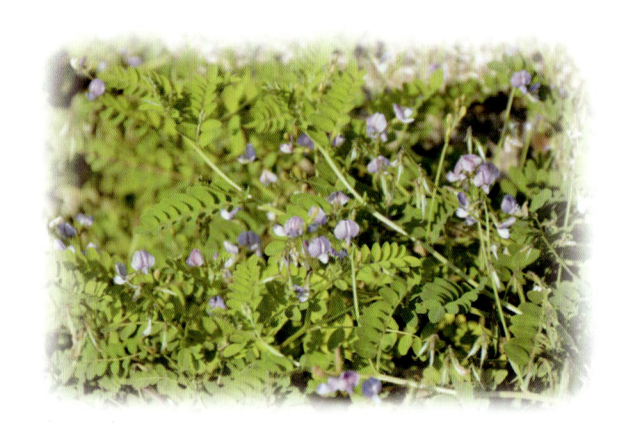

补肾助阳缩尿好,
遗精早泄疗效高。
夜尿尿频带下症,
肾虚腰痛疗效妙。
养肝明目治目暗,
眩晕昏花效可靠。

本品为豆科植物扁茎黄芪的干燥成熟种子。秋末冬初果实成熟尚未开裂时采割植株,晒干,打下种子,除去杂质,晒干。

【性味与归经】甘,温。归肝、肾经。

【功能与主治】补肾助阳,固精缩尿,养肝明目。用于肾虚腰痛,遗精早泄,遗尿尿频,白浊带下,眩晕,目暗昏花。

【用法与用量】9～15g。

【贮藏】置通风干燥处。

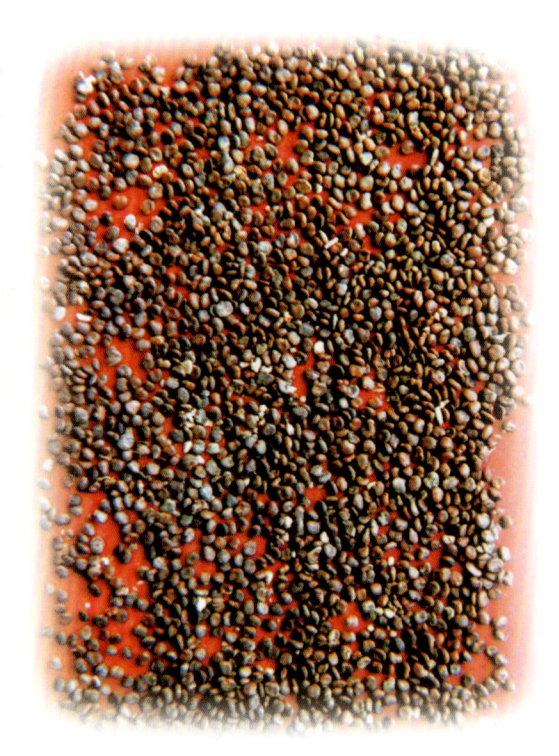

蛤 蚧
（gé jiè）

补益肺肾且定喘，
再加人参功效全。
助阳益精治遗精，
劳嗽咳血虫草添。

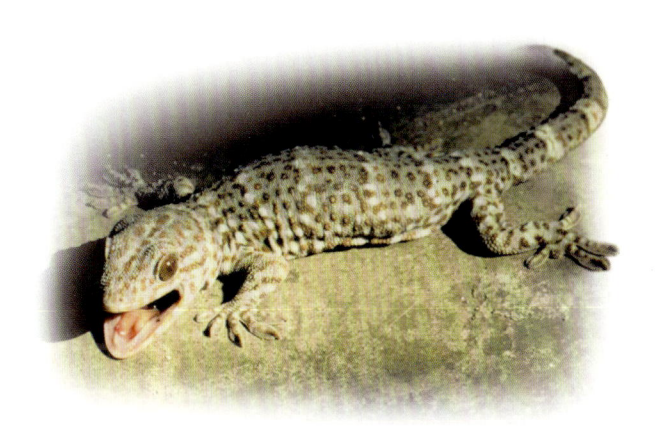

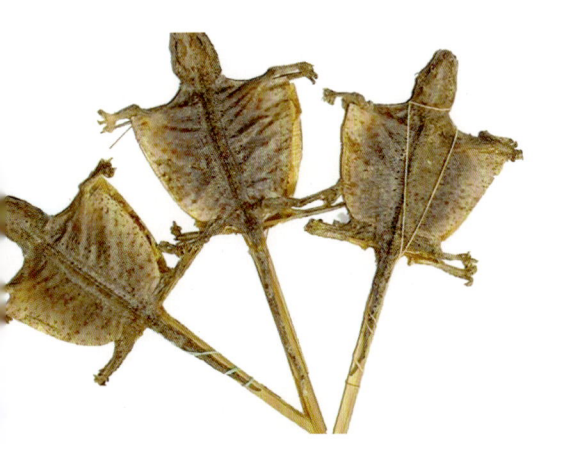

本品为壁虎科动物蛤蚧的干燥体。全年均可捕捉，除去内脏，拭净，用竹片撑开，使全体扁平顺直，低温干燥。

【性味与归经】咸，平。归肺、肾经。
【功能与主治】补肺益肾，纳气定喘，助阳益精。用于肺肾不足，虚喘气促，劳嗽咳血，阳痿，遗精。
【用法与用量】3～6g，多入丸散或酒剂。
【贮藏】用木箱严密封装，常用花椒拌存，置阴凉干燥处，防蛀。

冬虫夏草
dōng chóng xià cǎo

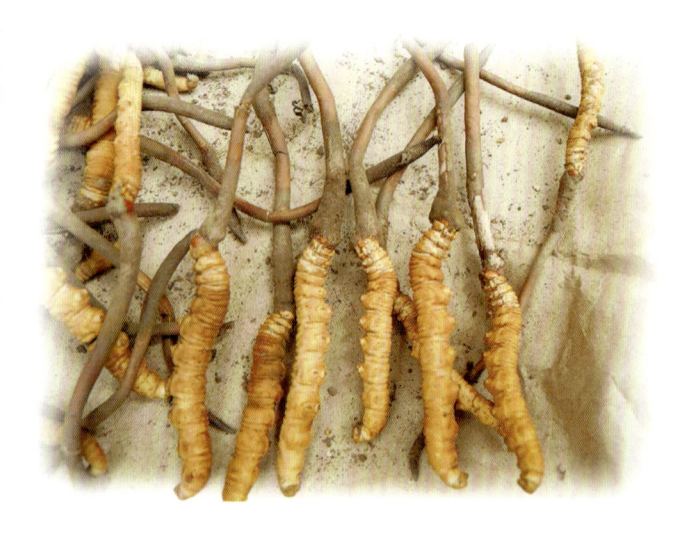

虫草性味为甘温,
补肾益肺功效专。
补肾益精治遗精,
补养肺气平咳喘。
诸虚百损能调理,
劳嗽咯血服之痊。
表证未解暂不用,
阴虚内热不结缘。

本品为麦角菌科真菌冬虫夏草菌寄生在蝙蝠蛾科昆虫幼虫上的子座和幼虫尸体的干燥复合体。夏初子座出土、孢子未发散时挖取,晒至六七成干,除去似纤维状的附着物及杂质,晒干或低温干燥。

【性味与归经】甘,温。归肺、肾经。
【功能与主治】补肾益肺,止血化痰。用于肾虚精亏,阳痿遗精,腰膝酸痛,久咳虚喘,劳嗽咯血。
【用法与用量】3～9g。
【贮藏】置阴凉干燥处,防蛀。

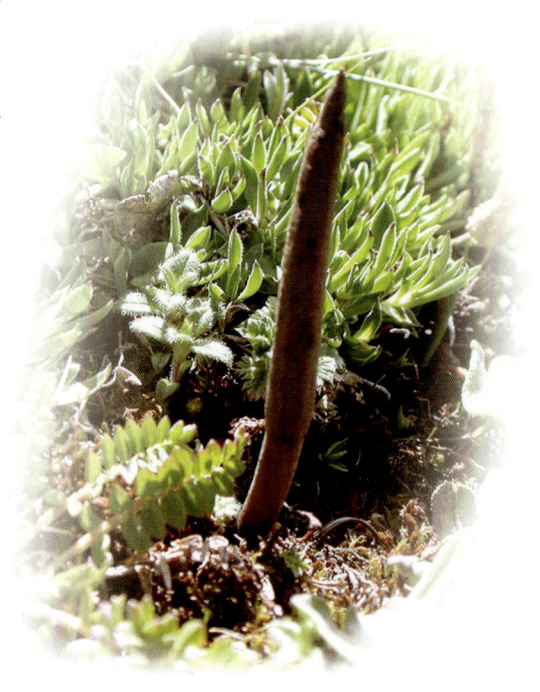

当归

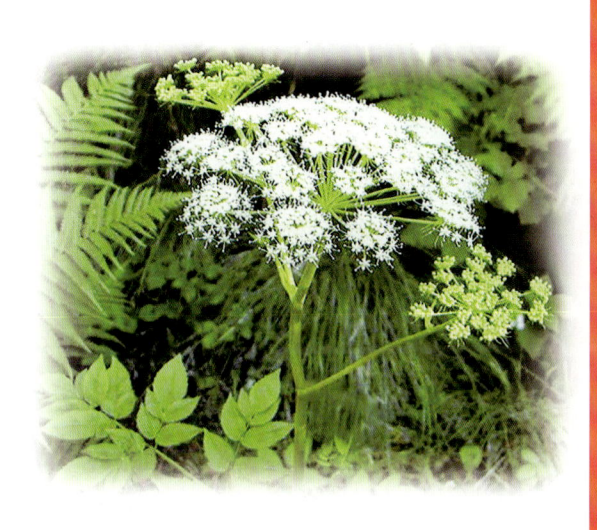

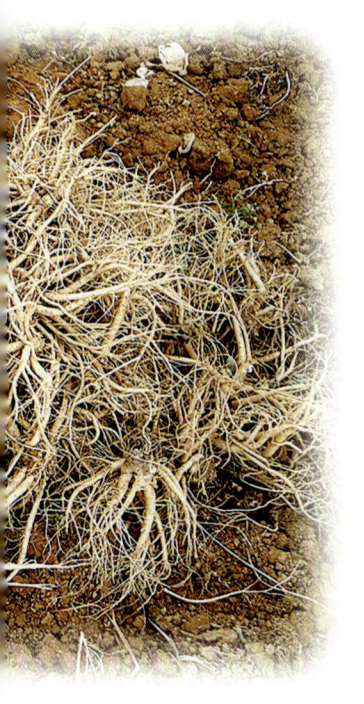

补血活血功效强，
补血圣药美名扬。
血虚萎黄眩晕良，
调经止痛有专长。
痛经闭经效易见，
润肠通便肠燥宜。
配上苁蓉效尤良，
湿滞中满不适宜。

本品为伞形科植物当归的干燥根。秋末采挖，除去须根和泥沙，待水分稍蒸发后，捆成小把，上棚，用烟火慢慢熏干。

【性味与归经】 甘、辛，温。归肝、心、脾经。

【功能与主治】 补血活血，调经止痛，润肠通便。用于血虚萎黄，眩晕心悸，月经不调，经闭痛经，虚寒腹痛，风湿痹痛，跌仆损伤，痈疽疮疡，肠燥便秘。酒当归活血通经。用于经闭痛经，风湿痹痛，跌仆损伤。

【用法与用量】 6~12g。

【贮藏】 置阴凉干燥处，防潮，防蛀。

第三节 补血药（5种）

熟地黄
shú dì huáng

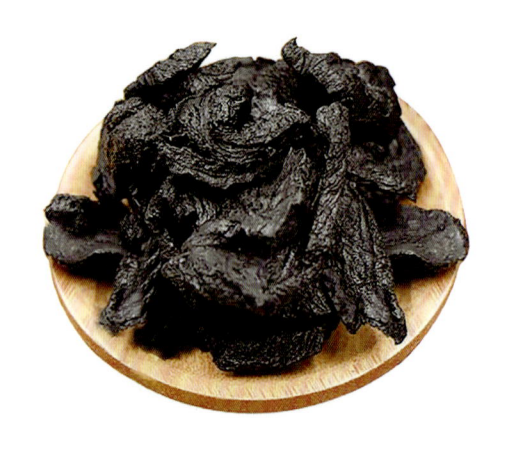

补血滋阴益精血，
补肾填髓应首选。
血虚萎黄心恍惚，
月经不调崩漏血。
肝肾阴虚腰膝软，
骨蒸潮热盗汗出。
内热消渴不可缺，
血虚眩晕效卓越。

本品为生地黄的炮制加工品。

【制法】①取生地黄，照酒炖法，炖至酒吸尽，取出，晾晒至外皮黏液稍干时，切厚片或块，干燥，即得。每100kg生地黄，用黄酒30～50kg。②取生地黄，照蒸法，蒸至黑润，取出，晒至约八成干时，切厚片或块，干燥，即得。

【性味与归经】甘，微温。归肝、肾经。

【功能与主治】补血滋阴，益精填髓。用于血虚萎黄，心悸怔忡，月经不调，崩漏下血，肝肾阴虚，腰膝酸软，骨蒸潮热，盗汗遗精，内热消渴，眩晕，耳鸣，须发早白。

【用法与用量】9～15g。

【贮藏】置通风干燥处。

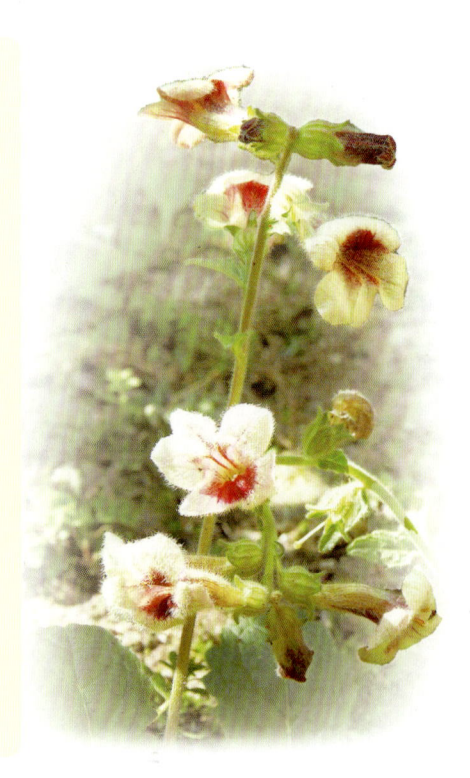

白芍 bái sháo

养血调经功效强，
血虚萎黄经闭良。
敛阴止汗治盗汗，
柔肝止痛平肝阳。
头痛眩晕腹痛宜，
芍药甘草效尤良，
白芍藜芦不相见。

本品为毛茛科植物芍药的干燥根。夏、秋二季采挖，洗净，除去头尾和细根，置沸水中煮后除去外皮或去皮后再煮，晒干。

【性味与归经】苦、酸，微寒。归肝、脾经。

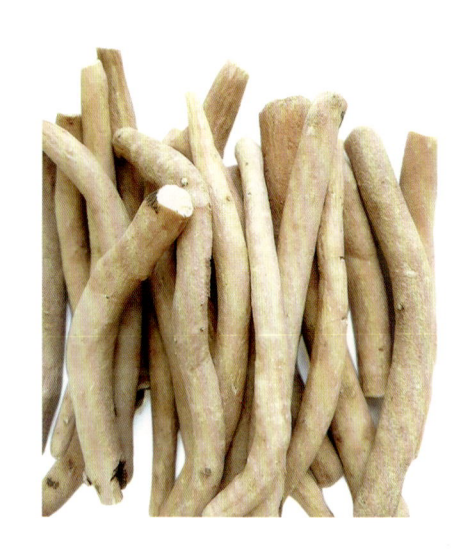

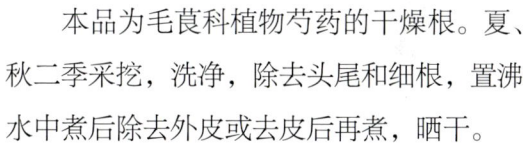

【功能与主治】养血调经，敛阴止汗，柔肝止痛，平抑肝阳。用于血虚萎黄，月经不调，自汗，盗汗，胁痛，腹痛，四肢挛痛，头痛眩晕。

【用法与用量】6～15g。

【注意】不宜与藜芦同用。

【贮藏】置干燥处，防蛀。

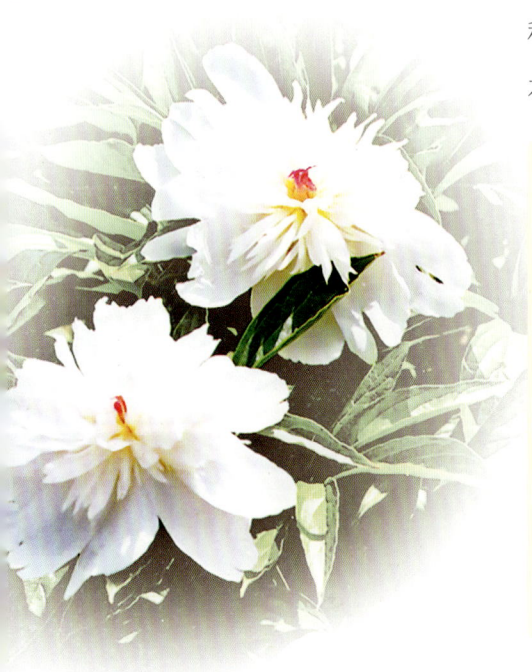

阿胶 (ē jiāo)

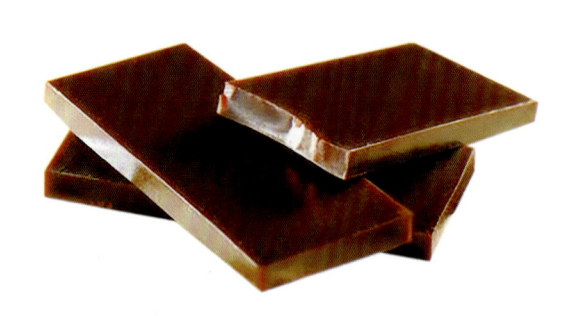

补血滋阴且润燥,
血虚萎黄疗效好。
肺燥咳嗽咯血时,
润肺止血功效高。
各种出血效可靠,
造血功能恢复早。
阿胶性质虽黏腻,
肽类成分吸收好。

本品为马科动物驴的干燥皮或鲜皮经煎煮、浓缩制成的固体胶。

【性味与归经】甘,平。归肺、肝、肾经。

【功能与主治】补血滋阴,润肺止血。用于血虚萎黄,眩晕心悸,肌痿无力,心烦不眠,虚风内动,肺燥咳嗽,劳嗽咯血,吐血尿血,便血崩漏,妊娠胎漏。

【用法与用量】3～9g。烊化兑服。

【贮藏】密闭。

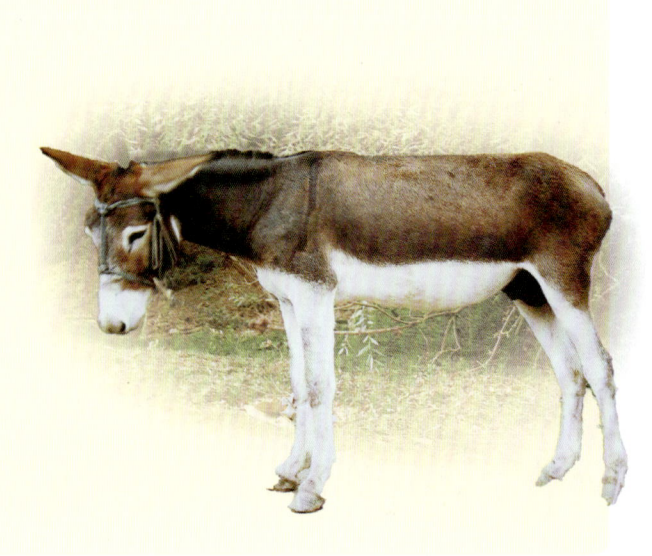

何首乌 hé shǒu wū

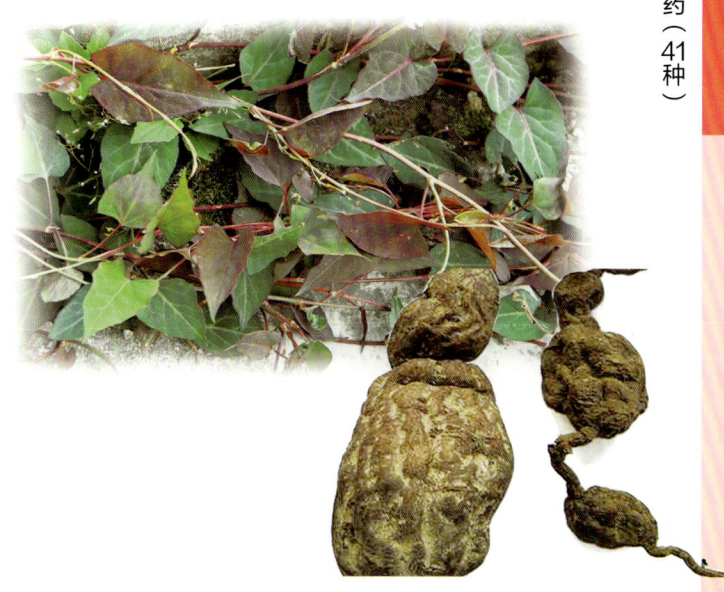

补益肝肾益精血,
血虚萎黄效突出。
眩晕耳鸣配合用,
须发早白应首选。
强壮筋骨腰不软,
化浊降脂效卓越。
高脂血症配合用,
久服损肝不可忽。

本品为蓼科植物何首乌的干燥块根。秋、冬二季叶枯萎时采挖,削去两端,洗净,个大的切成块,干燥。本品为何首乌的炮制加工品。

【制法】取何首乌片或块,照炖法,用黑豆汁拌匀,置非铁质的适宜容器内,炖至汁液吸尽;或照蒸法,清蒸或用黑豆汁拌匀后蒸,蒸至内外均呈棕褐色,或晒至半干,切片,干燥。每100kg何首乌片(块),用黑豆10kg。

【黑豆汁制法】取黑豆10kg,加水适量,煮约4小时,熬汁约15kg,豆渣再加水煮约3小时,熬汁约10kg,合并得黑豆汁约25kg。

【性味与归经】苦、甘、涩,微温。归肝、肾经。

【功能与主治】补肝肾,益精血,乌须发,强筋骨,化浊降脂。用于血虚萎黄,眩晕耳鸣,须发早白,腰膝酸软,肢体麻木,崩漏带下,高脂血症。

【用法与用量】6～12g。

【贮藏】置干燥处,防蛀。

第四节 补阴药（13种）

南沙参 (nán shā shēn)

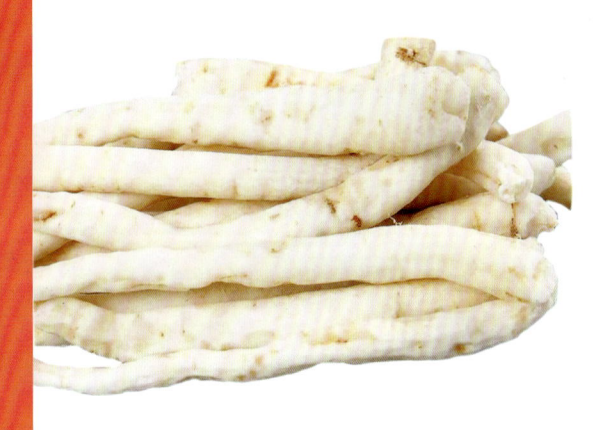

南沙参与北沙参，
养阴清肺功相近。
益胃生津效相同，
南善化痰北补阴。
脾虚有痰南沙参，
阴虚干咳北沙参。
沙参莫与藜芦配，
风寒咳嗽不现身。

本品为桔梗科植物轮叶沙参或沙参的干燥根。春、秋二季采挖，除去须根，洗后趁鲜刮去粗皮，洗净，干燥。

【性味与归经】甘，微寒。归肺、胃经。

【功能与主治】养阴清肺，益胃生津，化痰，益气。用于肺热燥咳，阴虚劳嗽，干咳痰黏，胃阴不足，食少呕吐，气阴不足，烦热口干。

【用法与用量】9～15g。

【注意】不宜与藜芦同用。

【贮藏】置通风干燥处，防蛀。

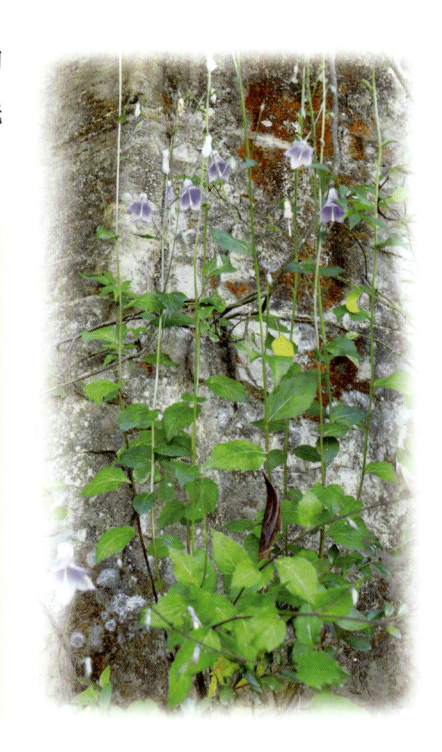

北沙参
běi shā shēn

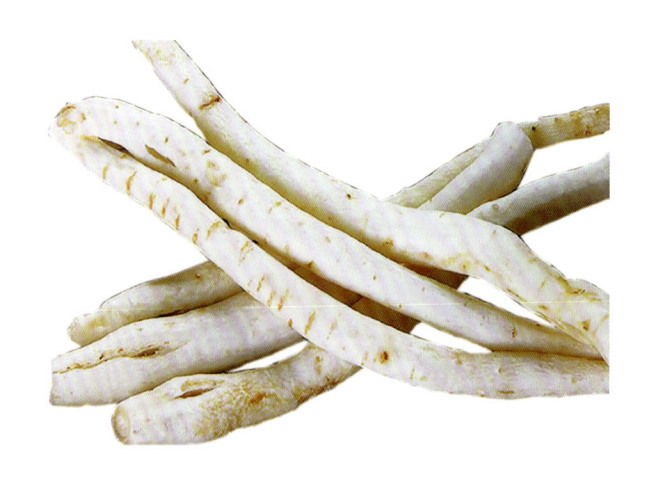

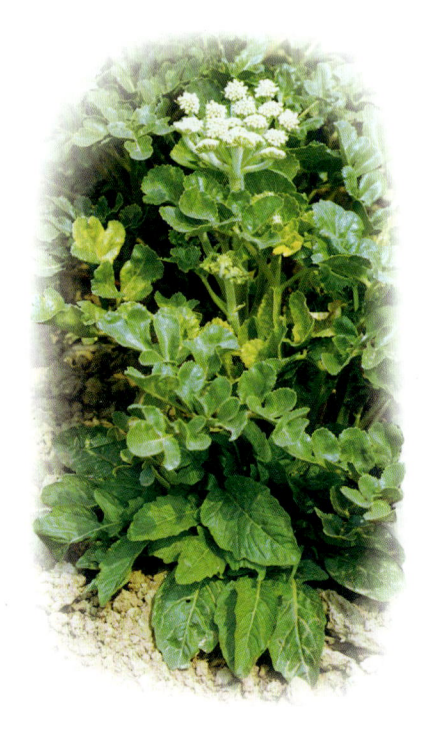

伞形科是北沙参，
桔梗科是南沙参。
科属不同称沙参，
临床应用应区分。
养阴清肺功相近，
益胃生津效相同。
脾虚有痰南沙参，
阴虚干咳北沙参，
沙参不与藜芦亲。

本品为伞形科植物珊瑚菜的干燥根。夏、秋二季采挖，除去须根，洗净，稍晾，置沸水中烫后，除去外皮，干燥。或洗净直接干燥。

【性味与归经】甘、微苦，微寒。归肺、胃经。

【功能与主治】养阴清肺，益胃生津。用于肺热燥咳，劳嗽痰血，胃阴不足，热病津伤，咽干口渴。

【用法与用量】5～12g。

【注意】不宜与藜芦同用。

【贮藏】置通风干燥处，防蛀。

百合 bǎi hé

养阴润肺治燥咳，
劳嗽咳血较适合。
清心安神治失眠，
虚烦惊悸亦适合。
精神恍惚效不逊，
食药两用均适合。
药百合与菜百合，
两个品种不可合。

本品为百合科植物卷丹、百合或细叶百合的干燥肉质鳞叶。秋季采挖，洗净，剥取鳞叶，置沸水中略烫，干燥。

【性味与归经】甘，寒。归心、肺经。

【功能与主治】养阴润肺，清心安神。用于阴虚燥咳，劳嗽咳血，虚烦惊悸，失眠多梦，精神恍惚。

【用法与用量】6～12g。

【贮藏】置通风干燥处。

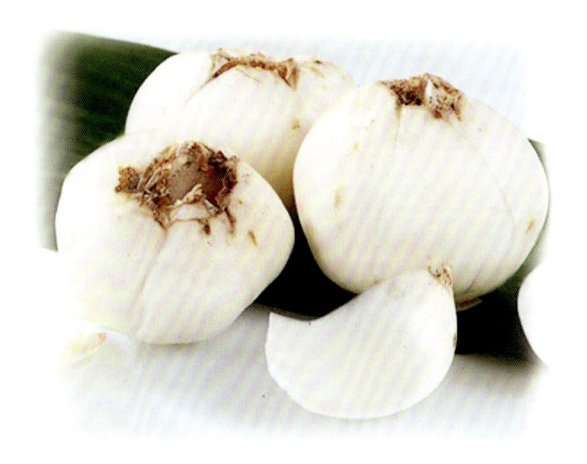

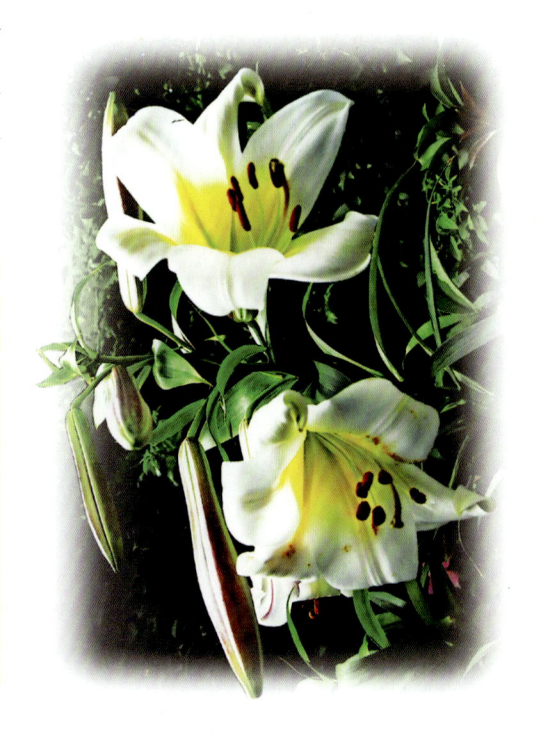

麦冬 (mài dōng)

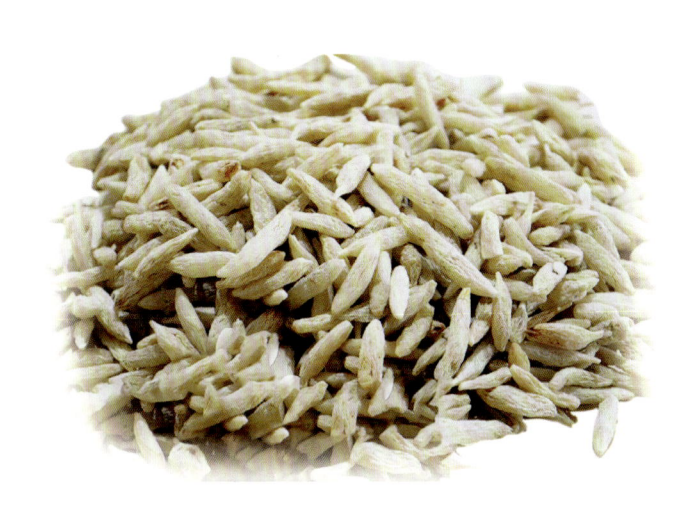

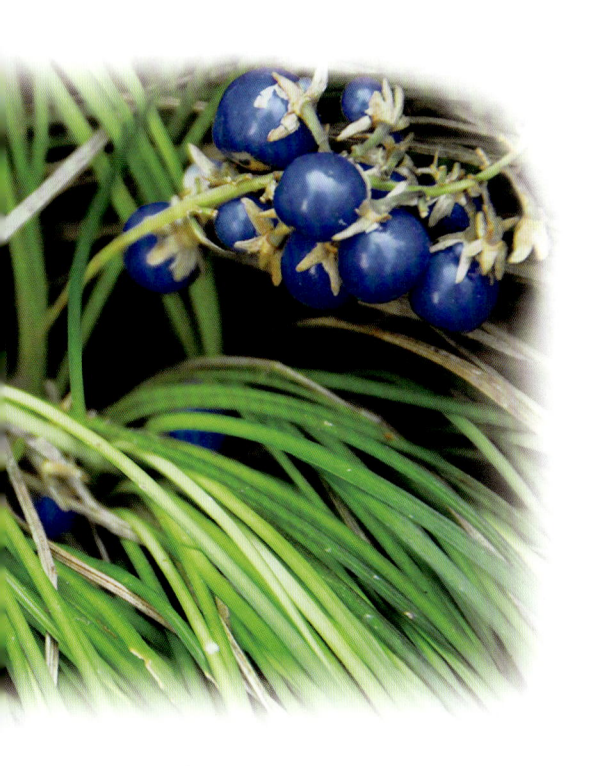

养阴润肺又生津,
肺燥干咳效尤珍。
阴虚痨嗽又咽痛,
心烦失眠能清心。
内热消渴益胃阴,
口渴肠燥效可信。
药性滋腻易生痰,
虚寒痰湿不可近。

本品为百合科植物麦冬的干燥块根。夏季采挖,洗净,反复曝晒、堆置,至七八成干,除去须根,干燥。

【性味与归经】甘、微苦,微寒。归心、肺、胃经。

【功能与主治】养阴生津,润肺清心。用于肺燥干咳,阴虚痨嗽,喉痹咽痛,津伤口渴,内热消渴,心烦失眠,肠燥便秘。

【用法与用量】6～12g。

【贮藏】置阴凉干燥处,防潮。

第十七章 补虚药(41种)

石斛 shí hú

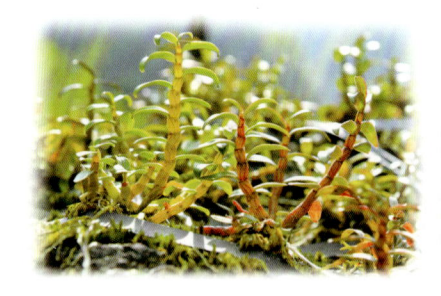

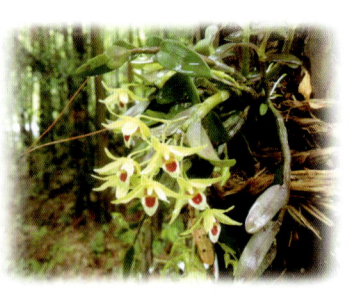

石斛品种虽不同，功效相似常通用。

益胃生津为共性，滋阴清热也类同。

热病津伤且烦渴，食少干呕渐轻松。

目暗不明且昏蒙，石斛夜光有奇功。

赤水霍山雁荡山，地理标志各不同。

注：赤水指金钗石斛，霍山指霍山石斛，雁荡山指铁皮石斛。

石斛为兰科植物金钗石斛、霍山石斛、鼓槌石斛或流苏石斛的栽培品及其同属植物近似种的新鲜或干燥茎。全年均可采收，鲜用者除去根和泥沙；干用者采收后，除去杂质，用开水略烫或烘软，再边搓边烘晒，至叶鞘搓净，干燥。

铁皮石斛为兰科植物铁皮石斛的新鲜或干燥茎。11月至翌年3月采收，除去杂质，剪去部分须根，边加热边扭成螺旋形或弹簧状，烘干；或切成段，干燥或低温烘干，前者习称"铁皮枫斗"（耳环石斛）；后者习称"铁皮石斛"。

【性味与归经】甘，微寒。归胃、肾经。

【功能与主治】益胃生津，滋阴清热。用于热病津伤，口干烦渴，胃阴不足，食少干呕，病后虚热不退，阴虚火旺，骨蒸劳热，目暗不明，筋骨痿软。

【用法与用量】6～12g；鲜品15～30g。

【贮藏】干品置通风干燥处，防潮；鲜品置阴凉潮湿处，防冻。

石斛与铁皮石斛的性味与归经、功能与主治、用法与用量、贮藏基本相同。

玉竹
yù zhú

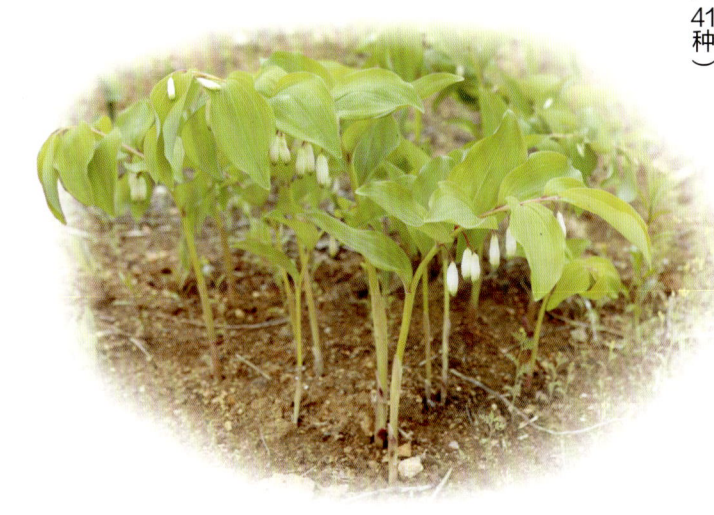

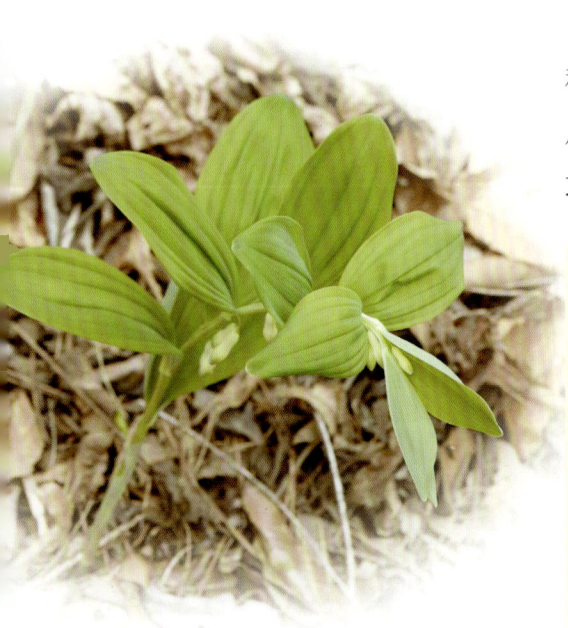

养阴润燥治燥咳,
燥热咳嗽且咽干。
生津止渴治消渴,
肺胃阴伤很适合。
阴虚外感常被选,
葳蕤汤中尤适合。

本品为百合科植物玉竹的干燥根茎。秋季采挖,除去须根,洗净,晒至柔软后,反复揉搓、晾晒至无硬心,晒干;或蒸透后,揉至半透明,晒干。

【性味与归经】甘,微寒。归肺、胃经。

【功能与主治】养阴润燥,生津止渴。用于肺胃阴伤,燥热咳嗽,咽干口渴,内热消渴。

【用法与用量】6～12g。

【贮藏】置通风干燥处,防霉,防蛀。

黄精 huáng jīng

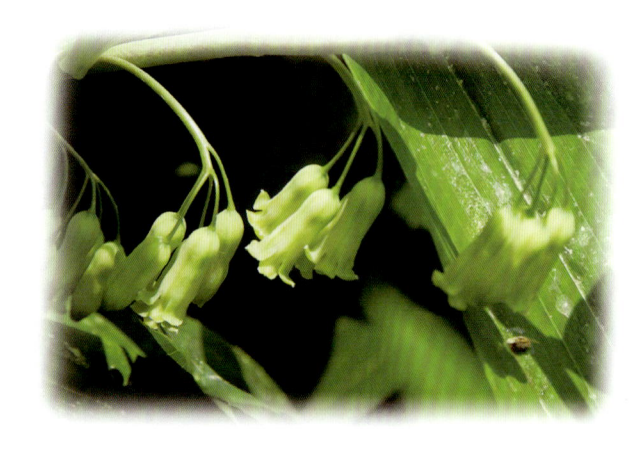

补气养阴健脾强，
润肺益肾效尤良。
脾胃气虚常乏力，
肺虚劳嗽服之宜。
补肾益精腰膝健，
内热消渴亦适宜。
功同地黄性不腻，
效如参芪性不热。
调节情志心舒畅，
食药同用美名扬。

本品为百合科植物滇黄精、黄精或多花黄精的干燥根茎。按形状不同，习称"大黄精""鸡头黄精""姜形黄精"。春、秋二季采挖，除去须根，洗净，置沸水中略烫或蒸至透心，干燥。

【性味与归经】甘，平。归脾、肺、肾经。

【功能与主治】补气养阴，健脾，润肺，益肾。用于脾胃气虚，体倦乏力，胃阴不足，口干食少，肺虚燥咳，劳嗽咳血，精血不足，腰膝酸软，须发早白，内热消渴。

【用法与用量】9～15g。

【贮藏】置通风干燥处，防霉，防蛀。

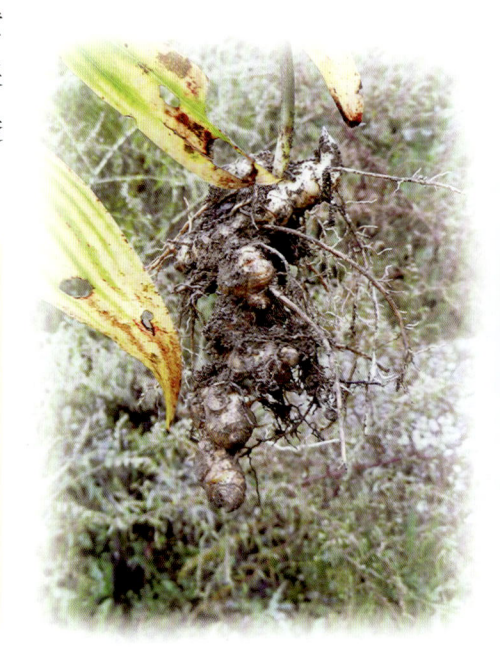

枸杞子

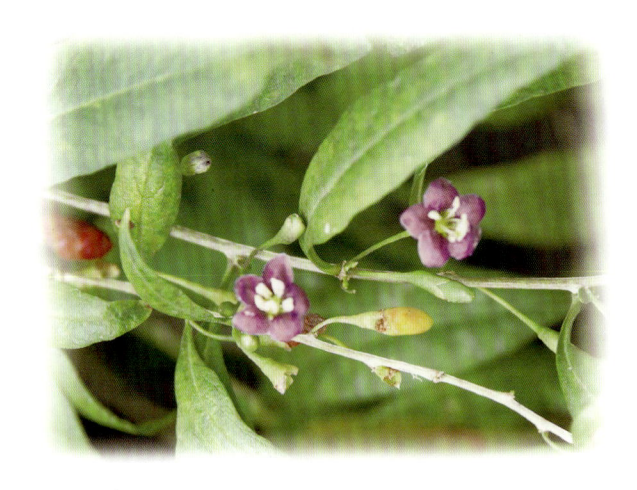

滋补肝肾抗衰老，
益精明目视力好。
虚劳精亏腰膝软，
阳痿遗精疗效高。
血虚萎黄目昏暗，
眩晕耳鸣渐见效。
内热消渴血糖高，
改善症状真微妙。
色香味形人人爱，
食药佳品真美好。

本品为茄科植物宁夏枸杞的干燥成熟果实。夏、秋二季果实呈红色时采收，热风烘干，除去果梗，或晾至皮皱后，晒干，除去果梗。

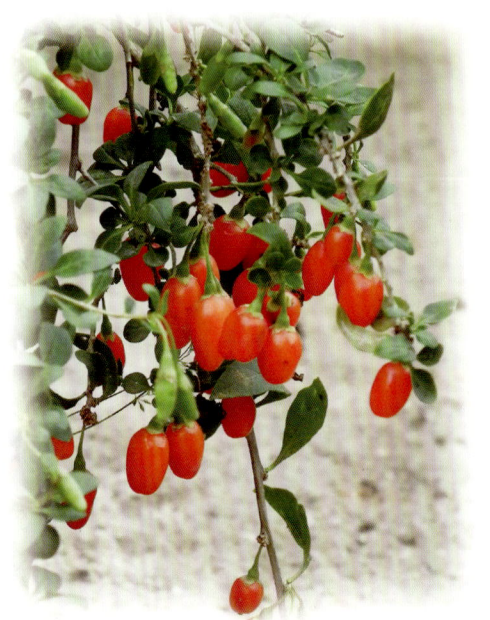

【性味与归经】甘，平。归肝、肾经。
【功能与主治】滋补肝肾，益精明目。用于虚劳精亏，腰膝酸痛，眩晕耳鸣，阳痿遗精，内热消渴，血虚萎黄，目昏不明。
【用法与用量】6～12g。
【贮藏】置阴凉干燥处，防闷热，防潮，防蛀。

墨旱莲 mò hàn lián

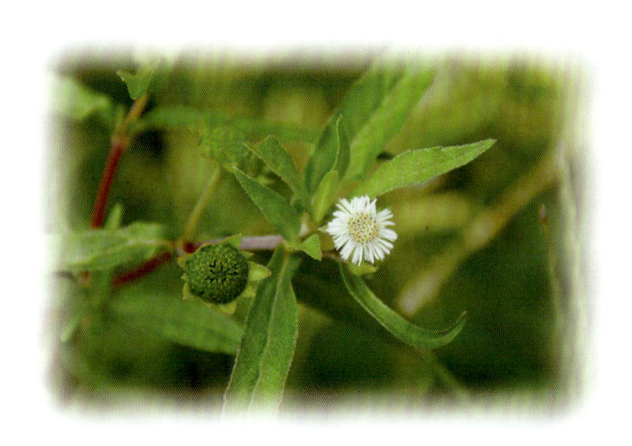

滋补肝肾阴血充,
腰膝酸软渐无踪。
防治耳鸣和失聪,
又治白发牙松动。
凉血止血治血崩,
吐血衄血效独崇。

本品为菊科植物鳢肠的干燥地上部分。花开时采割,晒干。

【性味与归经】甘、酸,寒。归肾、肝经。

【功能与主治】滋补肝肾,凉血止血。用于肝肾阴虚,牙齿松动,须发早白,眩晕耳鸣,腰膝酸软,阴虚血热、吐血、衄血、尿血,血痢,崩漏下血,外伤出血。

【用法与用量】6～12g。

【贮藏】置通风干燥处。

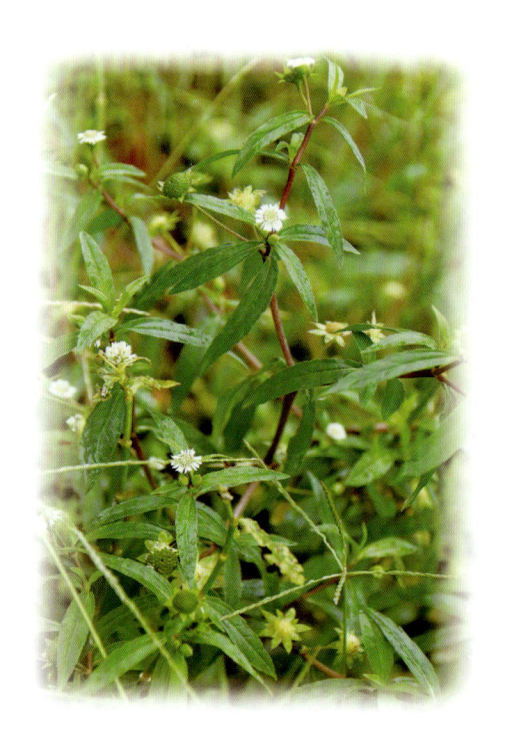

女贞子

滋补肝肾抗衰老,
眩晕耳鸣效可靠。
明目乌发治目暗,
须发早白疗效好。

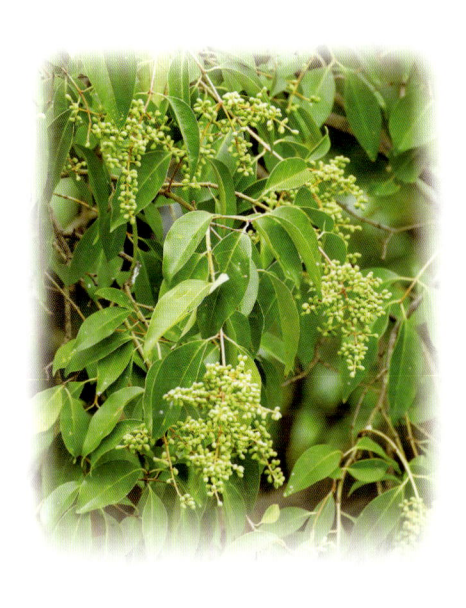

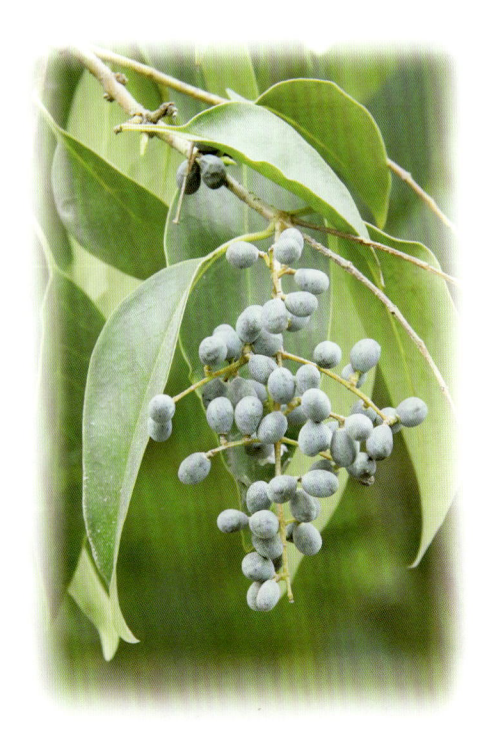

本品为木犀科植物女贞的干燥成熟果实。冬季果实成熟时采收,除去枝叶,稍蒸或置沸水中略烫后,干燥;或直接干燥。

【性味与归经】甘、苦,凉。归肝、肾经。

【功能与主治】滋补肝肾,明目乌发。用于肝肾阴虚,眩晕耳鸣,腰膝酸软,须发早白,目暗不明,内热消渴,骨蒸潮热。

【用法与用量】6～12g。

【贮藏】置干燥处。

桑椹 sāng shèn

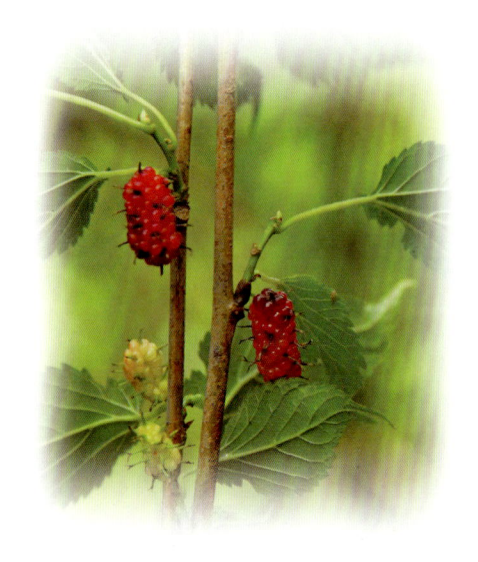

滋阴补血又润燥,
眩晕耳鸣疗效高。
心悸失眠能改善,
生津润燥止渴好。
内热消渴食用妙,
肠燥便秘疗效好。

本品为桑科植物桑的干燥果穗。4～6月果实变红时采收,晒干,或略蒸后晒干。

【性味与归经】甘、酸,寒。归心、肝、肾经。

【功能与主治】滋阴补血,生津润燥。用于肝肾阴虚,眩晕耳鸣,心悸失眠,须发早白,津伤口渴,内热消渴,肠燥便秘。

【用法与用量】9～15g。

【贮藏】置通风干燥处,防蛀。

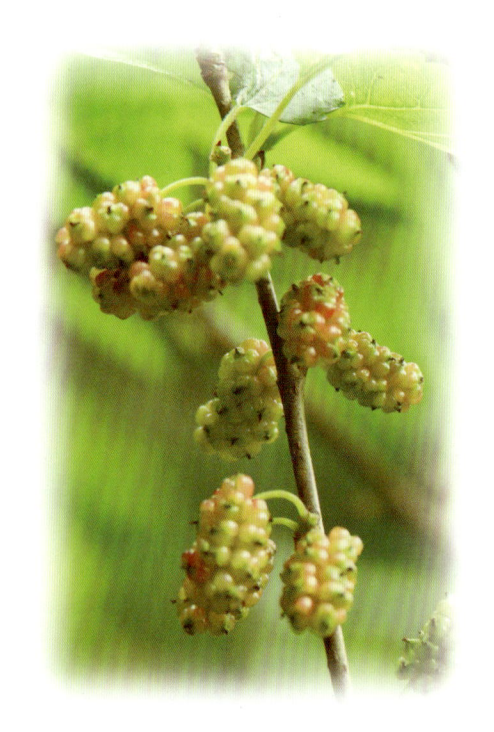

龟甲 guī jiǎ

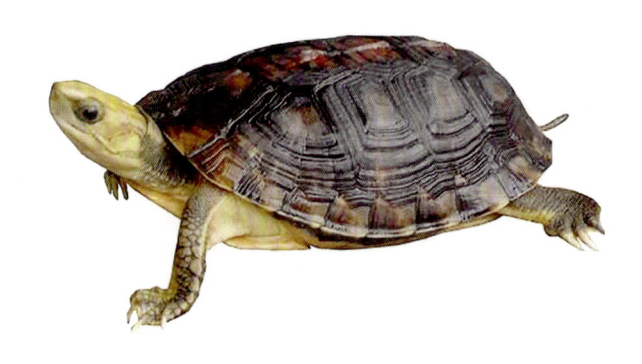

滋阴潜阳治内风,
阴虚潮热渐轻松。
骨蒸盗汗渐渐消,
头晕目眩渐无踪。
益肾强骨骨强壮,
养血补心心血充。
固经止崩治崩漏,
月经过多可调控。

本品为龟科动物乌龟的背甲及腹甲。全年均可捕捉,以秋、冬二季为多,捕捉后杀死,或用沸水烫死,剥取背甲和腹甲,除去残肉,晒干。

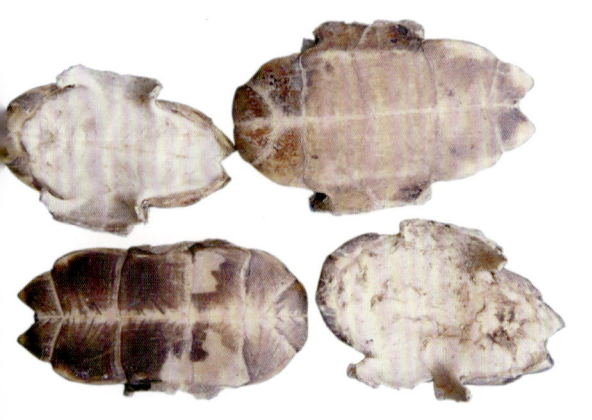

【性味与归经】咸、甘,微寒。归肝、肾、心经。

【功能与主治】滋阴潜阳,益肾强骨,养血补心,固经止崩。用于阴虚潮热,骨蒸盗汗,头晕目眩,虚风内动,筋骨痿软,心虚健忘,崩漏经多。

【用法与用量】9～24g,先煎。

【贮藏】置干燥处,防蛀。

鳖甲 biē jiǎ

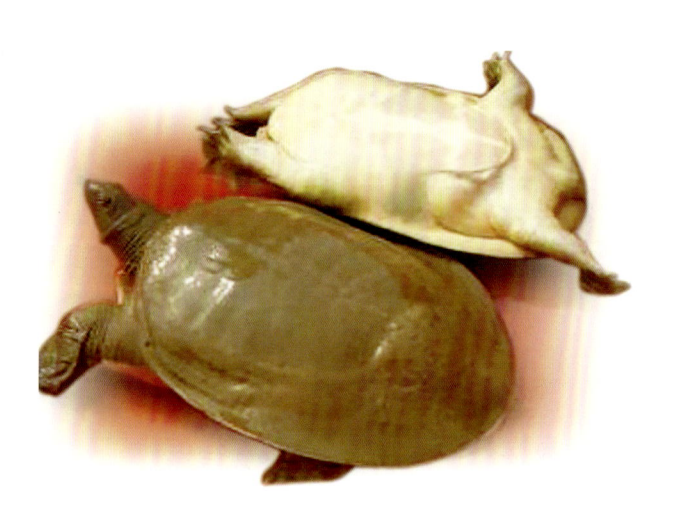

滋阴潜阳治内风，
阴虚发热得轻松。
头晕目眩渐见轻，
手足稳健无瘛疭。
退热除蒸虚热控，
软坚散结癥瘕松。
肝脾肿大常选用，
软缩肝脾易建功。

本品为鳖科动物鳖的背甲。全年均可捕捉，以秋、冬二季为多，捕捉后杀死，置沸水中烫至背甲上的硬皮能剥落时，取出，剥取背甲，除去残肉，晒干。

【性味与归经】咸，微寒。归肝、肾经。
【功能与主治】滋阴潜阳，退热除蒸，软坚散结。用于阴虚发热，骨蒸劳热，阴虚阳亢，头晕目眩，虚风内动，手足瘛疭，经闭，癥瘕，久疟疟母。
【用法与用量】9～24g，先煎。
【贮藏】置干燥处，防蛀。

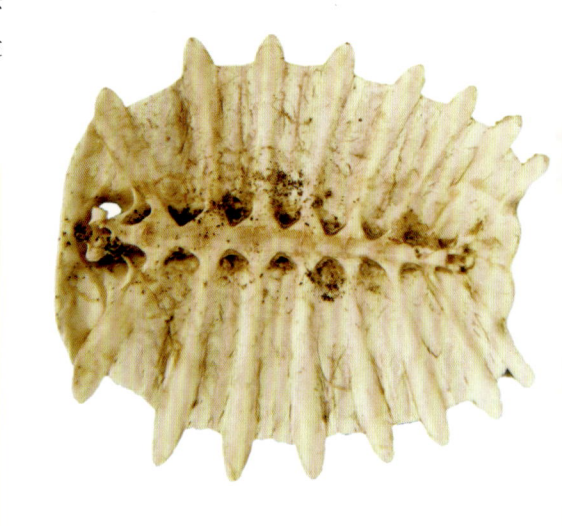

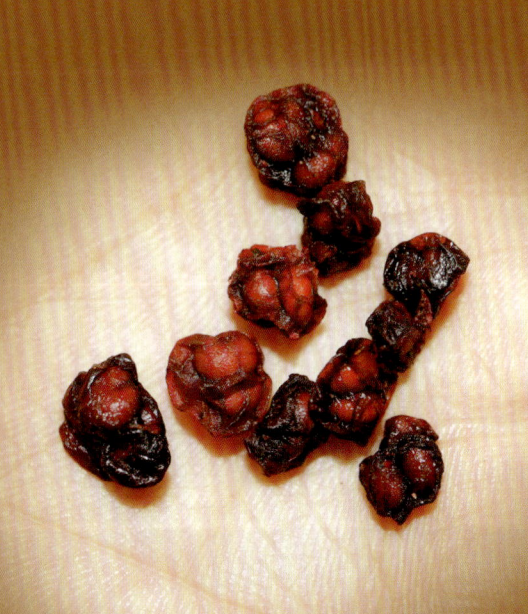

第十八章 收涩药（10种）

第一节 敛肺涩肠药（4种）

五味子 wǔ wèi zǐ

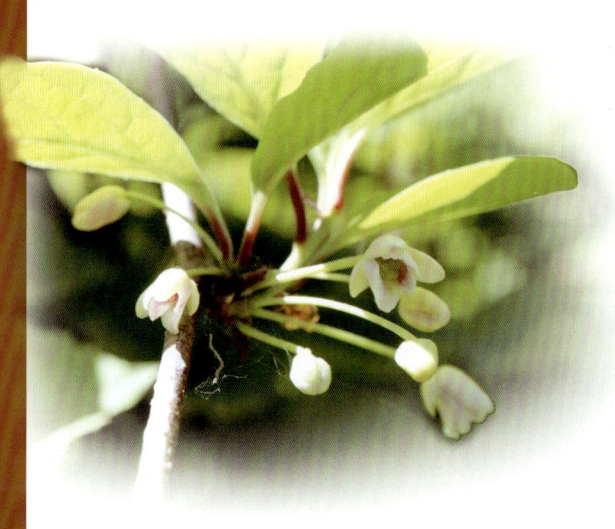

收敛固涩又益气，
久咳虚喘效可期。
生津能治消渴证，
补肾宁心治心悸。
自汗盗汗敛汗奇，
滑精久泻能固摄。
表邪未解暂不用，
实热未清勿入剂。

本品为木兰科植物五味子的干燥成熟果实。习称"北五味子"。秋季果实成熟时采摘，晒干或蒸后晒干，除去果梗和杂质。

【性味与归经】酸、甘，温。归肺、心、肾经。

【功能与主治】收敛固涩，益气生津，补肾宁心。用于久嗽虚喘，梦遗滑精，遗尿尿频，久泻不止，自汗盗汗，津伤口渴，内热消渴，心悸失眠。

【用法与用量】2～6g。

【贮藏】置通风干燥处，防霉。

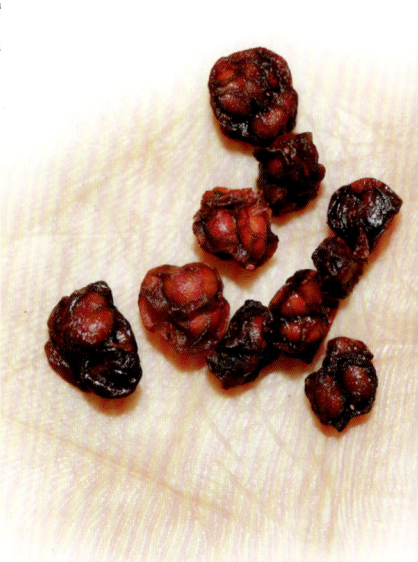

乌梅 (wū méi)

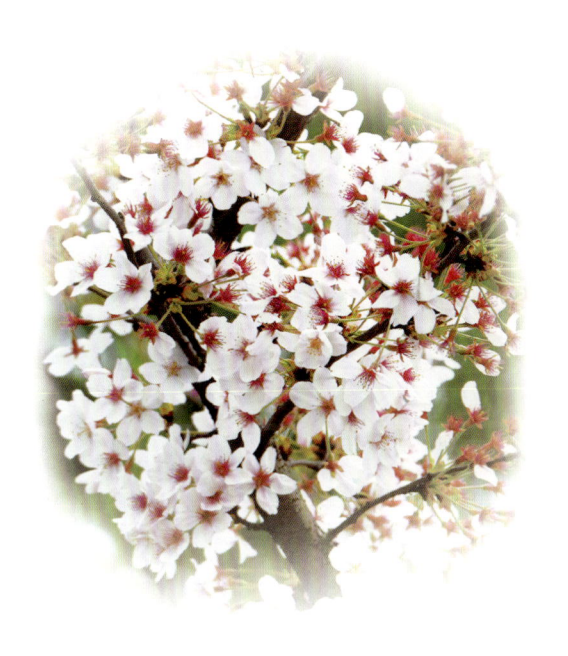

敛肺止咳理肺气,
涩肠止泻治久泻。
生津止渴治消渴,
蛔厥腹痛效神奇。
表邪未解暂不用,
外感咳嗽应禁忌。

本品为蔷薇科植物梅的干燥近成熟果实。夏季果实近成熟时采收，低温烘干后闷至色变黑。

【性味与归经】酸、涩，平。归肝、脾、肺、大肠经。

【功能与主治】敛肺止咳，涩肠止泻，生津止渴，安蛔止痛。用于肺虚久咳，久泻久痢，虚热消渴，蛔厥呕吐腹痛。

【用法与用量】6～12g。

【贮藏】置阴凉干燥处，防潮。

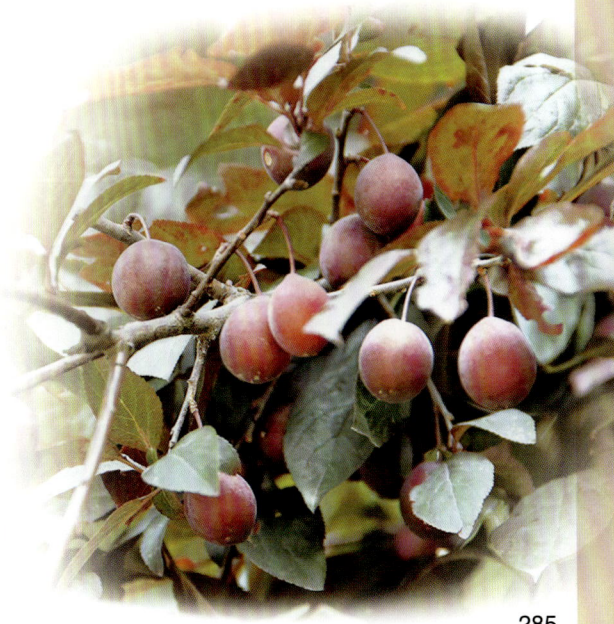

诃子
（hē zǐ）

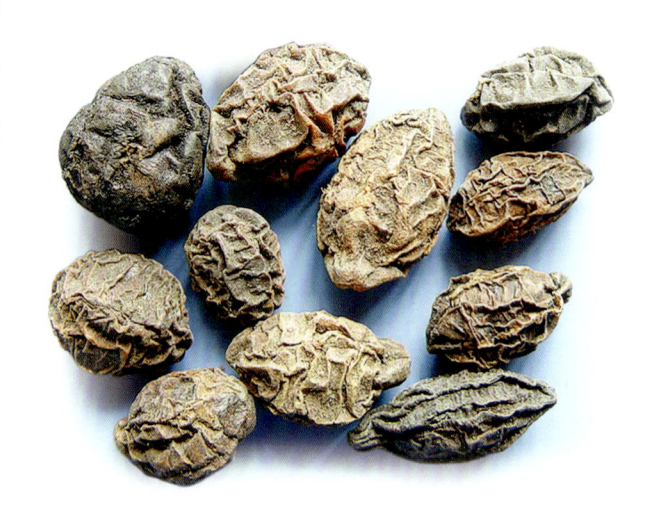

涩肠止泻治久痢，
敛肺止咳很得力。
降火利咽治音哑，
肺虚久咳可调理。
表邪未解湿热盛，
生熟诃子应远离。
藏医蒙医用诃子，
处方用药真神奇。

本品为使君子科植物诃子或绒毛诃子的干燥成熟果实。秋、冬二季果实成熟时采收，除去杂质，晒干。

【性味与归经】苦、酸、涩，平。归肺、大肠经。

【功能与主治】涩肠止泻，敛肺止咳，降火利咽。用于久泻久痢，便血脱肛，肺虚喘咳，久嗽不止，咽痛音哑。

【用法与用量】3～10g。

【贮藏】置干燥处。

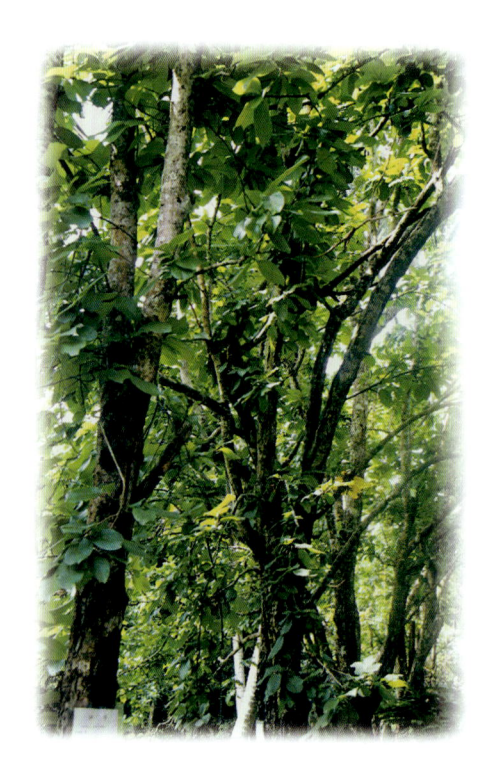

肉豆蔻 ròu dòu kòu

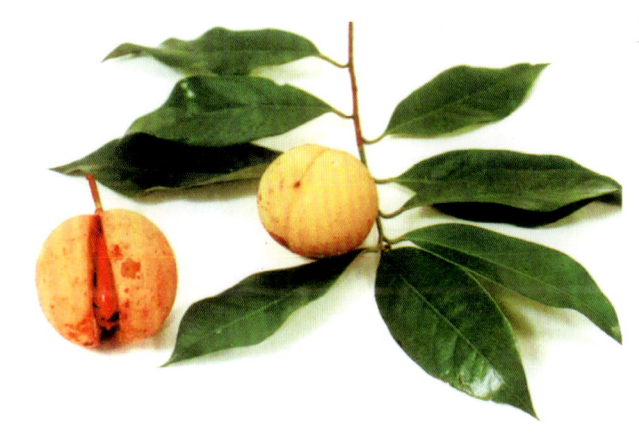

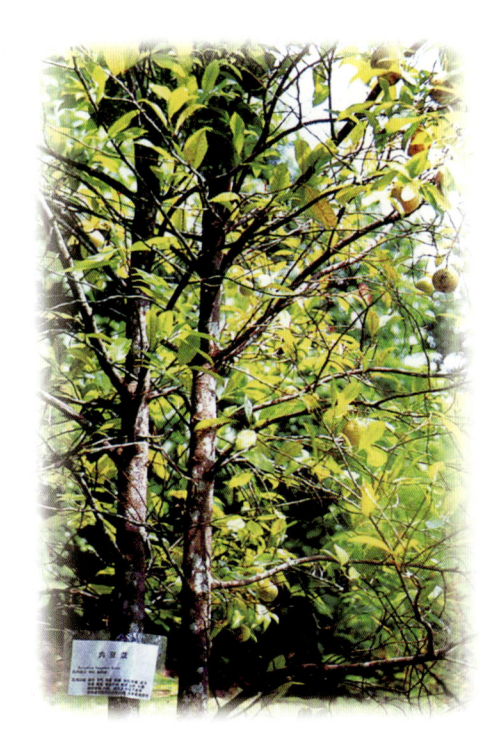

温中行气又止泻,
温暖脾胃有裨益。
涩肠止泻治久泻,
湿热泻痢不合适。
肉豆蔻醚肝毒性,
煨制去油要牢记。

本品为肉豆蔻科植物肉豆蔻的干燥种仁。

【性味与归经】辛,温。归脾、胃、大肠经。

【功能与主治】温中行气,涩肠止泻。用于脾胃虚寒,久泻不止,脘腹胀痛,食少呕吐。

【用法与用量】3～10g。

【贮藏】置阴凉干燥处,防蛀。

第二节 固精缩尿止带药（6种）

山茱萸 shān zhū yú

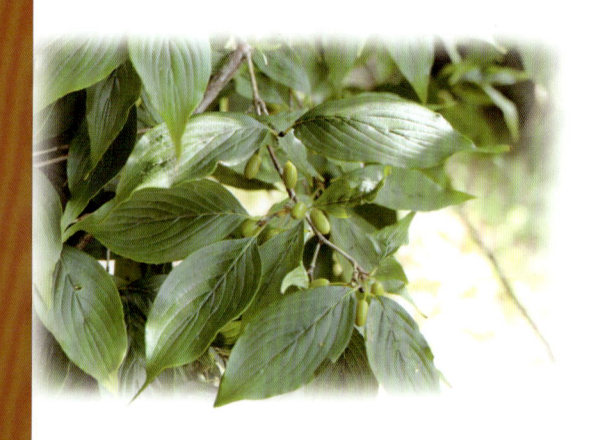

补益肝肾眩晕停，
耳鸣脑鸣渐减轻。
收涩固脱治遗泄，
阳痿遗精渐见轻。
大汗虚脱配参附，
崩漏带下服之灵。

本品为山茱萸科植物山茱萸的干燥成熟果肉。秋末冬初果皮变红时采收果实，用文火烘或置沸水中略烫后，及时除去果核，干燥。

【性味与归经】酸、涩，微温。归肝、肾经。

【功能与主治】补益肝肾，收涩固脱。用于眩晕耳鸣，腰膝酸痛，阳痿遗精，遗尿尿频，崩漏带下，大汗虚脱，内热消渴。

【用法与用量】6～12g。

【贮藏】置干燥处，防蛀。

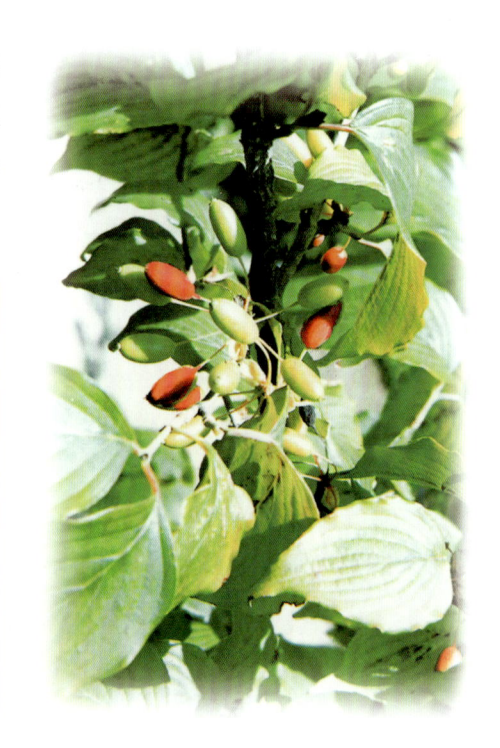

金樱子

固精缩尿补肾气,
遗精遗尿功效奇。
固崩止带治崩漏,
涩肠止泻治久泻,
煎膏服用效可期。

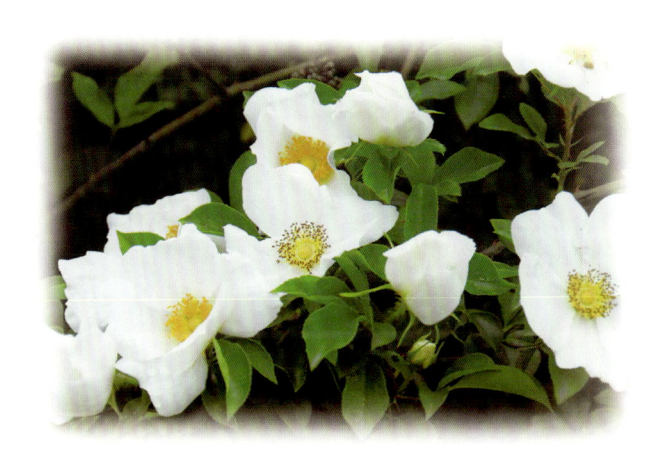

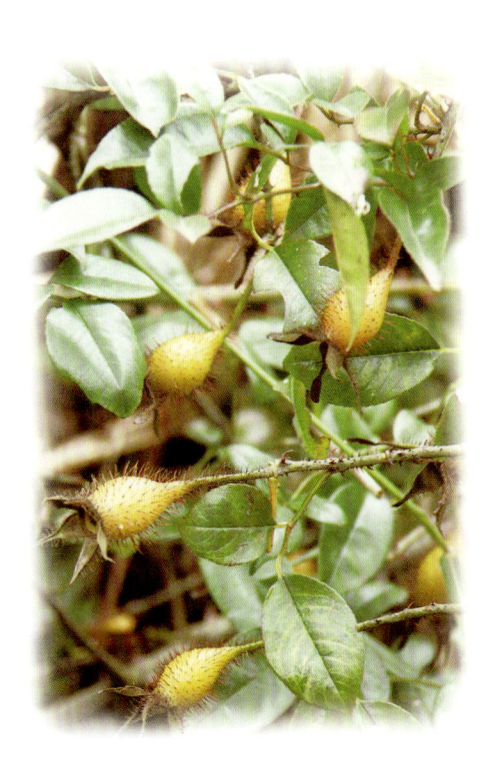

本品为蔷薇科植物金樱子的干燥成熟果实。10～11月果实成熟变红时采收,干燥,除去毛刺。

【性味与归经】酸、甘、涩,平。归肾、膀胱、大肠经。
【功能与主治】固精缩尿,固崩止带,涩肠止泻。用于遗精滑精,遗尿尿频,崩漏带下,久泻久痢。
【用法与用量】6～12g。
【贮藏】置通风干燥处,防蛀。

海螵蛸 hǎi piāo xiāo

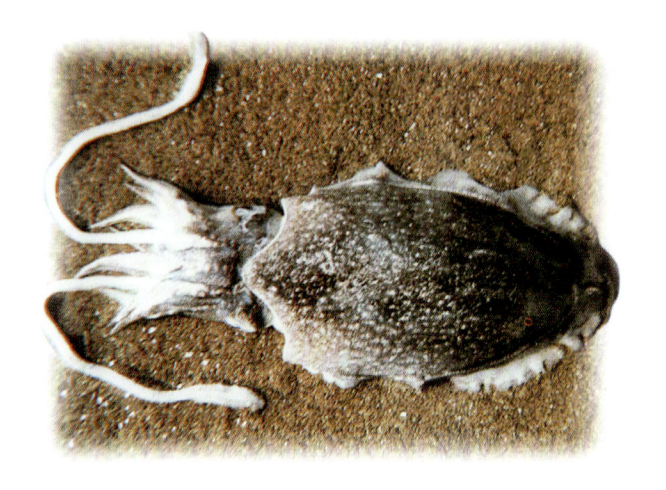

收敛止血治出血,
吐衄崩漏常被选。
涩精止带治遗精,
赤白带下效突出。
收湿敛疮治湿疮,
制酸止痛治胃病,
胃痛吞酸效卓越。

本品为乌贼科动物无针乌贼或金乌贼的干燥内壳。收集乌贼鱼的骨状内壳,洗净,干燥。

【性味与归经】咸、涩,微温。归脾肾经。

【功能与主治】收敛止血,涩精止带,制酸止痛,收湿敛疮。用于吐血衄血,崩漏便血,遗精滑精,赤白带下,胃痛吞酸;外治损伤出血,湿疹湿疮,溃疡不敛。

【用法与用量】5～10g。外用适量,研末敷患处。

【贮藏】置干燥处。

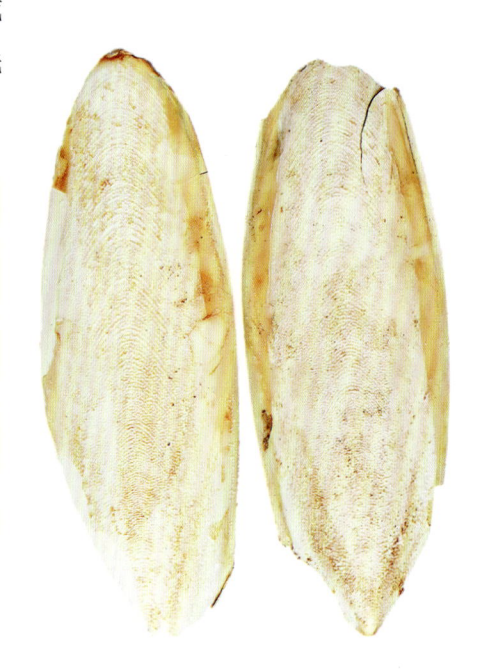

莲子 *lián zǐ*

补脾益肾能止泻，
遗精带下可常食。
养心安神治失眠，
心悸心烦可调理。

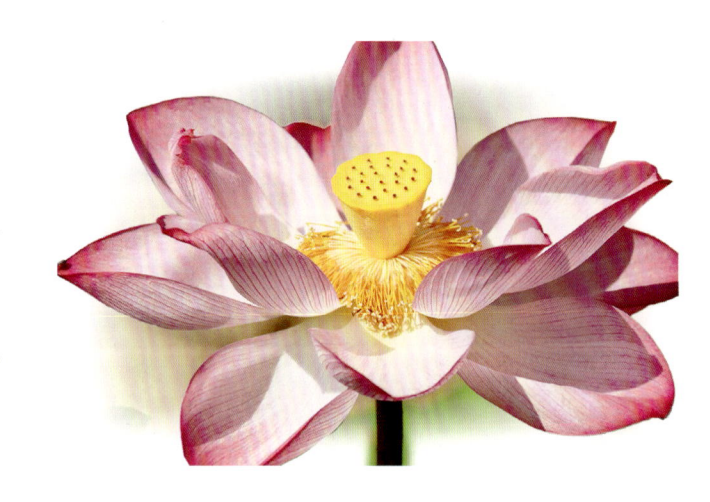

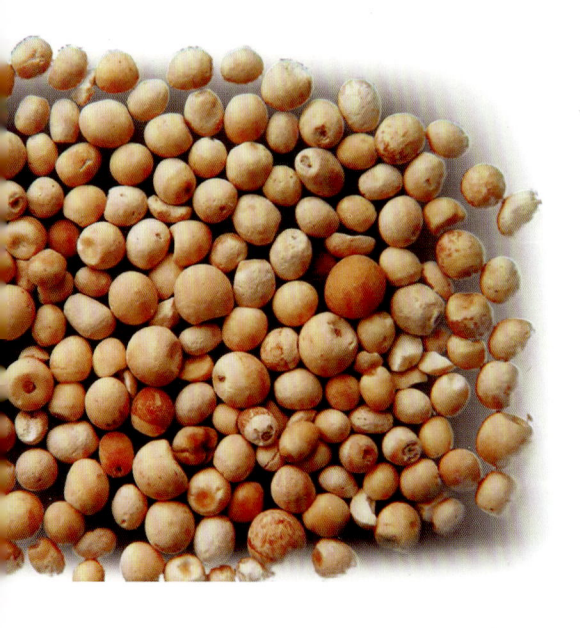

本品为睡莲科植物莲的干燥成熟种子。秋季果实成熟时采割莲房，取出果实，除去果皮，干燥。

【性味与归经】甘、涩，平。归脾、肾、心经。

【功能与主治】补脾止泻，止带，益肾涩精，养心安神。用于脾虚泄泻，带下，遗精，心悸失眠。

【用法与用量】6～15g。

【贮藏】置干燥处，防蛀。

芡实 qiàn shí

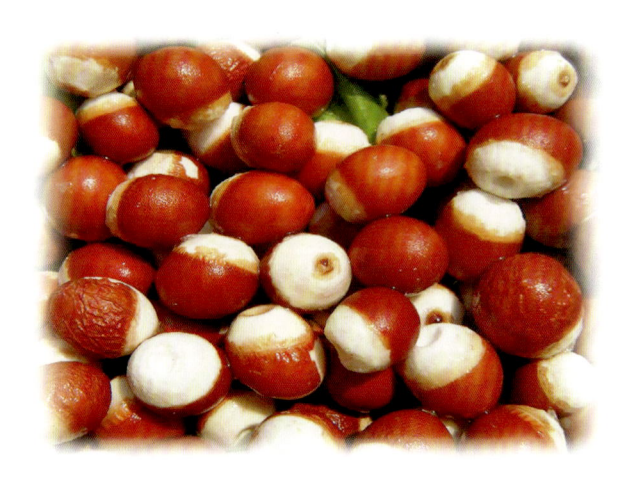

益肾固精治遗精,
遗尿尿频功效灵。
补脾止泻治久泻,
除湿止带白带净。
慢性肾炎蛋白尿,
药食两用扬美名。

本品为睡莲科植物芡的干燥成熟种仁。秋末冬初采收成熟果实,除去果皮,取出种子,洗净,再除去硬壳(外种皮),晒干。

【性味与归经】甘、涩,平。归脾、肾经。

【功能与主治】益肾固精,补脾止泻,除湿止带。用于遗精滑精,遗尿尿频,脾虚久泻,白浊,带下。

【用法与用量】9～15g。

【贮藏】置通风干燥处,防蛀。

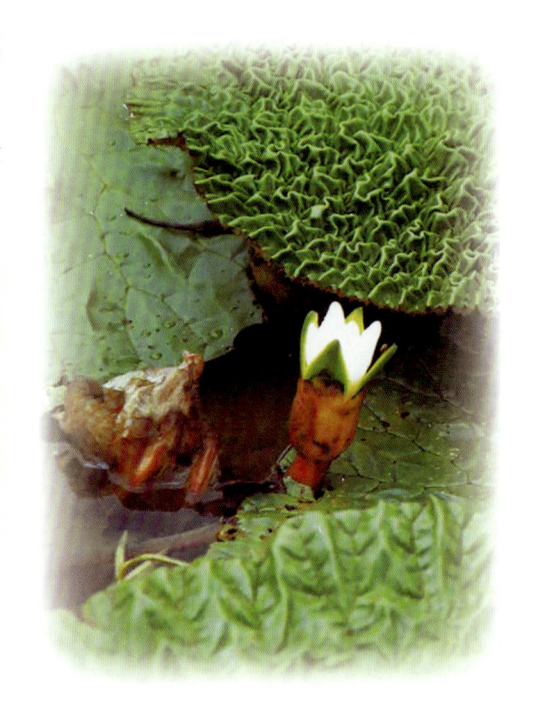

jī guān huā
鸡冠花

形似鸡冠实为花，
收敛止血常当家。
吐血崩漏赤血带，
便血痔血效亦佳。

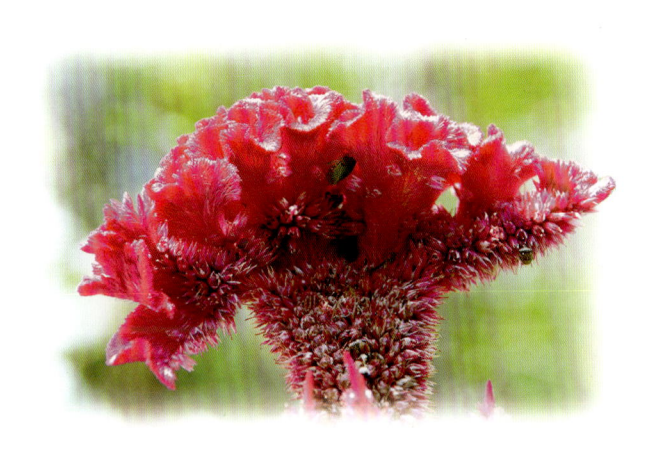

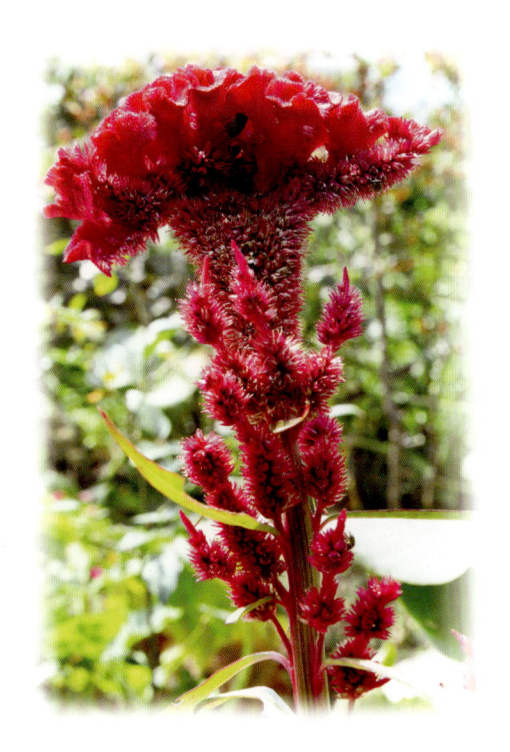

本品为苋科植物鸡冠花的干燥花序。秋季花盛开时采收，晒干。

【性味与归经】甘、涩，凉。归肝、大肠经。

【功能与主治】收敛止血，止带，止痢。用于吐血，崩漏，便血，痔血，赤白带下，久痢不止。

【用法与用量】6～12g。

【贮藏】置通风干燥处。

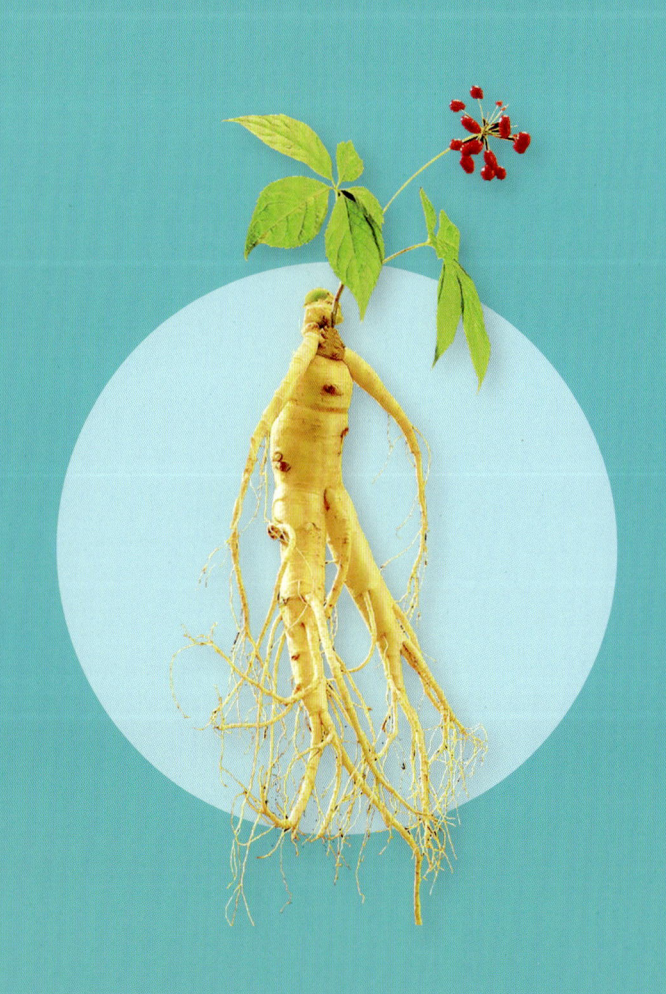

附 录

附录A

十八反歌诀

本草明言十八反，半蒌贝蔹及攻乌。
藻戟遂芫俱战草，诸参辛芍叛藜芦。

即：乌头反半夏、瓜蒌、川贝、浙贝、白蔹、白及；甘草反海藻、大戟、甘遂、芫花；藜芦反人参、丹参、玄参、沙参、细辛、芍药。

附录B

十九畏歌诀

硫黄原是火中精，朴硝一见便相争。
水银莫与砒霜见，狼毒最怕密陀僧。
巴豆性烈最为上，偏与牵牛不顺情。
丁香莫与郁金见，牙硝难合京三棱。
川乌草乌不顺犀，人参最怕五灵脂。
官桂善能调冷气，若逢石脂便相欺。
大凡修合看顺逆，炮爁炙煿总相依。

即：硫黄畏朴硝，水银畏砒霜，狼毒畏密陀僧，巴豆畏牵牛，丁香畏郁金，牙硝畏三棱，川乌、草乌畏犀角，人参畏五灵脂，官桂畏赤石脂。

附录 C

妊娠用药禁忌歌

斑蝥水蛭及虻虫，乌头附子配天雄。
野葛水银并巴豆，牛膝薏苡与蜈蚣。
三棱芫花代赭麝，大戟蝉蜕黄雌雄。
牙硝芒硝牡丹桂，槐花牵牛皂角同。
半夏南星与通草，瞿麦干姜桃仁通。
硇砂干漆蟹爪甲，地胆茅根与䗪虫。

说明：妊娠用药禁忌歌可供参考。在中医临床用药上，禁用与忌用也有所不同：凡药性峻猛的或有堕胎作用的，如巴豆、大戟、商陆、牵牛子、三棱、斑蝥、水蛭、麝香、马钱子、川乌、草乌、雄黄、砒石、朱砂等，应属于禁用范围；凡属于活血化瘀、行气破气、攻下导滞、药性滑利的，如桃仁、红花、莪术、牛膝、枳实、青皮、大黄、冬葵子、薏苡仁等均属于忌用范围。这也是相对的，不是绝对的。《内经》有"有故无殒，亦无殒也"的说法，均可参考。对于初学者来说，应谨慎使用，不要轻易突破禁忌歌的内容。

索引

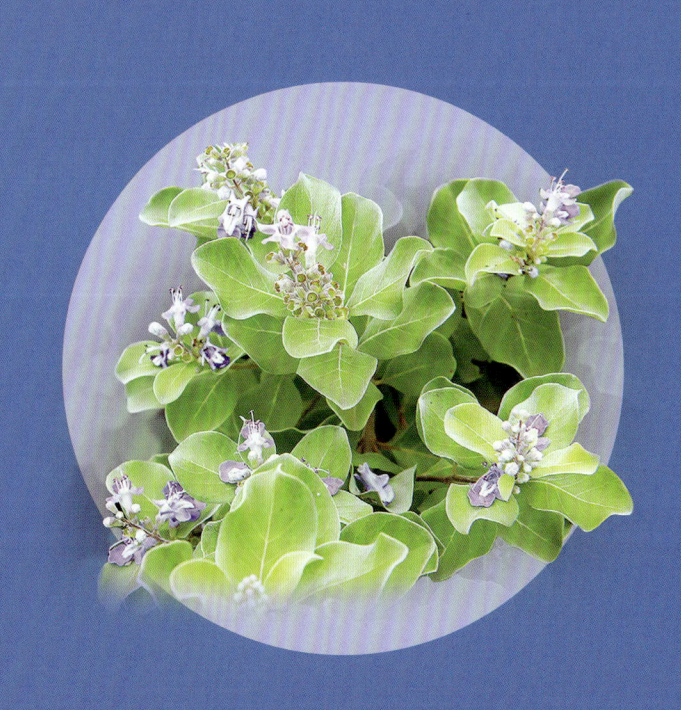

A

艾叶 / 169

B

巴戟天 / 256

白果 / 212

白花蛇舌草 / 062

白及 / 167

白芥子 / 194

白蔹 / 065

白茅根 / 163

白芍 / 267

白头翁 / 058

白鲜皮 / 043

白芷 / 010

白术 / 247

百部 / 206

百合 / 272

柏子仁 / 219

败酱草 / 054

板蓝根 / 048

半边莲 / 060

半夏 / 192

半枝莲 / 061

薄荷 / 015

北沙参 / 271

萆薢 / 118

萹蓄 / 115

鳖甲 / 282

槟榔 / 155

冰片 / 239

补骨脂 / 259

C

苍耳子 / 013

苍术 / 100

侧柏叶 / 162

柴胡 / 022

蝉蜕 / 018

车前子 / 112

沉香 / 137

陈皮 / 134

赤芍 / 071

重楼 / 050

川贝母 / 197

川楝子 / 138

川芎 / 172

穿山甲 / 189

穿山龙 / 092

穿心莲 / 046

垂盆草 / 119

磁石 / 217

D

大黄 / 078

大蓟 / 159

大青叶 / 047
大蒜 / 156
大枣 / 250
丹参 / 178
淡竹叶 / 030
当归 / 265
党参 / 244
地肤子 / 116
地龙 / 233
地榆 / 160
丁香 / 131
冬虫夏草 / 264
豆蔻 / 103
独活 / 084
杜仲 / 257

E

阿胶 / 268
莪术 / 188

F

番泻叶 / 079
防风 / 008
防己 / 088
蜂蜜 / 253
佛手 / 142
茯苓 / 106
附子 / 124

G

甘草 / 249
甘松 / 145
干姜 / 126
高良姜 / 132
藁本 / 012
葛根 / 024
钩藤 / 231
狗脊 / 095
枸杞子 / 277
谷精草 / 035
骨碎补 / 187
瓜蒌 / 198
广藿香 / 098
龟甲 / 281
桂枝 / 003
蛤蚧 / 263

H

海金沙 / 117
海螵蛸 / 290
海藻 / 203
诃子 / 286
合欢皮 / 222
何首乌 / 269
红花 / 180
红景天 / 252
厚朴 / 101

胡黄连 / 075

虎杖 / 122

花椒 / 129

滑石 / 113

槐花 / 161

黄柏 / 039

黄精 / 276

黄连 / 038

黄芪 / 246

黄芩 / 037

火麻仁 / 081

J

鸡冠花 / 293

鸡内金 / 151

鸡血藤 / 183

姜黄 / 175

绞股蓝 / 251

金钱草 / 121

金荞麦 / 053

金银花 / 044

金樱子 / 289

荆芥 / 007

桔梗 / 201

菊花 / 020

决明子 / 033

K

苦参 / 042

苦杏仁 / 204

款冬花 / 207

L

莱菔子 / 150

连翘 / 045

莲子 / 291

灵芝 / 220

龙胆 / 040

芦根 / 028

芦荟 / 080

鹿茸 / 254

罗汉果 / 213

绿豆 / 066

M

麻黄 / 002

马勃 / 057

马齿苋 / 059

麦冬 / 273

麦芽 / 149

蔓荆子 / 021

没药 / 177

玫瑰花 / 144

密蒙花 / 034

墨旱莲 / 278

牡丹皮 / 070

牡蛎 / 227

木瓜 / 086

木香 / 136

N

南沙参 / 270

牛蒡子 / 017

牛黄 / 229

牛膝 / 184

女贞子 / 279

P

胖大海 / 202

佩兰 / 099

枇杷叶 / 208

蒲公英 / 049

蒲黄 / 166

Q

前胡 / 200

芡实 / 292

茜草 / 165

羌活 / 009

秦艽 / 091

秦皮 / 041

青风藤 / 089

青蒿 / 073

青葙子 / 036

全蝎 / 234

R

人参 / 242

肉苁蓉 / 258

肉豆蔻 / 287

肉桂 / 127

乳香 / 176

S

三七 / 164

桑白皮 / 209

桑寄生 / 093

桑椹 / 280

桑叶 / 019

沙苑子 / 262

砂仁 / 102

山慈菇 / 063

山豆根 / 056

山蜡梅叶 / 016

山药 / 248

山楂 / 148

山茱萸 / 288

射干 / 055

麝香 / 238

升麻 / 023

生地黄 / 068

生姜 / 005

索引

303

石菖蒲 / 240

石膏 / 026

石斛 / 274

石决明 / 226

使君子 / 154

首乌藤 / 221

熟地黄 / 266

水牛角 / 067

水蛭 / 190

丝瓜络 / 090

酸枣仁 / 218

T

太子参 / 245

桃仁 / 179

天花粉 / 029

天麻 / 232

天南星 / 193

葶苈子 / 210

通草 / 114

土茯苓 / 051

菟丝子 / 261

W

王不留行 / 185

威灵仙 / 085

乌梅 / 285

乌药 / 139

吴茱萸 / 128

蜈蚣 / 235

五加皮 / 094

五味子 / 284

X

西洋参 / 243

细辛 / 011

夏枯草 / 032

仙鹤草 / 168

香附 / 140

香薷 / 006

香橼 / 143

小茴香 / 130

小蓟 / 158

薤白 / 141

辛夷 / 014

熊胆粉 / 064

徐长卿 / 087

玄参 / 069

旋覆花 / 195

血竭 / 186

Y

延胡索 / 173

益母草 / 182

益智仁 / 260

薏苡仁 / 107

索引

茵陈 / 120

银柴胡 / 074

淫羊藿 / 255

鱼腥草 / 052

玉米须 / 111

玉竹 / 275

郁金 / 174

远志 / 223

Z

泽兰 / 181

泽泻 / 109

赭石 / 228

浙贝母 / 196

珍珠 / 230

知母 / 027

栀子 / 031

枳椇子 / 110

枳实 / 135

朱砂 / 216

猪苓 / 108

竹茹 / 199

紫草 / 072

紫苏叶 / 004

紫苏子 / 205

紫菀 /211